陈永灿临证效方百首

陈永灿全国名老中医药专家传承工作室
浙江省陈永灿名老中医专家传承工作室　组织编写

白　钰　**主编**
陈永灿　**主审**

上海科学技术出版社

内 容 提 要

本书收录陈永灿临床常用且收效颇佳的方剂100首，分为仲景经方、后世良方和自订验方3个板块。"仲景经方"40首出自《伤寒论》《金匮要略》，"后世良方"40首汇集经方之后医著流传的经典方剂，此二板块为古代名方，重点阐述陈永灿对古方涵义的领悟，指出使用关键，突出变通拓展，总结化裁经验。"自订验方"20首，凝聚陈永灿近40年临证实践智慧，针对现代疾病特点创新组方，围绕方剂适应证的病机分析和辨证认识，提出治疗思路，详解组方原理。本书不仅展现陈永灿的临证用方思路，而且对传承名老中医经验、促进经典实践融合、活化中医临床思维、增强临床用方本领、提升中医临床疗效有着积极意义。

本书是广大中医、中西医结合临床工作者开卷有益的重要读物，也是中医药科研人员、中医院校师生和中医爱好者可资借鉴的参考用书。

图书在版编目（CIP）数据

陈永灿临证效方百首 / 白钰主编. -- 上海 : 上海科学技术出版社, 2025. 5. -- ISBN 978-7-5478-7114-0

Ⅰ. R289.37

中国国家版本馆CIP数据核字第2025CK6814号

陈永灿临证效方百首
白　钰　主编
陈永灿　主审

上海世纪出版（集团）有限公司　出版、发行
上海科学技术出版社
（上海市闵行区号景路159弄A座9F-10F）
邮政编码 201101　www.sstp.cn
徐州绪权印刷有限公司印刷
开本 787×1092　1/16　印张 14
字数 280 千字
2025 年 5 月第 1 版　2025 年 5 月第 1 次印刷
ISBN 978-7-5478-7114-0/R・3244
定价：78.00 元

本书如有缺页、错装或坏损等严重质量问题，请向印刷厂联系调换

编委会名单

主　编　白　钰

副主编　杨益萍　任　莉

编　著（按姓氏笔画为序）

　　　　　马凤岐　王恒苍　白　钰　任　莉
　　　　　许　琳　李秀月　杨益萍　吴黎艳
　　　　　陈金旭　范天田　林雨琪　傅海斌

主　审　陈永灿

秘　书　林雨琪

序 言

全国老中医药专家学术经验继承工作指导老师、浙江省名中医陈永灿主任中医师,是一位学验俱丰的资深专家,他把一生理论研究和临证经验的积淀,通过文字的表述涓滴不漏地奉献给社会,使这些财富在中医药的传承中发挥了更大的作用。他的这些著作,有他亲自铺采摘文的生花之笔,"解道澄江静如练"(唐李白《金陵城西楼月下吟》);也有他弟子们合力贡献的锦绣华章,"从来文采更风流"(宋向子諲《赣上人人说故侯》)。这种传与承、教与学、师与徒、启与悟的默契合作,成功通过《陈永灿临证效方百首》一书再现出来,正所谓"众力并,则万钧不足举也"(晋葛洪《抱朴子》)。

《陈永灿临证效方百首》一书,由陈永灿的得意弟子白钰担任主编,杨益萍、任莉担任副主编,其他9名学者担任编委共同编写,最后由他审定完成,是一本凝结师生集体智慧的众星捧月之作。书中的100首效方,分为仲景经方、后世良方和自订验方三个板块,既各树一帜,又相互呼应,基本可以反映出陈永灿临证用方的主要思路和特点。

仲景经方,是本书的开篇大戏,既彰显了经方在临床上举足轻重的地位,也反映出作者对经方的崇拜和传承高度。仲景之方,开历史先河、辟医学新路,对中医学贡献之大是无法比拟的,用千古不朽、万用万灵的话来赞赏它,不是过分的夸张。近现代,对仲景经方的研究和应用达到了历史上的高峰值,真正能起引路举旗、践行示范作用的,正是像陈永灿一样的这批苦于钻研、精于临床、善于探索,"保杏林本色,续灵兰燃犀"的老专家。他们用仲景方,不是拘泥古方、就方论方,而是透过经方循经典、跳出经方究经药的高水平中医人。经典,是仲景学说中作为轴心的道;经方,是仲景学说中作为支撑的术;经药,是仲景学说中作为特色的技,三者融为一体,血肉难分,纲举目张,缺一不可。研究陈永灿对经方的应用,就必须站在这样的视角上去认识,否则是无法完全理解其中奥义的。用桂枝汤,作者抓住营卫不和、阴阳失调的关键,无论外感疾病还是内伤疾病均可收效;用白虎加人参汤,抓住阳明热盛、气津两伤的病机,随证变通,药到病除;用小柴胡汤,无论邪入少阳的局部气滞血瘀、少阳枢机不利的气机升降紊乱、肝胆疏泄不畅的脾胃消化障碍、三焦决渎失调的水液代谢失常、气失条达的决断不明及神识不安等,皆有奇效;用五苓散,只要出现水饮内停、膀胱气化不利的征象,无论肾脏、脾胃、肝胆系统疾病还是妇科、男科疾病多可收功;用半夏泻心汤,抓住其健脾益气护胃、清热散寒和中、辛开苦降除痞的核心要领,针对脾胃病中虚实夹杂、寒热并存诸证,屡屡奏效;用炙甘草汤,要害在根据心系疾病中表现出的心神不宁、心悸失眠、心气不足、心阳虚衰、阴虚内热等证候变化中的典型特征随症加减,效如桴鼓……就这样,40首方,方方遵循仲景本义,案案都有作者匠心,在应用中固守医圣三秋树,在传承中绽放今时二月花。

后世良方,是本书的精彩继续,既彰显了历代医家临床上的深邃认知和聪明智慧,也反映出作者对古方的理解和发挥高度。中医学史之久、医之多、药之众、方之繁,在世界医学史上是独一无二的。留下的所有古方,都是一个时代医家们心血与劳苦的结晶。这些方,总以"效验"为宗,或通过子继弟承、言传身教留至于人,或通过笔耕舌耘、文记书载布道于世,成为中医药学取之不尽、用之不竭的法宝,在后学们的不断玩味、实验、修改、补充中得到完备,为中华民族的繁衍生息、健康生存提供了实实在在的服务。《陈永灿临证效方百首》一书引用的良方,体现的正是包括作者在内的数代人不懈的交替、重叠创造。参苓白术散,是宋代官修方书《太平惠民和剂局方》中治疗脾虚湿盛泄泻的方子,作者在应用中或加炮姜、吴茱萸主攻里寒腹痛,或加姜竹茹、沉香曲平复恶心呕吐,或加竹沥半夏、蝉蜕解决咽喉痰滞,或加炒防风、五味子针对肠鸣、溏泻,只要辨证准确,几乎未有不效者。地黄饮子,是金元时期刘完素《黄帝素问宣明论方》中阴阳并补、治疗喑痱的方子,作者大胆拓展其功效,凡遇肾阴阳俱衰所致之虚损,皆化裁用之。他用这个方子治疗高龄老人由于生理功能衰退引起的健忘、头晕、乏力、四肢不温、夜尿多等症状,都取得了理想的疗效。补中益气汤,是金元时期李东垣《内外伤辨惑论》中治疗气虚发热及脾虚气陷证的方子,作者把它应用于内、外、妇、儿多科疾病之中,在"气虚下陷"的病机统领下实施异病同治,多有意想不到的效果。补阳还五汤,是清代医家王清任《医林改错》中治疗中风后遗症的方子,作者打破这一定位,凡与气虚血瘀病机有钩挂的眩晕、麻痹性震颤、糖尿病并发症、月经病、产后缺乳、肿瘤术后发热等普遍用之,多有得心应手之得……就这样,40首方,方方紧扣古人原意,案案都有奇妙思辨,在应用中梦回古世寻深意,在传承中情动一曲气象新。

自订验方,是本书的压轴之作,既彰显了作者在临床上的艰辛付出和厚重收获,也反映出他对中医传承的感悟和探索力度。任何学科都是在传承中进步、在实践中发展的,中医学之所以能够生生不息、流传千古,正是这种循序渐进、接力不断的结果。中医学的个性化特点,不仅表现在对疾病认知和处理上的差异,也表现在医者在应用思路和方法上的差异,这就是中医学学说峰起、派系林立、法出多门、技有百家的缘由。这种前仆后继的创造、创新,不断为这个学说注入鲜活的动能,推动着它在"以不变应万变"中与时俱进的步伐。在临证中根据自己的观察、体验、研究、构思,发明切合实际、针对现状的新治法、新处方,是应时而生、应需而生的必由之路和必然结果,成为许多医者一路攀登中的闪光点。

本书的主人公陈永灿,正是沿着这条崎岖而有意义的路走过来的,一批具有个人见解、个人心得的自订验方就这样产生了。这种创建,虽然有浓厚的前人思想痕迹和既成的技术元素,体现出在继承基础上改造或改良的基本走向,但总有在辨体、辨证、辨法、辨药的某个节点上的突破。金竹利焦汤,是他在咀嚼、消化《黄帝内经》《景岳全书》等多家论述中创建的通利三焦气机、清化脾胃湿热、安胆宁心祛痰的方子,在治疗相关消化系疾病、神经系疾病、呼吸系疾病、心脑血管疾病、内分泌代谢疾病、妇科杂病等中都发挥了重要作用。六合舒困煎,是他对百合汤、金铃子散、良附丸、芍药甘草汤、左金丸、丹参饮6首简易名方的组合和改造,对治疗反流性食管炎、胆汁反流性胃炎、胃溃疡、十二指肠溃疡、慢性胃炎、胃肠神经症、慢性肝炎、慢性胆囊炎等消化系统疾病中证属肝郁化火、胃寒失温、阴血不足、气滞血瘀者等提供了新的路径……就这样,20首方,方方沉淀贤哲精华,案案浸淫个人睿智,在应用中草长莺飞带春意,在传承中流光溢彩触目催。

《陈永灿临证效方百首》一书圆满完稿了,值得庆贺!付梓之际,约我作序,盛情难却,仅能以这点读后随心所想之言回馈他们了。

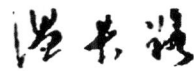

2024 年 3 月 16 日　北京

(本序作者系国家中医药管理局中医药文化建设与科学普及专家委员会委员、中国科协全国首席科学传播专家、中华中医药学会学术顾问)

前　言

陈永灿系浙江省立同德医院、浙江省中医药研究院主任中医师,博士研究生导师,第六批、第七批全国老中医药专家学术经验继承工作指导老师,全国优秀中医临床人才,浙江省名中医。长期从事中医药学术发掘与临床实践,先后立项"浙江省陈永灿名老中医专家传承工作室"和"陈永灿全国名老中医药专家传承工作室"建设任务,作为2个"工作室"的指导专家,陈永灿致力于中医药学术传承与人才培养,秉承"保杏林本色,续灵兰燃犀"的初心,坚持究源求变,推陈出新,希望通过师徒的启与悟、传与承,明烛事物,薪火相接。为整理总结陈永灿的学术观点和技术专长特别是临证用方经验,这本《陈永灿临证效方百首》便应运而生。

《陈永灿临证效方百首》一书,共收录陈永灿临床常用且收效颇好的方剂100首,分为仲景经方、后世良方和自订验方3个板块。这里说明一下,鉴于陈永灿创新性提出"简易名方"的概念,即由4味及4味以下中药组成的配伍简明精当、临床应用广泛、疗效久经考验的经典方剂,并已主编出版《简易名方临证备要》专著,所以本书遴选的效方都是药物组成在5味以上的方剂。

"仲景经方"40首,即张仲景著《伤寒论》和《金匮要略》中所载方剂,其方排序按照经方在《伤寒论》和《金匮要略》中出现的先后进行排列,其中《伤寒论》所载经方在前,《金匮要略》所载经方在后。

"后世良方"40首,即张仲景经方之后医著流传的经典方剂,如唐宋金元明清医家创制的方剂。其方排序按照所载方剂医家的出生年份或其著作刊印时期的先后进行排列。

以上是古代效方部分,一般介绍该方的出处、适应证、名家方论及前贤经验,重点阐述陈永灿对该方涵义的领悟,指出使用的病机关键或辨证要点,突出临床治疗的变通拓展,总结灵活化裁用药经验等,并结合医案,以证实效。这些案例大多数是陈永灿的临证医案,也有部分是其弟子的运用体会。

"自订验方"20首,是陈永灿在近40年的中医药临证实践中反复琢磨凝练而较为成熟的自拟经验方剂,主要围绕该方适应证的病机分析和辨证认识,提出治疗思路,详解组方原理,并附有案例,以示手眼。其方排序根据内科、妇科和儿科的适应病症进行排列,其中内科依次为脾胃病、肝胆病、心系病、代谢病、情志病，以及老年病等。

　　本书稿由陈永灿弟子们起草撰稿，经陈永灿修润审订，历时数载，得以付梓。"众力并，则万钧不足举也"（葛洪《抱朴子》），《陈永灿临证效方百首》是"工作室"团队成员精诚合作的成果。本书的出版，希望对传承名老中医经验，促进经典实践融合，活化中医临床思维，增强临床用方本领，提升中医临床疗效发挥积极作用。

　　承蒙我国著名中医药文化学者、中华中医药学会学术顾问温长路先生为本书作序，特此表示衷心谢忱。

本书编委会

2024 年 2 月 24 日

目　录

仲景经方

桂枝汤	003	乌梅丸	043
白虎加人参汤	005	当归四逆汤	045
小柴胡汤	007	竹叶石膏汤	047
大青龙汤	009	防己黄芪汤	049
小青龙汤	011	升麻鳖甲汤	051
茯苓四逆汤	013	桂枝芍药知母汤	053
五苓散	015	酸枣仁汤	055
大柴胡汤	017	射干麻黄汤	057
桃核承气汤	019	麦门冬汤	059
柴胡加龙骨牡蛎汤	021	奔豚汤	061
柴胡桂枝汤	023	栝蒌瞿麦丸	063
柴胡桂枝干姜汤	025	黄土汤	065
半夏泻心汤	027	橘皮竹茹汤	067
旋覆代赭汤	029	大黄牡丹汤	069
炙甘草汤	031	桂枝茯苓丸	071
猪苓汤	033	胶艾汤	073
麻子仁丸	035	当归芍药散	075
麻黄连翘赤小豆汤	037	半夏厚朴汤	077
黄连阿胶汤	039	温经汤	079
真武汤	041	肾气丸	081

后世良方

独活寄生汤	085	藿香正气散	087

参苓白术散	089	济川煎	127
八正散	091	玉女煎	129
地黄饮子	093	暖肝煎	131
蠲痹汤	095	毓麟珠	133
当归拈痛汤	097	达原饮	135
补中益气汤	099	龙胆泻肝汤	137
葛花解酲汤	101	麦味地黄丸	139
当归六黄汤	103	止嗽散	141
天台乌药散	105	阳和汤	143
归脾汤	107	一贯煎	145
玄参升麻汤	109	下气汤	147
越鞠丸	111	银翘散	149
保和丸	113	清营汤	151
斑龙丸	115	三仁汤	153
丹栀逍遥散	117	青蒿鳖甲汤	155
柴胡疏肝散	119	蒿芩清胆汤	157
荆防败毒散	121	血府逐瘀汤	159
百合固金汤	123	补阳还五汤	161
海藻玉壶汤	125	镇肝熄风汤	163

自订验方

金竹利焦汤	167	金瓜舒胆通	187
双英乳果煎	169	黄芪五参饮	189
三花百草饮	171	调中化浊煎	191
六君香佛饮	173	育阴开郁汤	193
黄芪理中汤	175	开心益智饮	195
六合舒困煎	177	滋精颐和康	197
三梗调肠汤	179	归肾理血汤	199
滋脾润肠饮	181	仙母更年安	201
地锦乌白煎	183	平顺资生宝	203
丹桃肝复春	185	八味过敏煎	205

附　方剂索引 …………………………………… 207

仲景经方

桂枝汤

桂枝汤出自《伤寒论》，如第 12 条云："太阳中风，阳浮而阴弱。阳浮者，热自发，阴弱者，汗自出。啬啬恶寒，淅淅恶风，翕翕发热，鼻鸣干呕者，桂枝汤主之。桂枝（去皮）三两，芍药三两，甘草（炙）二两，生姜（切）三两，大枣（擘）十二枚。上五味，㕮咀三味，以水七升，微火煮取三升，去滓，适寒温，服一升。服已，须臾啜热稀粥一升余，以助药力。温覆令一时许，遍身漐漐，微似有汗者益佳，不可令如水流漓，病必不除。若一服汗出病差，停后服，不必尽剂。若不汗，更服依前法。又不汗，后服小促其间，半日许，令三服尽。若病重者，一日一夜服，周时观之。服一剂尽，病证犹在者，更作服。若汗不出，乃服至二三剂。禁生冷、黏滑、肉面、五辛、酒酪、臭恶等物。"

桂枝汤是和营卫、调阴阳的代表方剂。功效解肌发表，调和营卫，燮理阴阳，主治营卫不和，阴阳失调证。诊见恶风发热，汗出头痛，鼻鸣干呕，舌淡，苔白，脉浮缓或浮弱等。宋金时期成无己在《伤寒明理论》中借用《黄帝内经》之言解释本方，其云："桂味辛热，用以为君，必谓桂犹圭也，宣道诸药，为之先聘，是犹辛甘发散为阳之意。盖发散风邪，必以辛为主，故桂枝所以为君也。芍药味苦酸微寒，甘草味甘平，二物用以为臣佐者，《内经》所谓'风淫所胜，平以辛，佐以苦，以甘缓之，以酸收之'，是以芍药为臣，而甘草为佐也。生姜味辛温，大枣味甘温，二物为使者，《内经》所谓'风淫于内，以甘缓之，以辛散之'，是以姜枣为使者也。姜枣味辛甘，固能发散，而此又不特专于发散之用，以脾主为胃行其津液，姜枣之用，专行脾之津液，而和荣卫者也。"清代徐彬在《金匮要略论注》中说："桂枝汤，外证得之，解肌和营卫；内证得之，化气调阴阳。"此言扩大了桂枝汤的适应证范围，指出其不仅可以治疗外感疾病，而且对于内伤疾病也有调理作用。

现代临床报道桂枝汤可以用于治疗流行性感冒、原因不明发热、产后及病后发热、抑郁症、过敏性鼻炎、变应性咳嗽、哮喘、心力衰竭、功能性消化不良、肠系膜淋巴结炎、多形红斑、冻疮、荨麻疹、绝经后骨质疏松、妊娠呕吐、小儿厌食症等多种疾病。

明末清初医家李中梓在其著作《里中医案》里记载了运用桂枝汤治疗伤寒谵狂便闭的一则医案，如载："儒者吴君明，伤寒六日，谵语狂笑，头痛有汗，大便不通，小便自利，众议承气汤下之。余诊其脉浮而大，因思仲景云：伤寒不大便六七日，头疼有热，小便清，知不在里，仍在表也。方今仲冬，宜与桂枝汤。众皆咋舌掩口，谤久甚力，以谵狂为阳盛，桂枝入口必毙矣。余曰：汗多神昏，故发谵妄。虽不大便，腹无所苦，和其营卫，必自愈耳。遂违众用之，及夜而笑语皆止，明日大便自通。故夫病变多端，不可胶执，向使狐疑而用下药，其可活乎？"可见，诊病当明察秋毫，表里之差，谬则千里也。

陈永灿主任中医师(下称陈老师)临床喜用本方,认为无论外感疾病还是内伤疾病,只要有营卫不和或阴阳失调的征象,即可用之。方中桂枝为君,助卫阳,通经络,解肌发表而祛在表之风邪;芍药为臣,益阴敛营,敛固外泄之营阴。桂芍等量合用,寓意有三:一为针对卫强营弱,体现营卫同治,邪正兼顾;二为相辅相成,桂枝得芍药,使汗而有源,芍药得桂枝,则滋而能化;三为相制相成,散中有收,汗中寓补。此为本方外可解肌发表,内调营卫阴阳的基本配伍。生姜辛温,既助桂枝辛散表邪,又兼和胃止呕;大枣甘平,既能益气补中,且可滋脾生津。姜枣相配,是补脾益胃、调和营卫的常用组合,共为佐药。炙甘草调和药性,合桂枝辛甘化阳以实卫,合芍药酸甘化阴以和营,功兼佐使之用。

陈老师体会本方证的病机关键为营卫不和,阴阳失调。外感者,一般表现为恶风,发热,汗出,舌淡,苔白,脉浮缓等;内伤者,多以中焦脾胃不和为主要临床表现,可见食欲欠佳,脘腹不舒,大便偏溏等症状。具体临床运用时,可随症加味,如恶风寒较甚者,可加防风、荆芥、羌活以疏散风寒之邪;体质素虚者,可加黄芪、白术、仙鹤草以益气扶正祛邪;兼见咳喘者,可加杏仁、苏子、紫菀以宣肺止咳平喘。

陈老师常用本方治疗各科营卫不和之病。如曾治谢某,男,10岁。主诉:感冒3日。现病史:3日前感冒,畏寒怕风,鼻流清涕,伴有咽痛,纳食欠佳,脸色欠华,夜有盗汗。舌嫩红,苔薄白,脉细缓等。诊断为感冒伴消化不良,证属营卫失调,脾胃不和,治以调营卫,和脾胃,方拟桂枝汤加味。处方:桂枝3克,炒白芍9克,生姜3克,甘草3克,红枣15克,太子参15克,炒白术15克,蝉蜕5克,浮小麦15克,黄芪15克,防风6克,砂仁3克,桑叶6克,炒麦冬12克,羌活6克。3剂。每日1剂,水煎温服。嘱不必担忧,精神放松。方中桂枝汤调和阴阳,主治感冒;太子参、炒白术、黄芪、防风等补益正气,增强患儿抵抗力;防风、羌活等辅助桂枝汤祛风解表;桑叶、蝉蜕疏风散热利咽;砂仁促进饮食物消化,增进食欲。3剂后,诸症皆失。

(范天田 马凤岐)

白虎加人参汤

白虎加人参汤出自《伤寒论》，其第 26 条言："服桂枝汤，大汗出后，大烦渴不解，脉洪大者，白虎加人参汤主之。知母六两，石膏（碎，绵裹）一斤，甘草（炙）二两，粳米六合，人参三两。上五味，以水一斗，煮米熟汤成，去滓，温服一升，日三服。"第 168 条言："伤寒若吐若下后，七八日不解，热结在里，表里俱热，时时恶风，大渴，舌上干燥而烦，欲饮水数升者，白虎加人参汤主之。"第 169 条言："伤寒无大热，口燥渴，心烦，背微恶寒者，白虎加人参汤主之。"第 170 条言："伤寒脉浮，发热无汗，其表不解，不可与白虎汤。渴欲饮水，无表证者，白虎加人参汤主之。"第 222 条言："若渴欲饮水，口干舌燥者，白虎加人参汤主之。"《金匮要略·痉湿暍病脉证治第二》云："太阳中热者，暍是也。汗出恶寒，身热而渴，白虎加人参汤主之。"

白虎加人参汤为治疗热盛而气津不足的良方。功能清热泻火，益气生津，主治阳明热结，气津两伤之证。诊见发热、口干、烦躁、多汗、脉大无力等。清代医家王子接在《绛雪园古方选注》中言："阳明热病化燥，用白虎加人参者，何也？石膏辛寒，仅能散表热，知母甘苦，仅能降里热；甘草、粳米仅能载药留于中焦。若胃经热久伤气，气虚不能生津者，必须人参养正回津，而后白虎汤乃能清化除燥。"清代医家尤在泾《伤寒贯珠集》载："阳明者，两阳之交，而津液之府也。邪气入之，足以增热气而耗津液，是以大烦渴不解。方用石膏辛甘大寒，以之直清胃热为君；而以知母之咸寒佐之；人参、甘草、粳米之甘，则以之救津液之虚，亦以制石膏之悍也。曰白虎者，盖取金气澈热之义云耳。"

白虎加人参汤的现代临床运用广泛，可用于治疗细菌性肺炎、病毒性肺炎、重症肺部感染、糖尿病、糖尿病酮症酸中毒、甲状腺毒症、关节拘挛疼痛、脓毒症、小儿腺样体肥大、心律失常、多汗症、肿瘤性发热、灼口综合征、败血症、唇炎、原发性干燥综合征、皮肤瘙痒症、带状疱疹后遗症等疾病。

刘渡舟先生曾用该方治疗糖尿病口大渴，收效较好。李某，男，52 岁。原有糖尿病病史，现烦躁，口渴多饮，饮后仍复渴，有饮水不能解渴之势。虽多饮但小便溲黄，纳食不佳，神疲力乏，舌红无苔，脉大而软。此为肺胃热盛，气阴两伤所致，治宜清肺胃热，滋阴益气。方用白虎加人参汤加味：生石膏 40 克，知母 10 克，炙甘草 6 克，粳米一大撮，人参 10 克，天花粉 10 克。上方服用 5 剂后，口渴大减，纳食转佳，精神、体力有所好转。（《经方临证指南》）

陈老师临床运用本方时，抓住阳明热盛、气津两伤的病机，即可施用。方中石膏解肌发汗，除烦止渴。知母炒用，清热泻火，滋阴润燥。生甘草益气和中，调和药性，也可炙用，更增滋阴养血之效。对于人参,一般选用太子参或西洋参,长于益气生津。若中药自煎,嘱加入粳米一撮同煎,或加炒稻芽、炒麦芽等调护胃气之药物。具体临床运用时,常随症加味。如遇口渴,加天花粉、麦冬、百合等;见咳嗽,加苦杏仁、枇杷叶、桑叶等;见口苦、苔黄者,加黄连、牡丹皮、栀子等;夜寐不安者,加夜交藤、五味子、炒酸枣仁等。

陈老师曾治邓某,女,54岁。2023年5月3日初诊。患者近1周牙痛难忍,时有胃脘不适,腰脊酸楚,曾腿酸痛,月经先期,神疲力乏,咽喉痰滞,夜寐不安,纳食尚可,行经乳胀,有乳腺结节病史,大便偏干,舌嫩红胖大、中微裂,苔薄微糙,脉弦。诊断:牙痛,证型:胃热津亏。处方:石膏30克,炒知母9克,太子参30克,生甘草6克,炒稻芽30克,细辛3克,生地15克,酒当归12克,炒麦冬24克,酒女贞子30克,墨旱莲30克,忍冬藤30克,蒸五味子6克,炒酸枣仁10克,川牛膝9克。7剂。每日2次,早晚温服。2023年5月16日复诊:患者自诉牙痛症状消失,胃脘不适、腰脊酸楚、神疲力乏等其余症状均有所缓解,予处方:生地15克,山茱萸12克,炒当归12克,熟地黄15克,女贞子30克,墨旱莲30克,炒麦芽30克,川牛膝9克,柏子仁15克,炒麦冬24克,炒谷芽30克,五味子6克,甘草6克,炒酸枣仁10克。7剂。服法同前。此案患者牙痛、大便偏干,此为胃肠燥火热盛,时值围绝经期,又有腰脊酸楚、月经先期等肝肾不足、津气亏虚之象,方用白虎加人参汤为主,清胃热,益气津,合二辛煎(石膏、细辛),散火止痛,添贞元饮(生地、当归、甘草)和二至丸(女贞子、墨旱莲)等补肝肾,滋阴液,川牛膝引火下行。复诊时牙痛消失,上部之火已去,仍以贞元饮、二至丸等滋补肝肾之味治之。

(林雨琪)

小柴胡汤

小柴胡汤出自《伤寒论》，其中第37条言："太阳病，十日以去，脉浮细而嗜卧者，外已解也。设胸满胁痛者，与小柴胡汤。脉但浮者，与麻黄汤。小柴胡汤方：柴胡半斤，黄芩、人参、甘草（炙）、生姜（切）各三两，大枣（擘）十二枚，半夏（洗）半升。上七味，以水一斗二升，煮取六升，去滓，再煎取三升。温服一升，日三服。"第96条言："伤寒五六日中风，往来寒热，胸胁苦满，嘿嘿不欲饮食，心烦喜呕，或胸中烦而不呕，或渴，或腹中痛，或胁下痞硬，或心下悸，小便不利，或不渴，身有微热，或咳者，小柴胡汤主之。"《金匮要略·妇人产后病脉证治第二十一》对其亦有记载："产妇郁冒，其脉微弱，不能食，大便反坚，但头汗出。所以然者，血虚而厥，厥而必冒，冒家欲解，必大汗出。以血虚下厥，孤阳上出，故头汗出。所以产妇喜汗出者，亡阴血虚，阳气独盛，故当汗出，阴阳乃复。大便坚，呕不能食，小柴胡汤主之。"

小柴胡汤是疏利和解的代表方剂。功效和解少阳，主治少阳不和证。诊见寒热往来，胸胁苦满，食欲欠佳，心烦喜呕，咽干口苦，舌苔薄白，脉弦等。明代吴崑在《医方考》中对本方作了详解："柴胡性辛温，辛者金之味，故用之以平木，温者春之气，故就之以入少阳；黄芩质枯而味苦，枯则能浮，苦则能降，君以柴胡，则入少阳矣；然邪之伤人，常乘其虚，用人参、甘草者，欲中气不虚，邪不得复传入里耳！是以中气不虚之人，虽有柴胡证俱，而人参可去也。邪初入里，里气逆而烦呕，故用半夏之辛以除呕逆；邪半在表，则荣卫争，故用姜、枣之辛甘以和荣卫。"指出在用本方治疗中气不虚之人时可去人参。

现代临床报道小柴胡汤可以用于治疗流行性感冒、疟疾、胆汁反流性胃炎、胃溃疡、急性胰腺炎、慢性肝炎、肝硬化、急慢性胆囊炎、胆结石、胸膜炎、中耳炎、产褥热、急性乳腺炎、睾丸炎等多种疾病。

清代医家吴楚在其著作《医验录》中记载了运用小柴胡汤治疗一年过七旬之人身患伤寒的医案，如载："癸亥秋月，一女人年过七旬，患感寒，有汗。服羌活、防风，汗愈多，热不退，头痛面赤，左胁痛。更一医，见汗多，用平补药，更剧。又更一医，见胁痛呻吟之状，谓是搠胁伤寒，且年逾七旬，不治矣，竟不用药而去。始求余诊之，脉弦紧。余曰：此少阳症，可无虑也。与小柴胡汤一剂，用参五分。病家畏惧，云伤寒不可补。余曰：非补也，借参主力以和解半表半里之邪耳。此是古人制方之意，缘今医家畏用人参，又不解古人制方之意，故用此汤，必除去人参。抑知有当除者，有不当除者。如此七十老人，大汗数日，断不当除者也。力为辨析，始依余服一剂，当夜诸症尽愈。"

陈老师临床喜用本方，认为只要由少阳病变引发的疾病，如邪入少阳经脉引起的局部气血郁滞,少阳枢机不利引起的气机升降紊乱,肝胆疏泄不畅引起的脾胃消化障碍,三焦决渎失调引起的水液代谢失常,胆惊气失条达引起的决断神识不安等,皆可用之。方中柴胡入肝胆经,透泄少阳之邪,并疏泄气机之郁滞,使少阳半表之邪得以疏散;黄芩清泄少阳半里之热。柴胡之升散,得黄芩之降泄,两者相合,是和解少阳的基本配伍。另以半夏、生姜和胃降逆止呕;人参、大枣益气健脾;炙甘草助参、枣扶正,且能调和众药。诸药合用,以和解少阳为主,兼补胃气,使邪气得解,枢机得利,胃气调和,则诸症自除。

陈老师体会本方证的病机关键为少阳枢机不利,临床应用以往来寒热,胸满胁胀,纳谷不馨,心烦不安,时时欲呕,口苦咽干,舌苔薄白,脉弦为主要表现。可用治脾胃病、肝胆病、呼吸病、妇科病、情志病、皮肤病等。具体临床运用时,可随症加味,如胸满气短者,可加瓜蒌皮、薤白、厚朴以宽胸理气;两胁胀满者,可加青皮、香附、枳实以行气除满;胃纳欠佳者,可加炒鸡内金、焦神曲、炒麦芽以和胃消食;心烦较甚者,可加焦栀子、淡豆豉、淡竹叶以清心除烦;呕逆较甚者,可加吴茱萸、姜竹茹、旋覆花以降逆止呕;咽喉疼痛者,可加牛蒡子、西青果、凤凰衣以清咽止痛。

陈老师曾用本方治疗创伤后应激障碍,取得满意疗效。如治周某,女,30岁,农民,浙江余杭人。因不思饮食1周余前来就诊。诊见:神情呆滞,不欲言语,茶饭不思,午后低热(体温37.5℃)。舌淡胖,苔薄白,脉弦略数。询及病发缘起:1周前在乡村公路边行走时,突遇一小货车驶来面前,遂即跌仆倒地,神识不清。路人以为发生车祸,急送患者到当地医院救治,随后转到某省级医院,并急诊留院观察1周。经血生化、头颅CT等系统检查,既无皮毛外伤,也未发现体内脏器损伤,体检结果示身体正常。诊断为创伤后应激障碍,证属少阳胆腑郁滞,治以疏利胆气,醒脾和胃,方用小柴胡汤治之。药用:柴胡12克,黄芩10克,制半夏10克,生甘草10克,生姜片6克,太子参30克,红枣30克,神曲30克。每日1剂。加入清水煎煮2次,上下午各服1次,饭后1小时服用。5剂。但患者未来复诊。1月后,其老乡前来就诊,才知患者服完上药,胃纳转馨,神情已活,心身恢复如前。本案的诊治,陈老师抓住"嘿嘿不欲饮食"这一主症,即投小柴胡汤而获效。

(范天田　马凤岐)

大青龙汤

大青龙汤出自《伤寒论》，其中第38条云："太阳中风，脉浮紧，发热恶寒，身疼痛，不汗出而烦躁者，大青龙汤主之。若脉微弱，汗出恶风者，不可服之。服之则厥逆，筋惕肉瞤，此为逆也。大青龙汤方：麻黄（去节）六两，桂枝（去皮）二两，甘草（炙）二两，杏仁（去皮尖）四十枚，生姜（切）三两，大枣（擘）十枚，石膏（碎）如鸡子大。上七味，以水九升，先煮麻黄，减二升，去上沫，内诸药，煮取三升，去滓，温服一升，取微似汗。汗出多者，温粉粉之。一服汗者，停后服。若复服，汗多亡阳遂虚，恶风烦躁，不得眠也。"

大青龙汤为治疗伤寒表证的经典方剂，也是急救名方，功可发汗解表，清宣郁热，主治风寒束表，内有郁热证。清代莫枚士所著《经方释例》中载有成无己对本方的详细注解，如云："麻黄味甘温，桂枝味辛温，寒则伤荣，必以甘缓之；风则伤卫，必以辛散之。此风寒两伤，营卫俱病，故以辛甘相合而为发散之剂。表虚肤缓者，则以桂枝为主，此表实腠理密，则以麻黄为主，是以先麻黄后桂枝，麻黄为君，桂枝为臣也。甘草味甘平，杏仁味甘苦，苦甘为助，佐麻黄以发表；大枣味甘温，生姜味辛温，辛甘相合，佐桂枝以解肌。石膏味甘辛、微寒，风，阳邪也，寒，阴邪也，风则伤阳，寒则伤阴，荣卫阴阳为风寒两伤，则非轻剂所能独散也，必须轻、重之剂，以同散之，乃得阴阳之邪俱已，荣卫之气俱和，是以石膏为使，石膏为重剂，而又专达肌表者也。大青龙汤，发汗之重剂也。"

现代临床应用本方治疗外感高热、哮喘、流行性感冒、败血症、急性支气管炎、支气管哮喘、过敏性鼻炎、风湿性关节炎等疾病，亦有在本方基础上化裁以治疗流行性脑脊髓膜炎、急性肾炎、心肾综合征，以及目赤羞明、无汗烦躁、无汗身痒等，均能取得较理想疗效。

清代医家高斗魁在其著作《四明医案》中记载了用本方治疗疟疾的一则医案，如言："桐乡曹献宸室人，十一月病疟，发则头重腰痛，寒从背起，顷之壮热烙手，汗出不止。予曰：此太阳经疟也。用大青龙汤。曹曰：病来五六日，委顿甚矣。且病者禀素怯弱，又他医言有汗要无汗，带补为主。今汗如此，而复用此药，恐不能当。予笑曰：第服此，其病自除。当晚汗犹未止，进一大剂即熟睡。次日不发。逾日以补中益气调理而痊。杨乘六按：既为太阳经疟，乃不用麻黄汤而用大青龙者，以症见壮热烙手，汗出不止也。即此见前辈用方之谛。"

陈老师临床喜用本方，认为凡属风寒束表重症，兼内有郁热者，即可用其加减治疗。大青龙汤系由麻黄汤加重麻黄用量，再加石膏、生姜、大枣而成。方中倍用麻黄，故其发汗之力更强；其烦躁为郁热在里，纯用辛温发汗，须防加重发热，所以加用生石膏清热除烦；炙甘草倍用，并加姜、枣，既可助解表而调营卫，又可益脾胃以滋汗源，使汗出表解，寒热烦躁并去。

陈老师体会本方证的病机关键为风寒束表,内兼郁热,临床应用以恶寒甚,壮热无汗,体若燔炭,面赤,咳嗽气喘,痰涕白稠,烦躁不眠,小便短黄,口干喜冷,唇焦破裂,舌边尖红,苔薄白,脉浮紧或浮数有力为主要表现。具体临床运用时,可随症加味,如里热明显者,加重石膏用量;咽喉痛甚者,加马勃、连翘、牛蒡子;口渴甚者,加天花粉、芦根;烦躁不安者,加百合、郁金、丹参;兼有水肿者,加茯苓、泽泻、猪苓;兼气血虚者,加黄芪、生地、玄参。

笔者跟陈老师学习后遇到类似患者亦选用本方。新型冠状病毒感染流行期间,曾治疗患者翁某,男,52岁。主诉：发热、畏寒、全身酸痛、咽痛3日,伴咳嗽、少痰。症见患者体形壮实,畏寒明显,时有咳嗽,胃纳减退,大便偏干,小便正常,舌淡红,苔薄白,脉浮紧。考虑外感风寒,外束肌表,卫阳被郁,腠理闭塞,肺气不宣,治当疏风散寒解表,拟麻黄汤加味,方药如下：麻黄9克,桂枝9克,苦杏仁9克,炙甘草6克,桔梗9克,玄参12克,浙贝母12克。5剂。水煎服,每日1剂。服后患者仍有发热,畏寒较前稍减轻,全身酸痛、咳嗽较前增多,心烦胸闷,大便干,小便黄,舌淡红,苔薄黄,脉浮数。考虑患者素体强壮,风寒束表,有入里郁结化热之象,证属风寒表实重证而入里化热,拟大青龙汤加减,方药如下：麻黄12克,桂枝9克,生石膏30克,苦杏仁9克,炙甘草6克,桔梗9克,玄参12克,浙贝母12克,生姜12克。5剂。服药后第2日汗出热退,身体已恢复大半,5日后已基本恢复正常,偶有咳嗽。该患者诊治过程中,应注意抓住细微处,患者仍有发热,心烦胸闷、大便干、小便黄,均提示里热之象。辨证得当,方用大青龙汤加减散寒解表清热,1剂即收到明显疗效。

（傅海斌　马凤岐）

小青龙汤

小青龙汤出自《伤寒论》，如第 40 条言："伤寒表不解，心下有水气，干呕发热而咳，或渴，或利，或噎，或小便不利，少腹满，或喘者，小青龙汤主之。麻黄（去节）、芍药、细辛、干姜、甘草（炙）、桂枝（去皮）各三两，五味子半升，半夏（洗）半升。上八味，以水一斗，先煮麻黄，减二升，去上沫，内诸药，煮取三升，去滓，温服一升。"第 41 条言："伤寒心下有水气，咳而微喘，发热不渴。服汤已渴者，此寒去欲解也。小青龙汤主之。"《金匮要略·痰饮咳嗽病脉证并治第十二》中对小青龙汤主治病症亦多有提及，如云："病溢饮者，当发其汗，大青龙汤主之，小青龙汤亦主之。""咳逆，倚息不得卧，小青龙汤主之。"

小青龙汤是散寒化饮的代表方剂，功效解表散寒，温肺化饮，主治外寒里饮证。诊见恶寒发热，头身疼痛，无汗，喘咳，痰涎清稀而量多，胸痞，或干呕，或痰饮喘咳，不得平卧，或身体疼重，头面四肢水肿，舌苔白滑，脉浮等。历代医家针对小青龙汤论述很多，如明代李中梓所著《伤寒括要》记载其"主表邪不解，心下有水气。青龙象肝木之两岐，主两伤之疾。麻黄汤散寒，桂枝汤散风。若表不解而心下有水气，为表里两伤，须小青龙祛表里之邪"，非常简洁明了地概括了本方与麻黄汤、桂枝汤的差异所在。清代尤在泾在《伤寒贯珠集》中对本方作了解释，如言："麻黄、桂枝散外入之寒邪，半夏、细辛、干姜消内积之寒饮，芍药、五味监麻、桂之性，且使表里之药，相就而不相格耳。"

现代临床报道小青龙汤可以用于治疗急慢性支气管炎、支气管哮喘、咳嗽变异性哮喘、肺炎、慢性阻塞性肺疾病、顽固性咳嗽、百日咳、肺源性心脏病、慢性心力衰竭、过敏性鼻炎、卡他性眼炎、卡他性中耳炎、荨麻疹、小儿过敏性咳嗽、小儿喘息性支气管炎等多种疾病。

清代医家郑重光在其著作《素圃医案》中记载了一则运用小青龙汤加减治疗小儿右胁疼痛的医案，如载："乔俊升光禄令爱，年七岁。二月苦冷，右胁忽大痛，呻吟不绝，手不可近，脉沉弦而紧，手足厥冷。幼科不知何病，嘱余治之。予曰：半月前曾呕吐长虫，不能饮食，用乌梅丸吐止，今又胁痛，合而论之，厥阴寒证也。当温里为急，用桂枝、赤芍、细辛、干姜、半夏、吴茱萸、茯苓，日进二剂。右痛移于左，而下连于肋，此少阴部位也。遂加附子，又二剂，则夜发热，咳嗽喘促，鼻煽，下利黄水。余沉思良久，其吐虫时便尔受寒，未经解表，今见诸病，皆属小青龙汤证，乃寒水冲逆于上下，当以汗解。但病因循日久，必兼温里，用桂枝、细辛、麻黄、赤苓、半夏、附子、干姜、五味子、甘草、生姜，日服二剂，得汗而热退喘定。再二剂又汗而泻止，胁肋之痛，移于少腹。始去麻黄、细辛、桂枝，换肉桂以温里，其痛方除，每日微汗。八日后咳嗽始宁。十日后以理中汤合桂枝汤，温经调治而愈。观此足征幼儿伤寒,当与大人同治。世俗皆谓小儿纯阳,不宜温热,岂小儿竟无三阴病耶?"

陈老师临床喜用本方,认为只要有外寒里饮征象,即可用之。方中麻黄、桂枝相须为君,发汗散寒以解表邪,且麻黄又能宣发肺气而平喘咳,桂枝化气行水以利里饮之化。干姜、细辛为臣,温肺化饮,兼助麻、桂解表祛邪。然而素有痰饮,脾肺本虚,若纯用辛温发散,恐耗伤肺气,故佐以五味子敛肺止咳、芍药和营养血,二药与辛散之品相配,一散一收,既可增强止咳平喘之功,又可制约诸药辛散温燥太过之弊;半夏燥湿化痰,和胃降逆,亦为佐药。炙甘草兼为佐使之药,既可益气和中,又能调和辛散酸收之品。

陈老师体会本方证的病机关键为外感风寒,水饮内停,临床应用以恶寒发热,无汗,喘咳,痰多而稀,舌苔白滑,脉浮为主要表现。具体临床运用时,可随症加味,如见外寒证轻者,可去桂枝,麻黄改用炙麻黄;兼有热象而出现烦躁者,加生石膏、黄芩以清解郁热;兼喉中痰鸣者,加杏仁、射干、款冬花以化痰平喘;鼻塞、清涕多者,加辛夷、苍耳子以宣通鼻窍;兼水肿者,加茯苓、猪苓以利水消肿。

陈老师常用本方治疗咳嗽、哮喘等疾病。如曾治王某,女,18岁。1周前因天气炎热贪凉饮冷后出现便泄腹胀,自服保和丸泻止。继而出现咳嗽咯痰,咽喉干痒,胸中烦闷,近2日症状加重明显。患者原有隐匿性哮喘病史,现咳嗽咯痰,痰多、质稀、色偏白,咳时胸部稍闷,咳剧时伴微喘。夜间咳甚,影响睡眠。查其咽后壁红肿明显,可见数个麦粒大小滤泡。舌质偏胖,苔薄润,脉偏滑。诊断为咳嗽病,证属寒邪内侵,痰饮阻肺,宣降失司,治以散寒化饮,降逆止咳,处方以小青龙汤加味:炙麻黄6克,白芍24克,五味子6克,干姜6克,炙甘草6克,细辛3克,桂枝10克,竹沥半夏10克,蝉蜕6克,杏仁10克,荆芥6克,炙款冬花10克,瓜蒌皮15克,陈皮10克。3剂。每日1剂,水煎,早晚分服。药后咳嗽次数减少、程度减轻,症状明显好转。嘱其合理饮食以善后。针对本案,陈老师特别指出,夏日空调、冷饮及生冷瓜果,虽然便利了生活,但容易引起"形寒饮冷则伤肺"所致的咳嗽病。故特意提醒患者需外避虚邪贼风,适度使用空调,莫贪冷饮,注意饮食调养。

(范天田)

茯苓四逆汤

茯苓四逆汤出自《伤寒论》，其中第69条云："发汗，若下之，病仍不解，烦躁者，茯苓四逆汤主之。茯苓四两，人参一两，附子（生用，去皮，破八片）一枚，甘草（炙）二两，干姜一两半。上五味，以水五升，煮取三升，去滓，温服七合，日二服。"

茯苓四逆汤是益气回阳救逆的代表方剂。功效温阳益气，扶正救逆，主治阳虚气脱证。诊见四肢厥逆，烦躁，心悸，舌淡，苔白滑，脉微等。历代医家对本方多有论述，如明代许宏在《金镜内台方议》中云："发汗若下之，病当解，若不解，发汗外虚阳气，后若下之，内虚阴气，阴阳俱虚，邪独不解，故生烦躁也。与四逆汤以复阳气，加人参、茯苓以复阴气也。"清代柯琴在《伤寒附翼》中言："先汗后下，于法为顺，而表仍不解，是妄下亡阴，阴阳俱虚而烦躁也。故制茯苓四逆，固阴以收阳……茯苓感天地太和之气化，不假根而成，能补先天无形之气，安虚阳外脱之烦，故以为君。人参配茯苓，补下焦之元气；干姜配生附，回下焦之元阳。调以甘草之甘，比四逆为缓，固里宜缓也。"

现代临床报道本方用于治疗慢性肺源性心脏病、心力衰竭、急性心功能不全、心肌梗死、血栓闭塞性脉管炎、肾炎、癫痫、胆囊炎、胃炎、水肿、咳喘、休克、急性脑血管病、内耳眩晕症等疾病。

陈老师曾抄录名老中医魏长春用本方治疗癫痫一案。某男，有癫痫病史，时有昏厥，抽搐，口吐白沫，近又发作1次。诊见：精神萎靡，心悸，寐差，腰酸肢软，目眩耳鸣，纳呆，舌淡红，苔薄白，脉细。证属心阳不足，神明失养。治拟温心阳，安心神，茯苓四逆汤加味，药用：茯苓9克，党参9克，淡附子6克，干姜3克，炙甘草3克，龙骨9克，牡蛎9克，白薇9克，大枣4枚，当归6克，白芍9克。服上药3剂后，精神好转，胃纳增加，仍有心悸、寐差、腰酸、头晕、虚里跃动，原方有效，略作增损续进，药用：茯苓12克，党参6克，淡附子6克，干姜3克，炙甘草3克，淮小麦15克，大枣6枚，龙骨9克，牡蛎9克，平地木15克。7剂后诸症好转，调治1月，癫痫发作次数逐渐减少。本案患者舌淡、苔白、脉细、虚里跃动，病位虽在脑髓，但病机关键是心阳不足，神明失养。茯苓四逆汤振奋心阳，茯苓又有宁心安神之功，一诊时取桂枝加龙骨牡蛎汤意，合白薇、当归，温阳的同时，调和营血，以清神志。二诊时加甘麦大枣汤以养心安神。

陈老师临床时用本方，认为只要有元阳不足、气虚欲脱的征象，即可用之。本方由四逆汤加人参、茯苓而来，四逆汤温肾散寒，回阳救逆；人参、茯苓、炙甘草健脾益气，宁心安神；附子、人参相配，温阳益气固脱；附子、干姜、茯苓相伍，尚有温阳化饮之功。故本方对阳虚寒饮引起的上焦之咳逆胸痹，中焦之呕恶脘胀，下焦之遗浊失血，均能收到良好的治疗效果。

陈老师体会本方证的病机关键为阳虚阴盛，元气不足，临床应用以手足逆冷，精神疲惫，心悸恐惧，烦躁自汗，尿少，面趺水肿，口不渴或渴而不欲饮，舌淡，苔薄白而润，脉微细或沉弱为主要指征。具体临床运用时，可随症加味，若寒饮喘逆兼肾不纳气者，加苏子、枸杞子、刀豆子、黑锡丹；胸痹心悸者，合瓜蒌薤白半夏汤或桂枝、龙骨、琥珀之类；崩漏失血者，干姜改用炮姜，加艾叶、侧柏炭、阿胶珠；兼有浊阴上泛，呕吐、头眩欲扑者，合吴茱萸汤（吴茱萸、人参、生姜、大枣）；遗精、遗尿、阳痿、带下者，加水陆二仙丹（芡实、金樱子）、缩泉丸（怀山药、益智仁、乌药）、巴戟天、肉苁蓉；肠鸣泄泻，久治不愈者，加四神丸（补骨脂、吴茱萸、肉豆蔻、五味子）、桃花汤（赤石脂、干姜、粳米）；疝气作痛者，加乌药、小茴香、橘核、胡芦巴。

笔者常用本方治疗心力衰竭。如治李某，女，76岁。胸闷气喘，平卧加重，伴有心悸，下肢中重度水肿，纳差，腹胀，大便干结，小便量少，舌有瘀斑、边有齿痕，苔白腻，脉结代。超声提示：左心室扩大伴有收缩功能下降，少量心包积液，双侧胸腔积液。心电图提示：心房纤颤。西医诊断：房颤，心力衰竭。中医诊断：喘证，阳虚水泛、气虚血瘀证。治宜温阳益气，利水活血，泻肺平喘。方拟茯苓四逆汤合五苓散加减：党参30克，附子10克，干姜10克，生白术15克，猪苓10克，茯苓10克，泽泻10克，白芍10克，桃仁10克，红花10克。7剂。水煎，温服。药后患者气喘心悸及腹胀情况改善，下肢轻度水肿，大便每日1～2次。心肾阳虚，为慢性心衰伴水肿的关键。方中党参、附子、干姜益气温阳；白术、茯苓、猪苓、泽泻平冲降逆利水；白芍敛阴和里，缓和附子的辛燥。患者舌见瘀斑，为血瘀征象，故用桃仁、红花活血化瘀；合并严重便秘者，生白术、桃仁兼具润肠通便之功，正相合拍。

（许　琳　马凤岐）

五苓散

五苓散在《伤寒论》和《金匮要略》中均有记载。如《伤寒论》第71条言:"太阳病,发汗后,大汗出,胃中干,烦躁不得眠,欲得饮水者,少少与饮之,令胃气和则愈。若脉浮,小便不利,微热消渴者,五苓散主之。猪苓(去皮)十八铢,泽泻一两六铢,白术十八铢,茯苓十八铢,桂枝(去皮)半两。上五味,捣为散,以白饮和服方寸匕,日三服,多饮暖水,汗出愈。如法将息。"《金匮要略·痰饮咳嗽病脉证并治第十二》云:"假令瘦人,脐下有悸,吐涎沫而癫眩,此水也,五苓散主之。五苓散方:泽泻一两一分,猪苓(去皮)三分,茯苓三分,白术三分,桂(去皮)二分。上五味,为末,白饮服方寸匕,日三服,多饮暖水,汗出愈。"

五苓散是通阳利水的代表方剂,功效通阳化气,利水渗湿,主治膀胱气化不利之蓄水证。诊见小溲不利,头痛微热,烦渴欲饮,或水入即吐,或吐涎沫而头目眩晕,或水肿,泄泻,舌苔白,脉浮或浮数等。清代柯韵伯《伤寒附翼》言:"水者肾所司也,泽泻味咸入肾,而培水之本;猪苓黑色入肾,以利水之用;白术味甘归脾,制水之逆流;茯苓色白入肺,清水之源委,而水气顺矣。然表里之邪,谅不因水利而顿解,故必少加桂枝,多服暖水,使水津四布,上滋心肺,外达皮毛,溱溱汗出,表里之寒热两除也。"对五苓散如何治疗蓄水证作了详细解释。清代王子接《绛雪园古方选注》云:"苓,臣药也,二苓相辅则五者之中可为君药矣,故曰五苓。猪苓、泽泻相须,借泽泻之咸以润下;茯苓、白术相须,借白术之燥以升精,脾精升则湿热散,而小便利,即东垣欲降先升之理也;然欲小便利者,又难越膀胱一腑,故以肉桂热因热用,内通阳道,使太阳里水引而竭之。"从升降的角度对本方作了诠注。

现代临床报道五苓散可以用于治疗高血压病、慢性心力衰竭、心源性水肿、重症急性胰腺炎、非酒精性脂肪性肝病、肝硬化腹水、慢性胃炎、急性肠炎、原发性肾病综合征、急慢性肾炎、糖尿病肾病、泌尿系结石、尿潴留、前列腺增生症、脑积水、慢性湿疹、白内障黄斑水肿等多种疾病。

《得心集医案》记载了清代医家谢映庐治疗伤寒误下后大小便不利一案,如云:"何挺芳患伤寒病,服表散药而头痛身痛、发热恶寒诸症已除,可知表邪固解,惟大小便不利,咳唾多涎。医者不察,拘于伤寒法中有表邪既除、里邪可下之说,误与承气一服,遂至通腹反满,呕逆上气。前医再视,骇然辞去。余视口不渴,身不热,且脉来弦滑,知无热邪实结在里,不过痰饮阻滞肠胃。承气苦寒,徒损胃气,以致传化失常,湿邪不走,痰饮愈逆,故胃气愈乱,胀满愈增也。当取五苓散,重桂化气利湿,加入陈、半、甘遂,和中逐饮,一剂二便俱通,病者立时精神爽利,未劳再剂而愈。盖气化湿走,又病机中当以小便不通之为标急也。五苓散(仲景):猪苓、泽泻、茯苓、白术、官桂。"

陈老师临床喜用本方，认为只要有内停水饮、膀胱气化不利之征象，即可用之。方中重用泽泻，以其甘淡，直达肾与膀胱，利水渗湿；以茯苓、猪苓之淡渗，增强其利水渗湿之力；以白术、茯苓健脾而运化水湿；膀胱之气化有赖于阳气之蒸腾，故方中又以桂枝通阳化气以助利水，解表散邪以祛表邪。全方配伍精当，药简力专，对于阳气不足，气化乏力，水湿内停之证疗效显著。

陈老师体会本方证的病机关键为阳不化气，水饮内停，临床应用以口渴欲饮，饮入则吐，水肿，小便不利，舌苔白，脉浮或缓为辨证要点。具体临床运用时，可随症加味，如水肿兼有表证者，可与越婢汤（麻黄、石膏、生姜、甘草、大枣）合用；水湿壅盛者，可与五皮饮（陈皮、茯苓皮、生姜皮、桑白皮、大腹皮）合用；阳虚明显者，可加附子、干姜以温阳化饮；热象明显者，可去桂枝，加车前子、鸭跖草以利水清热。

陈老师常用本方治疗泌尿系统疾病，以及脾胃病、肾脏病、肝胆病、妇科病和男科病等。如曾治徐某，男，63岁。主诉：小便不尽感1月余。刻下诊见：偶有耳鸣，不知饥饱，腰酸背痛，舌边黯红，苔薄白腻，脉弦细。既往体检报告示：肺小结节，肺气肿，脂肪肝，冠状动脉局部钙化，甲状腺结节，前列腺增生，肝囊肿，下肢静脉曲张；谷丙转氨酶77国际单位/升，谷草转氨酶49国际单位/升，高密度脂蛋白胆固醇0.85毫摩尔/升，低密度脂蛋白3.22毫摩尔/升，三酰甘油3.32毫摩尔/升等。此为阳气不足，水饮不化。治当温阳益气，渗湿利水。方拟五苓散加味。处方：猪苓9克，茯苓15克，泽泻9克，桂枝6克，炒白术30克，炒木香9克，炒党参30克，白豆蔻5克，薏苡仁30克，丹参9克，绞股蓝30克，荷叶9克，三七6克，菟丝子30克，生山楂15克，巴戟天15克，炮姜6克。7剂。每日1剂，水煎温服。嘱不必担忧，精神放松。药后患者小便不尽感减轻，腰酸亦有缓解。继以原方消息施治而收功。

（范天田　马凤岐）

大柴胡汤

大柴胡汤出自《伤寒论》,其中第 103 条言:"太阳病,过经十余日,反二三下之,后四五日,柴胡证仍在者,先与小柴胡。呕不止,心下急,郁郁微烦者,为未解也,与大柴胡汤,下之则愈。柴胡半斤,黄芩三两,芍药三两,半夏(洗)半升,生姜(切)五两,枳实(炙)四枚,大枣(擘)十二枚。上七味,以水一斗二升,煮取六升,去滓再煎,温服一升,日三服。一方加大黄二两。若不加,恐不为大柴胡汤。"

大柴胡汤是发表攻里、和解少阳、通下里实的代表方剂,主治少阳阳明合病。诊见往来寒热,胸胁苦满,呕不止,郁郁微烦,脘腹痞硬或满痛,大便不解或协热下利,舌苔黄,脉弦有力等。古代医家对其方解多有论述,如宋金时期成无己在《伤寒明理论》中曰:"大柴胡为下剂之缓也。柴胡味苦平微寒,伤寒至于可下,则为热气有余,应火而归心。苦先入心,折热之剂,必以苦为主,故以柴胡为君;黄芩味苦寒……推除邪热,必以寒为助,故以黄芩为臣;芍药味酸苦微寒,枳实味苦寒……泄实折热,必以酸苦,故以枳实、芍药为佐;半夏味辛温,生姜味辛温,大枣味甘温,辛者散也,散逆气者必以辛,甘者缓也,缓正气者必以甘,故半夏、生姜、大枣为之使也……大黄有将军之号,而功专于荡涤……必应以大黄为使也。"明代吴崑在《医方考》中曰:"表证未除者,寒热往来、胁痛、口苦尚在也;里证又急者,大便难而燥实也。表证未除,故用柴胡、黄芩以解表;里证燥实,故用大黄、枳实以攻里。芍药能和少阳,半夏能治呕逆,大枣、生姜,又所以调中和荣卫也。"

现代临床报道本方主治疾病广泛,涉及内、外、妇、儿各科,以治疗消化系统疾病为主,常用于胃食管反流病、慢性胃炎、肝炎、急性胆道感染、胆石症并发感染、胰腺炎、急性阑尾炎、习惯性便秘等。此外,对中风、三叉神经痛、支气管哮喘、慢性支气管炎、支气管扩张、糖尿病、高血压病、冠心病、肾炎、输尿管结石、前列腺炎、痛风性关节炎、盆腔炎等疾病也有较好疗效。

宋代医家许叔微对《伤寒论》颇为精通,著有《伤寒百证歌》《伤寒发微论》《伤寒九十论》等。其常用本方治疗伤寒之病,如《伤寒九十论》载:"乡人李生,病伤寒身热,大便不通,烦渴郁冒。一医以巴豆丸下之,虽得溏利,而病宛然如旧。予视之曰:阳明热结在里,非大柴胡、承气不可,巴豆止去寒积,岂能荡涤邪热温毒耶?亟进大柴胡,三服而溏利止,中夜汗解。"《名医类案》载:"一人患伤寒,目痛鼻干,不得卧,大便不利,尺寸脉俱大,已数日,一夕汗出,许谓速以大柴胡下之。医骇曰:阳明自汗出,津液已漏,法当用蜜兑,果然稳当。何须用大黄药?许谓曰:子只知把稳,若用大柴胡,此仲景不传之妙,子殆未知也。乃竟用大柴胡,二帖而愈。"

陈老师临床喜用本方,认为只要有少阳不解、阳明实热之象,即可用之。方中柴胡、黄芩和解少阳,清热祛邪;大黄、枳实泻阳明热结,行气消痞;芍药柔肝缓急止痛,配伍大黄以治腹中实痛,搭配枳实以理气和血,除心下满痛;半夏和胃降逆,联合生姜,能治呕逆不止;大枣与生姜相合,可和营卫而行津液,并调和脾胃。陈老师指出,大柴胡汤既能开少阳之郁,又能下阳明之实,既治气分,又调血分,可用于治疗临床上证属肝胆胃肠不和、气血凝滞不利之病症。

陈老师体会本方证的病机关键为气郁少阳,热结阳明,临床应用以发热,便秘,脘腹不适,恶心呕吐,口苦,不欲饮食,口干渴,烦躁,小便黄,舌红,苔黄或黄腻,脉弦或弦数为主要表现。具体临床运用时,可随症加味,如黄疸明显者,可加茵陈、栀子以清热利湿退黄;胁痛剧烈者,可加川楝子、延胡索以行气活血止痛;伴有胆结石者,可加金钱草、郁金以清通利胆排石。

陈老师曾用本方治疗消化性溃疡等病,获得良效。朱某,男,44岁。2022年1月5日初诊。主诉:脘胁时有不适1周余。1周前出现胃脘胁肋不适,时有隐痛,大便不畅。舌尖红,苔薄腻,脉弦细。胃镜检查显示胃溃疡、十二指肠溃疡,原有胆石症、胆囊炎、1型糖尿病病史。证属肝胆气滞,胃肠郁热,治宜疏胆通腑,方用大柴胡汤加减:柴胡12克,麸枳实12克,制大黄6克,姜半夏9克,炒黄芩12克,麸白芍15克,甘草6克,郁金9克,蒲公英30克,炒赤芍15克,连翘9克,虎杖30克,垂盆草15克,陈皮9克,瓜蒌皮15克,生鸡内金15克。7剂。每日1剂,水煎温服。药后患者脘胁隐痛不适缓解,大便较前好转。即在前方基础上增损继续治疗,之后诸症向愈。

(任　莉　马凤岐)

桃核承气汤

桃核承气汤出自东汉张仲景所著《伤寒论》,其第 106 条云:"太阳病不解,热结膀胱,其人如狂,血自下,下者愈。其外不解者,尚未可攻,当先解其外;外解已,但少腹急结者,乃可攻之,宜桃核承气汤。桃仁(去皮尖)五十个,大黄四两,桂枝(去皮)二两,甘草(炙)二两,芒硝二两。上五味,以水七升,煮取二升半,去滓,内芒硝,更上火,微沸下火,先食温服五合,日三服,当微利。"

桃核承气汤是治疗下焦蓄血证的代表方,功能泻热逐瘀,主治下焦蓄血,少腹急结,小便自利,烦躁谵语,其人如狂。以及妇女血瘀痛经、经闭不行,脉沉实者。清代医家尤在泾《伤寒贯珠集》注解本方:"此即调胃承气汤加桃仁、桂枝,为破瘀逐血之剂。缘此证热与血结,故以大黄之苦寒,荡实除热为君;芒硝之咸寒,入血软坚为臣;桂枝之辛温,桃仁之辛润,擅逐血散邪之长为使;甘草之甘,缓诸药之势,俾去邪而不伤正为佐也。"柯琴《伤寒来苏集》解释此方运用之病机为:"太阳病不解,热结膀胱,乃太阳随经之阳热瘀于里,致气留不行,是气先病也。气者血之用,气行则血濡,气结则血蓄,气壅不濡,是血亦病矣。小腹者,膀胱所居也,外邻冲脉,内邻于肝。阳气结而不化,则阴血蓄而不行,故少腹急结;气血交并,则魂魄不藏,故其人如狂。"

现代临床报道本方可以用于治疗脑中风后遗症、急性脑出血、老年性谵妄、焦虑症、情感障碍、流行性出血热、胆囊炎、便秘、非酒精性脂肪肝、肝硬化腹水、肝性脑病、急性胰腺炎、脓毒症胃肠功能障碍、化脓性阑尾炎、炎症性肠梗阻、粘连性肠梗阻、糖尿病肾病、慢性肾衰竭、子宫内膜异位症、子宫腺肌病、多囊卵巢综合征、慢性盆腔炎、急性睾丸附睾炎、下肢深静脉血栓、过敏性紫癜、慢性荨麻疹、顽固性湿疹等多种疾病。

国医大师路志正曾用此方治疗淋证,药后即效。李某,男,36 岁,主因尿频、尿急半个月,于 2001 年 3 月初诊。患者 1 年前曾出现尿频、尿急症状,西医诊断为尿路感染,用抗生素治疗后缓解,但时感腰腹隐痛及小腹不适,半个月前复发,出现尿频、尿急、尿痛症状,经西医诊治,尿常规及 B 超检查均正常,尿培养为阴性,膀胱镜提示膀胱三角区炎。曾服用石韦散、知柏地黄丸和金钱草等,效果不明显。刻下症见小腹连及尿道有急胀、烧灼感,颇为痛苦,小便频急,尿色清,大便干结难解,口苦口干,但身无寒热。察其形体偏瘦,面色萎黄,痛苦病容,舌上有瘀点,苔薄黄而干,脉沉细。此为病久入络,瘀久化热,瘀热积于膀胱所致之膀胱蓄血证。腑以通为用,以通下逐瘀法治之,用桃核承气汤加减。处方:桃仁15 克,大黄(后下)6 克,桂枝 12 克,牡丹皮 15 克,石韦 15 克,竹叶 12 克,甘草 6 克。5 剂。水煎服。复诊时自诉药后大便通畅,下腹及尿道胀、烧灼感及尿频急、腰痛均已消失,尚有疲乏感。舌干少津,瘀点色淡,脉沉弱,乃瘀热去而气阴已伤。以上方加知母8克,黄柏8克,太子参12克以益气阴,清余热。继服5剂。水煎服。三诊：药后诸症消失,继以上方3剂巩固。(《路志正经方验案集萃》)

陈老师认为本方原是仲景为太阳蓄血证所设,若有瘀热互结之病机,均可将此方进行化裁运用。原方为调胃承气减芒硝之量,加桃仁、桂枝而成,方中活血与攻下并行。其中桂枝一味是本方的关键点,既可防他药凉遏,又可助全方温通。陈老师认为,要根据实际病情,灵活选用攻下与活血之品,若里热急结较著,可加用枳实、厚朴而成大承气汤法;若蓄血较久,可加用水蛭、虻虫而成抵当汤法。原文为外感风寒,郁而化热,传入下焦发病,故以桂枝辛以散之,亦可根据其表证有别而辨证施治,如见邪在半表半里,寒热往来之柴胡证,可化裁小柴胡汤合用,如见口烦渴、身大热之白虎汤证,可加石膏、知母。

陈老师体会本方的辨证要点为少腹急结,小便自利,时发潮热,神志异常,以及血瘀经闭。具体临床运用时,可随症加味,若腹胀明显,加枳壳、大腹皮;若津伤较重,口干明显,加生地黄、天花粉;若时时低热,加青蒿、地骨皮;若湿热较盛,加薏苡仁、黄连;若心神不宁,夜寐欠安,加珍珠母、柏子仁。

笔者临床多将此方治疗肠道疾病,收效较好。如曾治洪某,男,95岁。主诉：恶心、呕吐半日。患者半日前恶心、呕吐,呕吐物为胃内容物,为褐色液体,伴腹泻1次,为褐色稀便,伴有发热,因病情较重,入院治疗。查体：腹膨隆,腹壁未见曲张静脉,无明显压痛、反跳痛,墨菲征阴性。肝脾肋下未及,全腹未及包块。肠鸣音活跃。舌质红,苔黄腻,脉数。入院查腹部CT后提示患者急性阑尾炎合并急性小肠梗阻,经抗感染、护胃、止血、补液等治疗后效果欠佳,因患者年事已高,基础疾病较多,拒绝手术治疗,尝试中药灌肠保守治疗。考虑其为瘀热蕴结,气逆肠滞,上冲为恶心呕吐,下结为梗阻便结。治当泻热逐瘀。方拟桃核承气汤加减。处方：桃仁12克,大黄30克,芒硝6克,桂枝10克,甘草6克,炒枳实15克,厚朴15克,柴胡12克,炒白芍15克,当归15克,木香10克,黄芩10克。6剂。考虑梗阻需禁食,减少胃肠压力,故将上方每日煎取200毫升,分2次早晚灌肠治疗。经治疗6日后,患者恶心呕吐症状明显改善,发热峰值下降,大便得解,出院后继续康复治疗。

(吴黎艳　陈金旭)

柴胡加龙骨牡蛎汤

柴胡加龙骨牡蛎汤见于《伤寒论》第107条，其言："伤寒八九日，下之，胸满烦惊，小便不利，谵语，一身尽重，不可转侧者，柴胡加龙骨牡蛎汤主之。柴胡四两，龙骨、黄芩、生姜（切）、铅丹、人参、桂枝（去皮）、茯苓各一两半，半夏（洗）二合半，大黄二两，牡蛎（熬）一两半，大枣（擘）六枚。上十二味，以水八升，煮取四升，内大黄，切如棋子，更煮一两沸，去滓，温服一升。"

柴胡加龙骨牡蛎汤是和解清热、镇惊安神的代表方剂，功效和解少阳，清泻邪热，重镇安神，主治少阳不舒，邪热内扰证。诊见寒热往来，胸胁苦满，烦躁，惊狂不安，时有谵语，身重难以转侧等。历代医家对本方多有注解，如宋金时期成无己《注解伤寒论》言："与柴胡汤以除胸满而烦，加龙骨、牡蛎、铅丹，收敛神气而镇惊；加茯苓以行津液、利小便；加大黄以逐胃热、止谵语；加桂枝以行阳气而解身重。错杂之邪，斯悉愈也。"清代柯琴《伤寒附翼》云："此为少阳阳明并病。故取小柴胡之半，以转少阳之枢；辅大黄之勇，以开阳明之阖。满者忌甘，故去甘草；小便不利，故加茯苓。惊者须重以镇怯，铅禀千金之体，受癸水之气，能清上焦无形之烦满、中焦有形之热结，炼而成丹，不特入心而安神，且以入肝而滋血矣。龙骨重能镇惊而平木，蛎体坚不可破，其性守而不移，不特静可以镇惊，而寒可以除烦热，且咸能润下，佐茯苓以利水，又能软坚，佐大黄以清胃也。半夏引阳入阴，能治目不瞑，亦安神之品，故少用为佐。人参能通血脉，桂枝能行营气，一身尽重不可转侧者，在所必须，故虽胸满谵语而不去也。"

现代临床报道本方可以用于治疗癫痫、神经症、梅尼埃病、帕金森病、亨廷顿舞蹈症、偏头痛、不稳定型心绞痛、心律失常、非糜烂性胃食管反流病、失眠症、围绝经期综合征、原发性高血压、焦虑症、抑郁症、男性慢性骨盆疼痛综合征、尿道综合征等多种疾病。

清代魏之琇编著的《续名医类案》载有张意田运用本方的一则医案，如云："张意田治一人，戊寅三月间，发热胸闷不食，大便不通，小便不利，身重汗少，心悸而惊。予疏散消食药，症不减，更加谵语叫喊。诊其脉弦缓，乃时行外感，值少阳司天之令，少阳症虽少，其机显然。脉弦发热者，少阳本象也。胸闷不食者，逆于少阳之枢分也。少阳三焦内合心包，不解则烦而惊，甚则阳明胃气不和而谵语。少阳循身之侧，枢机不利，则身重而不能转侧。三焦失职，则小便不利。津液不下，则大便不通。此症宜以伤寒例，八九日，下之胸满烦惊，小便不利，谵语，一身尽重，不可转侧者，柴胡加龙骨牡蛎汤主之。如法治之，服后果愈。"

陈老师临床习用本方，认为只要有邪热扰神、少阳不解之征象，即可运用。本方立法精妙，由小柴胡汤原量减半并去甘草，加龙骨、牡蛎、铅丹、大黄、桂枝、茯苓组成。方中小柴胡汤和解少阳气分；桂枝伍大黄疏通少阳血分；茯苓淡渗利水，宁心安神；龙骨、牡蛎、铅丹重镇安神。诸药袂用，治气治血，共奏枢利少阳、泻热安神之效。值得一提的是，方中铅丹有毒，临床已多不用，陈老师常用珍珠母、代赭石、磁石、青礞石、琥珀、生铁落代替。

陈老师体会本方证的病机关键为少阳失和，邪热未尽，内扰胸膈，上扰心神，临床应用以胸胁苦满，易惊谵语，心烦，睡眠欠佳，出汗多，饥不欲食，大便偏硬，胁下有压痛，舌质红，苔黄，脉数为主要指征。具体临床运用时，可随症加味，如气郁甚者，加用厚朴花、香附、枳壳以行气解郁；痰热甚者，加用淡竹茹、陈皮、胆南星、青礞石以清热化痰；心烦甚者，加用栀子、郁金、丹参、淡竹叶以凉血清心；失眠甚者，加用合欢皮、柏子仁、酸枣仁以养心安神；出汗甚者，加用麻黄根、浮小麦、糯稻根以涩表止汗；大便干结甚者，加用火麻仁、瓜蒌仁、郁李仁以滋阴润燥。

笔者曾用本方加减治疗多汗症，获效较为满意。高某，男，54岁。2023年7月29日初诊。患者多汗，冬日夜间全身汗出，夏季手足心汗多，衣物有汗渍，日间活动就汗出，无明显乏力，晨起稍口干，大便调。舌稍红，苔薄白，脉小数。病为汗证，证属少阳郁热，迫津外泄，治拟和解少阳，养液敛汗，治以柴胡加龙骨牡蛎汤加减：柴胡9克，黄芩12克，生姜2克，太子参15克，桂枝3克，茯苓15克，法半夏9克，煅龙骨（先煎）30克，生牡蛎（先煎）30克，大枣30克，当归9克，生地12克，炒白芍15克，炒黄柏6克。7剂。每日1剂，水煎服。药后患者出汗明显减少，方既对证，即以前方消息施治，1月后，患者多汗已无。

（任 莉 马凤岐）

柴胡桂枝汤

柴胡桂枝汤出自《伤寒论》第146条，其云："伤寒六七日，发热，微恶寒，支节烦疼，微呕，心下支结，外证未去者，柴胡桂枝汤主之。桂枝(去皮)、黄芩一两半，人参一两半，甘草(炙)一两，半夏(洗)二合半，芍药一两半，大枣(擘)六枚，生姜(切)一两半，柴胡四两。上九味，以水七升，煮取三升，去滓，温服一升。"

柴胡桂枝汤是和解剂，主治太阳少阳合病。诊见发热自汗，微恶风寒，或寒热往来，鼻塞流涕，偶有干呕，头痛不适，项强难伸，胸胁痛满，脉弦或浮大等。清代柯琴所著《伤寒来苏集》中对此方解释云："桂、芍、甘草，得桂枝之半；柴、参、芩、夏，得柴胡之半；姜、枣得二方之半，是二方合并，非各半也。"吴谦所撰《删补名医方论》载其"取桂枝之半，以散太阳未尽之邪；取柴胡之半，以解少阳微结之证。口不渴、身有微热者，法当去人参；以六七日来，邪虽未解，而正已虚，故仍用之"，并指出"外证虽在，而病机已见于里，故方以柴胡冠桂枝之上，为双解两阳之轻剂也"。

现代临床报道本方可用于治疗感冒、流行性出血热、病毒感染发热、癫痫、失眠症、神经根型颈椎病、眩晕症、抑郁症、功能性消化不良、慢性胃炎、消化性溃疡、慢性胆囊炎、肝硬化、胆石症、胰腺炎、胸膜炎、肋间神经痛、急性肾盂肾炎、前列腺癌、围绝经期综合征、产后发热、儿童精神性起立调节障碍、夜尿症、小儿厌食症、荨麻疹、慢性鼻窦炎等多种疾病。

清代医家程凤图对本方多有运用，如其著作《启蒙医案》载："润翁年逾花甲，赋质清癯，时届仲夏，羌患头疼目眩，口苦无味咽干，恶寒发热，热多寒少，胸胁苦满，不欲饮食，心烦喜呕，汗出噫气。遣价延余，乃按六脉，浮弦而细。余曰：凭脉辨证，审属少阳中风之病也，当祖仲圣柴胡桂枝汤加朴、杏之属治之，方为合辙。用党参二钱，柴胡一钱，半夏(炒)钱半，炒黄芩三钱，桂枝三钱，炒白芍一钱，炙草一钱，川朴一钱，杏仁一钱，生姜三钱，红枣三个。嘱服二剂而愈。"又载："岁道光辛丑仲夏，有一妇人，五十余岁，形质单薄，素多郁怒，曾因丧子悲哀动中，致食减少，旋即又患头项强痛，身痛，恶寒发热，自汗出，一日二三度发，其人面色赤，口苦，咽干，目眩，胸胁苦满，默默不欲饮食，欲呕，腹中或痛，两足胀痛，小便短赤，口微渴，面黄兼青，舌淡黄。延余诊视，及按其脉，浮弦而细弱，尺不浮。余曰：此太阳少阳合病之证也，当宗仲景桂枝柴胡各半汤加黑栀子、瓜蒌、茯苓，令服二剂而愈。"

陈老师临床善用本方，针对胃炎、胃溃疡、十二指肠溃疡、胆石症、胆囊炎、肝炎、痤疮等太阳少阳合病者，常加减用之。陈老师认为，柴胡桂枝汤是小柴胡汤与桂枝汤的合方，用桂枝汤调和营卫，辛散解肌，以治太阳之表；小柴胡汤和解少阳，宣展枢机，以治半表半里。因此，本方既具小柴胡汤解郁利枢之功，又兼桂枝汤调和营卫、调理气血阴阳之能。

陈老师体会本方证的病机关键为太阳营卫不和,少阳枢机不利,临床应用以少阳病证与太阳病证并见,即胸胁苦满或胁背作痛,并有发热恶寒,或肢节烦疼,舌淡,苔薄,脉弦或浮弦等为临床表现。具体临床运用时,可随症加味,若伴见心神难安,或不寐、多梦、易醒、或燥烦、多虑、惊悸,可加龙骨、牡蛎以镇静安神;若痰浊上扰清窍,昼日头昏困乏,可合清震汤(升麻、苍术、荷叶)升清阳,化痰浊;若后颈、两肩等太少两经循行处酸胀不适,可加葛根、姜黄舒筋通络,活血止痛。

笔者曾用本方加减治疗醒后出汗,如治田某,女,48岁。患者诉醒后汗出2年,近1周加重,影响生活。近1年自觉周身肌肉疼痛,呈间歇性、游走性,睡眠欠佳,纳少,大便每日1次。舌质淡黯,舌苔白腻,脉细缓。辨证:证属阴阳失调,气滞痰扰。治以调和阴阳,理气化痰。处方:柴胡9克,桂枝6克,黄芩12克,生白芍15克,煅龙骨30克,煅牡蛎30克,姜半夏9克,陈皮12克,生姜6克,太子参15克,大枣30克,炒鸡内金15克,焦山楂15克,合欢皮15克,炙甘草3克。7剂。每日1剂,早晚饭后温服。药后汗出、睡眠均有好转。《素问·阴阳别论》云"阳加于阴谓之汗",汗出日久则致阴阳失调,营卫失和,气机不利,周身肌肉疼痛考虑为营卫气血失和所致;舌苔白腻示痰湿困阻。故以柴胡桂枝汤合二陈汤加减以调和阴阳,疏利气机,燥湿化痰。患者阴阳、营卫调和,气机得疏,痰湿得除,则病向愈。

(任 莉 马凤岐)

柴胡桂枝干姜汤

柴胡桂枝干姜汤又名柴胡桂姜汤,在张仲景《伤寒论》和《金匮要略》中均有记载。《伤寒论》第147条云:"伤寒五六日,已发汗而复下之,胸胁满微结,小便不利,渴而不呕,但头汗出,往来寒热,心烦者,此为未解也,柴胡桂枝干姜汤主之。柴胡半斤,桂枝(去皮)三两,干姜二两,栝蒌根四两,黄芩三两,牡蛎(熬)二两,甘草(炙)二两。上七味,以水一斗二升,煮取六升,去滓,再煎取三升,温服一升,日三服。初服微烦,复服汗出便愈。"《金匮要略·疟病脉证并治第四》:"柴胡桂姜汤方治疟寒多微有热,或但寒不热,服一剂如神。"

历代医家对柴胡桂枝干姜汤证的病机见解颇多,如古代医家成无己为《伤寒论》注解曰:"伤寒五六日,已经汗下之后……津液不足而阳虚于上也。与柴胡桂枝干姜汤,以解表里之邪,复津液而助阳也。"其病机为少阳太阴表里之邪阻滞。近代刘渡舟先生提出柴胡桂枝干姜汤证病机为"胆热脾寒",其在《伤寒论通俗讲话》中指出:"胆火上炎而灼津,故心烦口渴……内伤脾气,太阴虚寒,故见腹满或大便溏泻,此证为胆热脾寒,故治以清少阳之热,兼温太阴之寒。"本方具有和解少阳、温脾散寒、生津敛阴的功效。

现代临床报道本方可以用于治疗消化系统疾病如慢性乙型肝炎、肝硬化腹水、慢性胆囊炎、肠易激综合征、胆汁反流性胃炎、慢性浅表性胃炎,心血管系统疾病如不稳定型心绞痛、慢性心力衰竭、高血压病,精神神经系统疾病如失眠症、抑郁症、焦虑症、头痛,呼吸系统疾病如肺结核、结核性胸膜炎、支气管哮喘、胃肠型感冒、月经期哮喘,内分泌系统疾病如糖耐量受损、糖尿病、甲状腺功能亢进症,免疫系统疾病如干燥综合征、结节性红斑等多系统的多种疾病。

名老中医刘渡舟曾用本方治消化系统相关疾病夜间腹胀伴下利,取效颇好。某男,54岁。患乙型肝炎,然其身体平稳而无所苦。最近突发腹胀,午后与夜晚必定发作。发时坐卧不安,痛苦万分。刘老会诊经其处,其家小恳请顺路一诊。患者一手指其腹曰:我无病可讲,就是夜晚腹胀,气聚于腹,不噫不出,憋人欲死。问其治疗,则称中西药服之无算,皆无效可言。问其大便则溏薄不成形,每日两三行。凡大便频数,则夜晚腹胀必然加剧。小便短少,右胁作痛,控引肩背酸楚不堪。切其脉弦而缓,视其舌淡嫩而苔白滑。刘老曰:仲景谓"太阴之为病,腹满,食不下,自利益甚"。故凡下利腹满不渴者,属太阴也。阴寒盛于夜晚,所以夜晚则发作。脉缓属太阴,而脉弦又属肝胆。胆脉行于两侧,故见胁痛控肩背也。然太阴病之腹满,临床不鲜见之,而如此证之严重得非肝胆气机疏泄不利,六腑升降失司所致欤?刘老审证严密,瞻前顾后,肝脾并治,选用《伤寒论》的柴胡桂枝干姜汤。柴胡16克,桂枝10克,干姜12克,牡蛎(先煎)30克,天花粉10克,黄芩4克,炙甘草10克。

此方仅服1剂,则夜间腹胀减半,3剂后腹胀全消,而下利亦止。(《刘渡舟验案精选》)

陈老师临床时用本方,认为只要有少阳合并太阴之征象,即可用之。方中柴胡重用条达肝气,给少阳郁滞之邪以出路,黄芩清除郁滞热邪,两药相合以清泄少阳郁热、调畅气机。瓜蒌根(天花粉)、牡蛎清热养阴,润燥生津,牡蛎尚能镇静以安心神。干姜、桂枝皆味辛散温通,能助柴胡上行之势以条达疏泄;干姜、桂枝与炙甘草配伍,辛甘化阳,既能温复脾阳,温化水饮,使水湿津液得以正常输布,则脾寒自愈,又能佐制黄芩、牡蛎、瓜蒌根等偏寒凉的药物,以防苦寒伤脾。全方寒热并用,合以辛苦,佐以甘调,其药势可及全身上下内外。

陈老师体会本方的辨证要点为口干口渴、口苦、咽干、纳差或食欲欠佳、心烦、便溏或大便偏稀、胸胁满闷、小便不利、腹胀、失眠、胁背胀痛、神倦乏力等。常用本方治疗胃肠病、肝胆病、肺系病、神志病等,如能少阳兼太阴辨证明确,则疗效可期。除此之外,也活用本方治疗其他疾病。如曾治王某,男,39岁。初诊日期:2023年7月31日。主诉:咽干、咽痛、恶寒、乏力2日,晨起心悸、手抖半日。诊见:无明显诱因出现咽干咽痛不适,伴有恶寒乏力,四肢末端尤以脚踝怕冷显著,心悸动则明显,心率92次/分,手抖明显,无法以意志控制手抖症状,头身疼痛,稍有汗出,周身不爽利,今日自测新型冠状病毒(2019-nCoV)抗原强阳性。胃纳一般,夜寐欠安,排便基本通畅。舌淡略偏黯,苔薄,脉浮数略紧。西医诊断:新型冠状病毒感染。中医诊断:疫病。依据症状,为少阴阳虚感受寒邪,当辨为太阳少阴两感之证,治宜扶阳解表,处方麻黄附子细辛汤加味。3剂。自煎。患者服药1剂后,心悸、手抖、恶寒、手足冷明显改善,身体转舒畅,但汗出较多。告知其剩余2剂去麻黄、附子,取桂枝汤调和营卫之意。8月2日复诊,药后汗出改善,睡眠改善,但仍有咽干口渴较明显,心烦乏力,胃纳一般,兼见排便黏滞不爽利。自测抗原试纸弱阳性。陈老师认为,此系疫疠之气侵袭,病情变化迅速,按其症状,当辨为少阳兼有太阴之征象,当取柴胡桂枝干姜汤主之,处方:柴胡12克,桂枝9克,干姜6克,天花粉30克,黄芩12克,生牡蛎(先煎)15克,甘草6克,蝉蜕6克,桑叶9克,桔梗6克。2剂。患者药后咽干口渴除,心烦乏力明显改善,自测抗原试纸已转阴,疾病向愈。

(杨益萍)

半夏泻心汤

半夏泻心汤出自东汉张仲景的《伤寒论》第149条,其言:"伤寒五六日,呕而发热者,柴胡汤证具。而以他药下之,柴胡证仍在者,复与柴胡汤。此虽已下之,不为逆,必蒸蒸而振,却发热汗出而解。若心下满而硬痛者,此为结胸也,大陷胸汤主之;但满而不痛者,此为痞,柴胡不中与之,宜半夏泻心汤。半夏(洗)半升,黄芩、干姜、人参、甘草(炙)各三两,黄连一两,大枣(擘)十二枚。上七味,以水一斗,煮取六升,去滓,再煮取三升。温服一升,日三服。"

"痞"的病机是寒热之邪错杂,脾胃升降失和,历代医家以为心下"但满而不痛",为痞证的辨证要点。《金匮要略·呕吐哕下利病脉证治第十七》记载:"呕而肠鸣,心下痞者,半夏泻心汤主之。"本条可视为对《伤寒论》149条半夏泻心汤适应证的补充,也是将半夏泻心汤证列为痞呕利的主要依据。

半夏泻心汤功效调和寒热,消痞散结。方用半夏散结除痞、降逆止呕,为君药。干姜温中散寒、燥湿消痰,且助半夏以降逆。黄芩清热燥湿,合黄连以苦寒之性泄热清胃,三者合为臣药。人参大补元气、补脾益肺,甘草补脾和胃、益气生津,共为佐药,起到甘温益气以补脾虚之效。甘草既佐以补脾和中,又起到使药调和诸药的作用。清代张秉成《成方便读》载:"所谓彼坚之处,必有伏阳,故以芩、连之苦以降之,寒以清之,且二味之性皆燥,凡湿热为病者,皆可用之。但湿浊黏腻之气,与外来之邪,既相混合,又非苦降直泄之药所能去,故必以干姜之大辛大热以开散之。一升一降,一苦一辛。而以半夏通阴阳,行湿浊,散邪和胃,得建治痞之功。用甘草、人参、大枣者,病因里虚,又恐苦辛开泄之药过当,故当助其正气,协之使化耳。"此方融合了辛开苦降、寒热并用、补泻兼施的配伍法则。寒热并用以和其阴阳,苦辛并进以调其升降,补泻兼施以顾其虚实,是为本方的配伍特点。

本方现代临床上广泛运用于消化道疾病,如急慢性胃炎、消化性溃疡、肠易激综合征、慢性肠炎、溃疡性结肠炎、消化不良等。本方亦可用于治疗慢性咽喉炎、口腔溃疡、围绝经期抑郁症、糖尿病、失眠症、眩晕、尿毒症、室性期前收缩等其他疾病,并获得了显著的效果。

后世医家本方临床运用较多,如蒋宝素治疗消症一案:形乐志苦,外强中干,饥嘈欲食,食不能多,消中未著。凡治消症,必先荡涤积热,然后补阴。拟先服泻心汤加减。川黄连,黄芩,炙甘草,制半夏,北沙参,川黄柏,生姜,大枣。(《问斋医案》)

陈老师亦擅用本方治虚实夹杂、寒热并存之证,常取半夏泻心汤健脾益气护胃,清热散寒和中,辛开苦降除痞之功治疗脾胃病。陈老师以为半夏泻心汤证者多有唇舌红,舌苔白腻,或伴有恶心、肠鸣、腹泻、睡眠障碍等。方中黄连性味苦寒,长期使用或大剂量使用有"苦寒伤胃"之虞,故黄连用量当辨患者体质,用量宜小。脾胃疾病多以中老年人居多,故在辨证使用黄连时,一般以6克为宜。陈老师认为,黄连配伍干姜其妙有二:一是辛开苦降,调理气机,畅通中焦;二是辛温佐制苦寒,平调寒热。脾胃虚寒甚者可以加大干姜的用量。如有水饮者,临床中干姜可以用生姜代替,或干姜、生姜同用。

陈老师曾以半夏泻心汤治慢性萎缩性胃炎伴重度肠上皮化生。某男,40岁。2010年5月25日就诊。诉上腹正中胀闷或堵塞不适反复出现半年余就诊。行胃镜示:胃角黏膜红白相间,黏膜欠光滑,蠕动可;胃窦黏膜红白相间,以白相为主,散在糜烂灶及陈旧性出血点,蠕动尚可。提示:慢性浅表-萎缩性胃炎;幽门螺杆菌阴性。病理报告:胃窦、胃角黏膜慢性炎症伴重度肠上皮化生;胃体小弯侧慢性轻度浅表炎症。诊见:胃脘时感胀闷不适,形体偏瘦,面色萎黄不华,纳食正常,平素大便偏干,不嗜烟酒,舌体偏大、质偏黯,苔白微腻,脉偏弱。辨为脾气偏弱,毒滞血瘀,寒热错杂中州,气机欠畅,而致心下痞塞不舒,法当调和为主,方拟半夏泻心汤加味治之。处方:党参30克,法半夏10克,干姜5克,酒黄芩10克,黄连6克,炙甘草10克,大枣30克,藤梨根30克,香茶菜30克,三叶青30克,丹参20克,炒白术30克,砂仁5克,桂枝10克,苦杏仁10克,火麻仁30克。每日1剂,上下午饭后1小时服用。7剂。复诊时:药后自觉上腹胀闷减轻,考虑患者病程较长,舌体偏胖,脉象较弱,肾阳亦亏,宜在调和的基础上,酌加温补肾阳之品,如肉桂、淫羊藿之类。方药略调整,前后服用28剂。后再察舌质嫩红,舌苔白腻褪去,转为薄润。说明肾阳不足状况已经改善,去肉桂、淫羊藿,仍以半夏泻心汤为基本方,交替加用莪术、蜂房、三叶青、山慈菇、半枝莲、半边莲、藤梨根、香茶菜等,共服用中药3个月,胃舒,纳可,便畅,面色转华。后胃镜复查:胃角黏膜粗糙,弧度存在,蠕动可;胃窦黏膜红白相间,以白相为主,未见溃疡及新生物;胃体黏膜红白相间,以红相为主。提示:慢性浅表-萎缩性胃炎;幽门螺杆菌阴性。病理报告:胃角、胃体慢性轻度浅表性炎症;胃窦慢性轻度萎缩性胃炎伴轻度肠上皮化生。陈老师指出,半夏泻心汤为仲景名方,虽被广泛应用于治疗临床多种疾病,临床效果亦佳。但仍需细心揣摩,学用经方思维,"观其脉证,知犯何逆,随证治之",方可扩大半夏泻心汤临床上应用范围,以展现经方魅力。

(任 莉)

旋覆代赭汤

旋覆代赭汤出自《伤寒论》，如第 161 条云："伤寒发汗，若吐若下，解后心下痞硬，噫气不除者，旋覆代赭汤主之。旋覆花三两，人参二两，生姜五两，代赭一两，甘草（炙）三两，半夏（洗）半升，大枣（擘）十二枚。上七味，以水一斗，煮取六升，去滓，再煎取三升。温服一升，日三服。"

旋覆代赭汤是益胃化痰降逆的代表方剂，功效降逆化痰，益气和胃，主治胃虚痰阻气逆证。诊见胃脘痞闷或胀满，按之不痛，频频嗳气，或见纳差、呃逆、恶心，甚或呕吐，舌苔白腻，脉缓或滑等。明代许宏在其著作《金镜内台方议》中对本方作了解释："汗吐下后，大邪虽解，胃气已弱而未和，虚气上逆，故心下痞硬，而噫气不除者。与旋覆花下气除痰为君，以代赭石为臣，而镇其虚气；以生姜、半夏之辛，而散逆气，除痞散硬为佐；人参、大枣、甘草之甘，而调缓其中，以补胃气而除噫也。"清代吴谦所编《删补名医方论》中引罗谦甫言："方中以人参、甘草养正补虚，姜、枣和脾养胃，所以安定中州者至矣。更以代赭石之重，使之敛浮镇逆，旋覆花之辛，用以宣气涤饮，佐人参以归气于下，佐半夏以蠲饮于上。浊降痞硬可消，清升噫气自除。观仲景治少阴水气上凌，用真武汤镇之；治下焦滑脱不守，用赤石脂禹余粮固之。此胃虚气失升降，复用此法理之，则胸中转否为泰，其为归元固下之法，各极其妙如此。"从气机上下升降入手，对本方作了注解。

现代临床报道旋覆代赭汤可以用于治疗神经性呃逆、胃食管反流病、贲门失弛缓症、慢性胃炎、胆汁反流性胃炎、功能性消化不良、胃神经症、胃扩张、胃溃疡、十二指肠溃疡、幽门不完全性梗阻、胃排空障碍、糖尿病胃轻瘫、食管癌、胃癌等多种疾病。

清代柳宝诒在治疗关格时多用及本方，如其著作《柳宝诒医案》中载："郭。《内经》论关格之病，谓寸口四倍于人迎，为格阳。关则不得小便，格则吐逆。兹病小便淋浊已久，近更吐沃涎沫，不能安谷，寸口之脉，硬大如箸，病属关格无疑。此症在古人本无善法，惟喻西昌之论最精，所立进退黄连汤外，其《寓意草》中治案，遇此等病症，每以旋赭法取效，颇与此症病情相合，即仿其意立方，望其吐逆稍平，再商进步可耳。淡干姜（盐水炒），台参须，旋覆花，代赭石（醋煅），姜半夏，川连（姜汁炒），炙甘草，春砂仁，沉香（磨），竹茹（姜汁炒）。"案中柳氏提到喻嘉言亦常用本方治疗关格，且每每取效，或可为临床治疗此类疾病提供思路。

陈老师临床喜用本方，认为只要有胃虚痰阻气逆征象，即可用之。方中旋覆花性温而能下气消痰，降逆止嗳，是为君药。代赭石质重而沉降，善镇冲逆，但味苦气寒，故用量稍小为臣药；生姜于本方用量独重，寓意有三：一为和胃降逆以增止呕之效，二为宣散水气以助祛痰之功,三可制约代赭石寒凉之性,使其镇降气逆而不伐胃;半夏辛温,祛痰散结,降逆和胃,并为臣药。人参、炙甘草、大枣益脾胃,补气虚,扶助已伤之中气,为佐使之用。诸药合用,共奏补胃气、消痰饮、降逆气之效。

陈老师体会本方证的病机关键为胃气不足,痰饮内阻,升降失司,临床应用以心下痞满,甚或坚硬,嗳气频作,呃逆不止,甚者呕吐,舌淡,苔白腻,脉缓或滑为主要表现。具体临床运用时,可随症加味,如胃气不虚者,可去人参、大枣,加重代赭石用量,以增重镇降逆之效;痰饮多者,可加苍术、白术、茯苓、陈皮,以助化痰和胃之力;呃逆甚者,可加吴茱萸、枇杷叶、柿蒂、刺猬皮,以强降逆止呃之功。

陈老师常用本方治疗消化系统疾病和呼吸系统疾病。如曾治傅某,男,46岁。主诉:晨起嗳气,后背酸胀,咽喉异物感1月余。现病史:1月前晨起嗳气,后背酸胀,咽喉异物感,口中乏味,口干,纳可,痔疮,眠可,舌红,苔薄。辅助检查:胃镜示慢性浅表性胃炎。诊断:慢性浅表性胃炎。辨证为痰气交阻,胃气上逆。治当行气化痰,降逆止呕。方拟旋覆代赭汤合半夏厚朴汤、百合汤加味。处方:旋覆花(包)9克,代赭石24克,党参18克,竹沥半夏9克,生姜(鲜)3克,大枣30克,炙甘草6克,百合30克,乌药9克,苏叶9克,川朴花9克,茯苓15克,炒槐花9克,蝉蜕6克,瓜蒌皮15克。14剂。每日1剂,水煎温服。嘱多休息。药后患者晨起嗳气减少,后背酸胀缓解,咽喉异物感亦减轻。方已对证,故续以前方增减治疗,诸症向愈。

(范天田 马凤岐)

炙甘草汤

炙甘草汤出自张仲景《伤寒论》第 177 条,其云:"伤寒脉结代,心动悸,炙甘草汤主之。甘草(炙)四两,生姜(切)三两,人参二两,生地黄一斤,桂枝(去皮)三两,阿胶二两,麦门冬(去心)半升,麻仁半升,大枣(擘)三十枚。上九味,以清酒七升,水八升,先煮八味,取三升,去滓,内胶,烊消尽,温服一升,日三服。一名复脉汤。"

炙甘草汤具有益气滋阴、通阳复脉之功效,是《伤寒论》治疗心动悸、脉结代的名方。本方证病机为伤寒汗、吐、下或失血后,或杂病阴血不足,阳气不振,致心脉失养。阴血不足,血脉无以充盈,加之阳气不振,无力鼓动血脉,脉气不相接续,故脉结代;阴血不足,心体失养,或心阳虚弱,不能温养心脉,故心动悸。他症还包括虚羸少气,舌光苔少,或质干而瘦小;虚劳肺痿,干咳无痰,或咳吐涎沫,量少,形瘦短气,虚烦不眠,自汗盗汗,咽干舌燥,大便干结,脉虚数等。治宜滋心阴,养心血,益心气,温心阳,以复脉定悸。此方以炙甘草为君,故名炙甘草汤。又能使断脉复续,故又名复脉汤。甘草生能泻心下之痞,熟能补中气之虚,故以为君。方中重用生地黄滋阴养血,《名医别录》谓地黄"补五脏内伤不足,通血脉,益气力",配合阿胶、麦冬、麻仁滋心阴,养心血,充血脉;配伍人参、大枣益心气,补脾气,以资气血生化之源;共为臣药。佐以桂枝、生姜辛行温通,温心阳,通血脉,诸厚味滋腻之品得姜、桂则滋而不腻。用法中加清酒煎服,以清酒辛热,可温通血脉,以行药力,是为使药。所以寇宗奭《本草衍义》云:"麦冬、地黄、阿胶、麻仁,同为润经益血复脉通心之剂也;人参补元气之虚,同麦冬又为生脉散之半;更以清酒为使,令其宣通百脉,流行血气,则经络自然流贯矣。"

本方临床常用于治疗功能性心律不齐、期前收缩、冠心病、风湿性心脏病、病毒性心肌炎、甲状腺功能亢进等。

据《新中医》杂志 2001 年刊文,名老中医邓铁涛常运用此方治疗心悸。如患者某,女,40 岁。心慌心悸伴胸闷半月。半个月前因过度劳累后始出现心慌心悸,胸前区郁闷不适。心电图示偶发室性期前收缩,服用心血康、肌苷等不效,故来院治疗。现自觉胸闷,心慌心跳,时作时止,疲倦力乏,眠差,纳食一般,二便调。脉结代,舌淡黯、边齿印,苔少。超声诊断为心肌炎改变。复查心电图示心肌前壁病变。邓老认为患者证属气阴两虚,痰瘀内阻。治当益气滋阴,养心安神,并佐祛瘀通脉。方投炙甘草汤,药用:炙甘草 30 克,生地 20 克,麦冬 15 克,阿胶(烊)9 克,桂枝 12 克,党参 30 克,麻仁(打)20 克,大枣 6 枚,生姜 9 克。每日 1 剂,水煎服,5 剂。复诊:精神好转,偶有心慌、心悸、胸闷,纳眠可,无口干。脉涩,舌淡黯、边齿印,苔薄白。心电图亦大致正常。上方去生姜,加法半夏 12 克,茯苓 30 克,丹参 20 克,桃仁 12 克。4 剂,服法同前。三诊:上症再减。脉细涩,舌淡黯,苔稍腻。心率 78 次/分,律欠齐,可闻及期前收缩 1~2 次/分。改投温胆汤合六君子汤化裁。患者守方服 20 日,诸症尽失,脉细,舌淡红,苔薄。心率 80 次/分,律齐,24 小时动态心电图示窦性心律、偶发室性期前收缩,仅见原发室性期前收缩 4 次。

  陈老师体会治疗心系疾病,该方需根据患者证候偏颇变化而化裁:心神不宁,心悸失眠者加酸枣仁、柏子仁以增强养心安神定悸之力,或加龙齿、磁石重镇安神;偏于心气不足者,重用炙甘草、人参;偏于阴血虚者重用生地、麦冬;心阳偏虚者,易桂枝为肉桂,加附子以增强温心阳之力;阴虚而内热较盛者,易人参为南沙参,并减去桂、姜、枣、酒,酌加知母、黄柏,则滋阴液降虚火之力更强。笔者曾治焦某,女,28 岁。首诊反复心悸胸闷半年,加重 1 周,时发时止,劳累后及情志波动后明显,乏力,伴有潮热汗出,大便偏干,夜寐梦扰,舌淡,苔少,脉结代。西医诊断:阵发性室上性心动过速,予倍他乐克缓释片 47.5 毫克,每日 1 次口服,症状反复。1 周前劳累后再发心慌胸闷,服药后缓解不明显。心电图:房性期前收缩。诊断:心悸,证属心阳不振,阴血不足。治法:益气养血,温阳复脉。方以炙甘草汤加减,药用:炙甘草 30 克,生地黄 20 克,太子参 10 克,炒麦冬 15 克,五味子 6 克,酸枣仁 15 克,火麻仁 10 克,桂枝 10 克,甘松 10 克,煅龙骨(先煎)20 克,珍珠母 30 克,大枣 6 枚,生姜 3 片。7 剂。每日 1 剂,水煎服,早晚 2 次温服。复诊:心悸、胸闷较前缓解,乏力自汗犹存,舌脉如前,原方加黄芪 30 克、浮小麦 30 克,续服 7 剂。三诊时诸症明显好转,前方再进 7 剂。后随访,未见复发。

(许　琳)

猪苓汤

猪苓汤出自东汉张仲景所著《伤寒论》，其第223条云："若脉浮发热，渴欲饮水，小便不利者，猪苓汤主之。猪苓（去皮）、茯苓、泽泻、阿胶、滑石（碎）各一两。上五味，以水四升，先煮四味，取二升，去滓，内阿胶烊消。温服七合，日三服。"第319条云："少阴病，下利六七日，咳而呕渴，心烦不得眠者，猪苓汤主之。"

猪苓汤为利水清热养阴的代表方剂，功效利水渗湿，养阴清热，主治水热互结伤阴证。诊见口渴欲饮，小便不利，或心烦不寐，或咳嗽，或呕恶，或下利，舌红苔白或微黄，脉细数。吴崑《医方考》注解此方："猪苓质枯，轻清之象也，能渗上焦之湿；茯苓味甘，中宫之性也，能渗中焦之湿；泽泻味咸，润下之性也，能渗下焦之湿；滑石性寒，清肃之令也，能渗湿中之热。四物皆渗利，则又有下多亡阴之惧，故用阿胶佐之，以存津液于决渎尔。"王孟英《温热经纬》引周禹载所言，将猪苓与五苓进行比较："用猪苓之淡渗与泽泻之咸寒，与五苓不异，而此易术以胶者，彼属气，此属血也；易桂以滑石者，彼有表，而此为清热也。然则所蓄之水去，则热消矣；润液之味投，则渴除矣。"

现代临床报道本方可以用于治疗失眠症、慢性心力衰竭、急性腹泻、功能性便秘、肝硬化腹水、尿路感染、蛋白尿、血尿、前列腺增生、肾病综合征、肾盂肾炎、IgA肾病、糖尿病肾病、慢性肾小球肾炎、肾结石、肾癌、神经源性膀胱、下肢水肿、膝关节退变性滑膜炎、生殖器疱疹等多种疾病。

名老中医岳美中曾用本方治慢性肾盂肾炎，收效颇佳。高某，女。患慢性肾盂肾炎，因体质较弱，抗病能力减退，长期反复发作，经久治不愈。发作时有高热、头痛、腰酸、腰痛、食欲不振、尿意窘迫、排尿少、有不快与疼痛感。尿检查：混有脓细胞，上皮细胞，红、白细胞等。尿培养：有大肠埃希菌。中医诊断：淋证。此为湿热侵及下焦。法宜清利下焦湿热。岳老选用张仲景《伤寒论》猪苓汤。因本方为治下焦蓄热之专剂。淡能渗湿，寒能胜热。茯苓甘淡，渗脾肾之湿；猪苓甘淡，泽泻咸寒，泄肾与膀胱之湿；滑石甘淡而寒，体重降火，气轻解肌，彻除上下表里之湿热；阿胶甘平滑润，既能通利水道，使热邪从小便下降，又能止血。猪苓12克，茯苓12克，滑石12克，泽泻18克，阿胶（烊冲）9克。水煎服6剂后，诸症即消失。岳老嘱患者多进水分，使尿量每日保持在1500毫升以上。因此病多属正气已伤、邪仍实的虚实兼证，故嘱其于不发作时，服肾气丸类药物，以扶正而巩固疗效。（《岳美中医案集》）

陈老师临床时喜用此方利湿，尤是见病家兼有阴伤，可大胆予之。此方源自仲景，方中猪苓、茯苓、泽泻、滑石四味利湿，阿胶一味养阴，寓"利湿亦存津液"之意。陈老师认为此方重于利湿,清热养阴之力较轻,可理解为"利下焦水湿之平剂",也可在此方基础上合用五苓,加桂枝、白术温阳健脾,助水液运化。

本方的辨证要点为口干思饮,腹胀欲呕,心烦躁热,夜寐欠安,小便不利,大便反溏,下肢水肿,舌质偏红等。临床运用时,若见泛恶欲吐,加半夏、生姜;若见湿热蕴积,发为黄疸,加茵陈、郁金;若见腹部隐痛,阳虚水泛,加生姜、附子;若见下肢肿胀,加赤小豆、车前子;若见下利不止,加乌梅、炒山药;若见血水同病,加牡丹皮、赤芍。

陈老师常用此方治疗泌尿系统、消化系统疾病,见其多为水热互结伤阴所致,用之皆有效。除此之外,也将其活用治疗妇科疾病。如曾治史某,女,33岁。主诉:神疲力乏1月余。患者既往有人乳头瘤病毒感染、宫颈炎、慢性输卵管炎、右侧输卵管积液病史。近期自觉神疲力乏,兼有心烦,经前有右下腹隐痛不适,纳食尚可,大便偏软,舌质偏红,苔薄腻,脉弦细。方用猪苓汤加味。药物:猪苓 15 克,阿胶(烊冲)6 克,滑石 30 克,泽泻 15 克,茯苓 15 克,炒白芍 15 克,桃仁 9 克,蜜桂枝 9 克,牡丹皮 9 克,炒赤芍 15 克,炒柴胡 9 克,醋香附 9 克,红花 9 克,艾叶 6 克,炒白术 30 克。14 剂。每日 1 剂,水煎服。考虑患者输卵管积液,经前腹痛,神疲心烦,舌质偏红,辨为水湿留滞,气化无力,见有气滞血瘀郁热,故取猪苓汤渗湿清热养阴,合五苓散、桂枝茯苓丸等温通利水,活血理气。药后疲乏感明显好转,随访悉知其经事前未发腹痛。

(陈金旭)

麻子仁丸

麻子仁丸出自《伤寒论》，如第247条云："趺阳脉浮而涩，浮则胃气强，涩则小便数，浮涩相抟，大便则硬，其脾为约，麻子仁丸主之。麻子仁二升，芍药半斤，枳实（炙）半斤，大黄（去皮）一斤，厚朴（炙，去皮）一尺，杏仁（去皮尖，熬，别作脂）一升。上六味，蜜和丸如梧桐子大，饮服十丸，日三服，渐加，以知为度。"

麻子仁丸是润下通便的代表方剂，功效润肠泄热，行气通便，主治胃肠燥热，脾约便秘证。诊见大便干结，小便频数，舌干津少，脉细数等。金元时期成无己《伤寒明理论》言："麻仁味甘平，杏仁味甘温，《内经》曰，脾欲缓，急食甘以缓之；麻仁、杏仁，润物也，《本草》曰，润可去枯，脾胃干燥，必以甘润之物为之主。是以麻仁为君，杏仁为臣。枳实味苦寒，厚朴味苦温，润燥者必以甘，甘以润之；破结者必以苦，苦以泄之，枳实、厚朴为佐，以散脾之结约。芍药味酸微寒，大黄味苦寒，酸苦涌泄为阴，芍药、大黄为使，以下脾之结燥。肠润结化，津液还入胃中，则大便软，小便少而愈矣。"从药物性味的角度对本方作了解释。清代王子接《绛雪园古方选注》云："下法不曰承气，而曰麻仁者，明指脾约为脾土过燥，胃液日亡，故以麻、杏润脾燥，白芍安脾阴，而后以枳朴大黄承气法胜之，则下不亡阴。法中用丸渐加者，脾燥宜用缓法，以遂脾欲，非比胃实当急下也。"指出了本方重视顾脾阴，润燥结，以及用作丸剂的缘由。

现代临床报道麻子仁丸可以用于治疗习惯性便秘、老人肠燥便秘、产后便秘、小儿功能性便秘、痔疮术后便秘等各种便秘，以及急性支气管炎、哮喘、慢性胃炎、肠系膜淋巴结炎、便秘型肠易激综合征、轻微型肝性脑病、蛔虫性肠梗阻、2型糖尿病、慢性前列腺炎等多种疾病。

南宋著名医家许叔微多用本方治疗伤寒便秘腹胀，如其著作《伤寒九十论》中载："一豪子郭氏，得伤寒数日，身热头疼恶风，大便不通，脐腹膨胀。易数医，一医欲用大承气，一医欲大柴胡，一医欲用蜜导。病家相知，凡三五人，各主其说，纷然不定。最后请予至，问小便如何？病家云，小便频数。乃诊六脉，下及趺阳，脉浮且涩。予曰：脾约证也，此属太阳阳明。仲景云：太阳阳明者，脾约也。仲景又曰：趺阳脉浮而涩，浮则胃气强，涩则小便数，浮涩相搏，大便则硬。其脾为约者，大承气、大柴胡恐不当，仲景法中麻仁丸，不可易也。主病亲戚尚尔纷纷。予曰：若不相信，恐别生他证，请辞，无庸召我。坐有一人，乃弟也。逡巡曰：诸君不须纷争，既有仲景证法相当，不同此说何据？某虽愚昧，请终其说，诸医若何，各请叙述。众医默默，纷争始定。予以麻仁丸百粒，分三服，食顷间尽。是夕大便通，中汗而解。"案中许氏诊病细致，援引得当，力排众议，使患者病终得愈。足见其《伤寒论》功底深厚，不愧为经方大家。

陈老师临床善用本方，认为只要有胃肠热结、脾津亏虚之征象，即可用之。方中麻子仁性味甘平，质润多脂，功能润肠通便，是为君药。杏仁上肃肺气，下润大肠；白芍养血敛阴，缓急止痛，同为臣药。大黄、枳实、厚朴即小承气汤，以轻下热结，除胃肠燥热，是为佐药。蜂蜜甘缓，既助麻子仁润肠通便，又可缓和小承气汤攻下之力，以为佐使。综观本方，虽用小承气攻下泄热通便，而大黄、厚朴用量俱从轻减，更取质润多脂之麻仁、杏仁、芍药、白蜜等，一则益阴增液以润肠通便，使腑气通，津液行，二则甘润减缓小承气攻下之力，有益护胃安中。

陈老师体会本方证的病机关键为胃肠燥热，脾津不足。临床应用以大便秘结，小便频数，舌苔微黄少津，脉细数为主要表现。具体临床运用时，可随症加味，如见痔疮便秘者，可加桃仁、当归以养血和血，润肠通便；痔疮出血属胃肠燥热者，可酌加槐花、地榆以凉血止血；燥热伤津较甚者，可加生地、玄参、玉竹、石斛以增液通便。

陈老师曾用本方治疗失眠伴有便秘者，取效较好。如治喻某，女，45岁。2019年7月28日就诊。主诉：失眠多梦，便秘。现病史：因胆结石行胆囊切除术后7年。患者近日失眠多梦，便秘，3日1次，口气偏重，右下腹不适，胃纳一般，兴趣低落，晨起恶心，行经不畅，经色黯红，情绪急躁。舌胖大尖红，苔薄腻微糙，脉弦细。辅助检查：胃镜示胆汁反流性胃炎，糜烂性胃炎。病理：（胃窦）黏膜慢性中度浅表性炎。诊断：失眠，便秘，胆囊切除术后，胆汁反流性胃炎，糜烂性胃炎。此为胃肠热结，上扰心神，脾阴不足，腑气欠畅。治当清热安神，滋阴润肠，行气通便。方拟麻子仁丸合栀子豉汤加味。处方：火麻仁30克，制大黄9克，制厚朴9克，炒枳实12克，杏仁9克，生白芍30克，甘草9克，生白术30克，炒柴胡9克，柏子仁30克，淡豆豉9克，焦栀子9克，肉苁蓉24克，炒麦芽30克，大枣30克。14剂。每日1剂，水煎温服。半月后，患者夜寐好转，便秘缓解，心情大好。续以前方增损而善后。

（范天田　马凤岐）

麻黄连翘赤小豆汤

麻黄连翘赤小豆汤出自东汉张仲景所著《伤寒论》，其第262条云："伤寒瘀热在里，身必黄。麻黄连轺赤小豆汤主之。麻黄（去节）二两，连轺（连翘根是）二两，杏仁（去皮尖）四十个，赤小豆一升，大枣（擘）十二枚，生梓白皮（切）一升，生姜（切）二两，甘草（炙）二两。上八味，以潦水一斗，先煮麻黄再沸，去上沫，内诸药，煮取三升，去滓，分温三服，半日服尽。"

麻黄连翘赤小豆汤为表里双解之剂，功能清热利湿，解表散邪，主治湿热蕴郁于内，外阻经络肌肤之病候。诊见身黄目黄如橘子色，小便不利而色黄，发热恶寒无汗，或见身痒。清代柯琴在《伤寒来苏集》中载："此汤以赤小豆、梓白皮为君，而反冠以麻黄者，以兹汤为麻黄汤之变剂也。瘀热在中，则心肺受邪，营卫不利。小豆赤色，为心家谷，入血分而通经络，行津液而利膀胱；梓皮色白，专走肺经，入气分而理皮肤，清胸中而散瘀热。故以为君。更佐连翘、杏仁、大枣之苦甘，泻心火而和营；麻黄、生姜、甘草之辛甘，泻肺火而调卫。潦水味薄，能降火而除湿，故以为使。半日服尽者，急方通剂，不可缓也。此发汗利水，又与五苓双解法径庭矣。"清代王子接《绛雪园古方选注》言："麻黄连翘赤小豆汤，表里分解法，或太阳之热，或阳明之热，内合太阴之湿，乃成瘀热发黄，病虽从外至内，而黏着之邪，当从阴以出阳也。杏仁、赤小豆泄肉里湿热，生姜、梓白皮泄肌表湿热，仍以甘草、大枣奠安太阴之气，麻黄使湿热从汗而出太阳，连翘根导湿热从小便而出太阳，潦水助药力从阴出阳。经云：湿上甚为热，若湿下行则热解，湿热解则黄褪也。"针对麻黄连翘赤小豆汤"伤寒瘀热在里"病机所在，古代医家各抒己见：柯琴认为在心肺，而王子接则认为在肉（肌肉）里。

现代临床报道本方可以用于治疗以皮肤瘙痒、水疱、糜烂等为特征的皮肤科疾病，如荨麻疹、湿疹、痤疮、水痘、玫瑰糠疹、疱疹、过敏性皮炎、脂溢性皮炎、皮肤瘙痒症等；以发热、水肿为表现的泌尿系统疾病，如急慢性肾小球肾炎、肾盂肾炎、尿毒症、非淋球菌性尿道炎、淋病、膀胱炎等；或湿热黄疸、小便不利者，见于急性传染性黄疸型肝炎、病毒性肝炎、肝硬化腹水、胰头癌、妊娠期黄疸等。

清代名医阮怀清曾用本方加减治疗黄疸，取效较好。《阮氏医案》载："程。脉象濡弱涩滞，略兼弦紧，舌苔白腻，四肢酸软，胸膈痞闷，时觉微寒微热。此系内伏暑气，外受风寒，湿热郁蒸，发为黄疸。肤表无汗，小便短黄，郁久不治，恐成肿胀。急宜开鬼门，洁净府法主治。西麻黄八分，赤小豆三钱，连翘壳一钱半，绵茵陈二钱，六神曲二钱，淡豆豉一钱半，紫川朴一钱，川通草一钱，苦杏仁一钱半，赤茯苓三钱。"

陈老师认为，本方临床运用只要抓住"外有表邪未解，内存湿热蕴郁"这一主要病机即可。方中麻黄、杏仁、生姜辛散表邪，三味相配，开提肺气以利水湿。连轺、赤小豆、生梓白皮清泄湿热，其中连轺即连翘根，现多以连翘代之；生梓白皮则常以茵陈、桑白皮代之。甘草、大枣共调脾胃。具体临证运用时，常随症加减。皮肤瘙痒甚者，加地肤子、白鲜皮等；咽痒作咳者，加蝉蜕、射干等；小便短少色黄者，加车前草、鸭跖草等。

　　陈老师常运用本方治疗多种急慢性皮肤疾病以及肝胆系统病症，均获得较好疗效。如曾治李某，女，39岁。诉反复皮疹半年余，近1周发作频繁。半年前无明显诱因出现周身皮疹，略高出皮肤，颜色较红，瘙痒明显，发作严重时融合成片。外院诊为"荨麻疹"，曾口服氯雷他定片及盐酸西替利嗪，且外涂药（具体用药不详），药后皮疹消退，停药则复出现，症状较为反复，甚有加重趋势。亦曾中药治疗，效欠佳，经人介绍就诊于陈老师处。此次发作诊见其周身皮疹，疹色较红，高出皮面，融合成片，以躯干部、面部为主，瘙痒明显，入夜尤甚。患者无明显发热，无呕吐及腹泻，精神尚可，面色潮红，胃纳一般，二便调，夜寐不宁。舌质红，舌苔白根部略黄腻，脉象滑数。诊为慢性荨麻疹，证属外伤于风，内郁湿热。治拟解表透邪、清热利湿为主，方以麻黄连翘赤小豆汤加减。处方：麻黄6克，连翘12克，赤小豆15克，杏仁10克，白鲜皮15克，甘草6克，白蒺藜15克，地肤子15克，紫草12克，蝉蜕6克，当归12克，蒲公英15克，赤芍15克，茯苓15克，炒麦芽30克，杠板归15克。7剂。每日1剂，水煎分服。药后症状明显缓解，夜间睡眠好转，胃纳转佳。效不更方，即以上方微调，服药1月，皮疹及瘙痒完全消失，未见反复。陈老师指出，本案因患者病程反复半年有余，故所用方药不仅要重视外解表邪，疏风止痒，风从汗走，以及内除湿热，运脾化湿，湿从下渗；还应注重当归、赤芍、紫草、桃仁等活血养血药的运用，以通行血脉，达血行风自灭之效。

（林雨琪）

黄连阿胶汤

黄连阿胶汤出自《伤寒论》，其中第303条云："少阴病，得之二三日以上，心中烦，不得卧，黄连阿胶汤主之。黄连四两，黄芩二两，芍药二两，鸡子黄二枚，阿胶三两。上五味，以水六升，先煮三物，取二升，去滓，内胶烊尽，小冷，内鸡子黄，搅令相得。温服七合，日三服。"

黄连阿胶汤是主治阴虚火旺、心肾不交的代表方剂，功效养阴泻火，交通心肾，主治肾阴亏虚、心火旺盛所致的心肾不交证。诊见心烦失眠，口干咽燥，腰膝酸软，舌红苔少，脉细数等。历代医家针对黄连阿胶汤的论述较多，如清代汪琥认为此方"乃治足少阴肾水不足，手少阴心火有余。火有余者，阳热内盛也。阳热盛，必以苦泄之，以寒胜之，故用黄连为君，黄芩佐之；水不足者，阴血下虚也，阴血虚，必以甘温补之，酸平收之，故以阿胶、鸡子黄为君，白芍药为使也……白芍药能敛阴益血"（《伤寒论辨证广注》）。清代周扬俊指出"心烦故主黄连，佐以黄芩，则肺胃之邪俱清。然热甚已消少阴之水，水源既燥，津液有不匮乏者乎？鸡子黄、阿胶，深益血分之味，以滋其阴，以息其风，连、芩得此，功莫大矣；况加芍药，以敛消烁之心气，兼以入肝，遂使烦者不烦，不卧者卧矣"（《伤寒论三注》）。

现代临床报道本方可以用于治疗皮肤瘙痒症、2型糖尿病、口疮、妊娠失眠、肠易激综合征、甲状腺功能亢进、老年冠心病室性期前收缩、原发性失眠症、偏头痛、唇炎、谵妄、顽固性手足脓疱疹、风湿病、尿血、发热、慢性非细菌性前列腺炎、泄泻、小儿心肌炎等多种疾病。

清代医家谢映庐所著《得心集医案》记载了其妙用黄连阿胶汤一案。其云："傅瑞廷。六月新婚后，触暑病热，头脑大痛，误用补剂，大热焦渴，医以瘟疫热症治之，凡清解疏利、升散养阴之药，治经数月，而病不瘳。节届大雪，始延余诊。视其形瘦面垢，身热谵语，自汗多渴，头痛有如刀劈，脉来长而不洪……病者因头痛难任，其叔孔翁曰：尚可治否？余曰：可治。戚友咸问病名，余语以暑邪之症。众诧为不然。问曰：何以知之？余曰：以气虚身热，谵语自汗，合于面之垢、脉之长而知之也。因请用药。余曰：甘寒解暑之剂，惟有天生白虎一方。旋重价觅至二枚，先将一枚破而与之。病者心躁口干，见辄鲸吞虎嗜，顿觉神清气爽，因再求瓜。家人止之，余更与之。食毕汗收渴止，头痛如失。但暑邪虽解，而阴气被阳热之伤，尚未复也，夜仍微热，咽微干，睡不寐，仿仲景少阴病咽干、口燥、不得卧之例，处黄连阿胶鸡子汤，三服而健。"

陈老师临床擅用本方，认为只要有阴虚火旺、心肾不交之征象，即可运用。方中黄连、黄芩清心火，除上炎之热；阿胶、鸡子黄滋肾阴，补下焦之亏；芍药酸甘与黄芩、黄连相配，酸苦涌泄以清心火，与阿胶、鸡子黄相配，酸甘化阴以滋肾水。诸药相合，降心火，补肾水，俾水火既济，心肾自然相交。

陈老师体会本方证的病机关键为肾水不足，心火偏旺，心肾不交，临床应用以心烦不寐，口咽干燥，手足心热，腰膝酸软，舌红苔少，脉细数为主要表现，男子可兼有遗精症状。具体临床运用时，可随症加味，若心胸烦热较甚者，加淡豆豉、栀子、淡竹叶以强清心火之效；心悸怔忡者，加知母、珍珠母、煅龙骨以宁心镇静；肝阳偏亢者，加天麻、钩藤、龟甲等以平肝潜阳，促阳入阴；肾阴虚较甚者，可加二至丸（女贞子、墨旱莲）以育阴滋肾；大便干结者，加火麻仁、生地、柏子仁以滋阴润燥生津；失眠较甚者，加酸枣仁、百合、五味子以滋补阴血安神；夜有盗汗者，加稽豆衣、浮小麦、糯稻根以收敛止汗。

陈老师常用本方治疗口疮、失眠等疾病。如曾治吴某，女，62岁。反复失眠1年余。现病史：反复失眠，易醒难眠，夜尿2次，口干，口苦，神疲力乏，心烦较甚，健忘，舌黯红，苔薄，脉弦滑。处以黄连阿胶汤加减：炒黄连6克，炒黄芩9克，白芍12克，阿胶（烊冲）6克，淡豆豉9克，焦栀子9克，炒牡丹皮9克，蒸五味子6克，茯神15克，炒酸枣仁30克，柏子仁30克，合欢皮15克，灯心草6克，丹参9克，姜半夏9克，秫米（包）30克。14剂。水煎温服。药后患者睡眠转佳，心绪较前安宁，烦躁减轻。处方以黄连阿胶汤打底，用炒酸枣仁、柏子仁代鸡子黄，取类比象，以"种子"代"鸡子"，行滋阴养血之功，兼宁心安神之效；心烦较甚，故加栀子豉汤、灯心草、丹参以清心除烦。另以半夏秫米汤和胃安神，交通阴阳，同时参合五味子、茯神、酸枣仁、柏子仁、合欢皮等安神助眠之品。患者服用14剂后，效果即显，遂在此基础上消息施治，诸症向愈。

（马凤岐）

真武汤

真武汤出自张仲景《伤寒论》第316条,其云:"少阴病,二三日不已,至四五日,腹痛,小便不利,四肢沉重疼痛,自下利者,此为有水气,其人或咳,或小便利,或下利,或呕者,真武汤主之。茯苓三两,芍药三两,白术二两,生姜(切)三两,附子(炮,去皮,破八片)一枚。上五味,以水八升,煮取三升,去滓,温服七合,日三服。若咳者,加五味子半升、细辛一两、干姜一两;若小便利者,去茯苓;若下利者,去芍药,加干姜二两;若呕者,去附子,加生姜,足前为半斤。"

真武汤为治疗脾肾阳虚、水湿泛溢的基础方,具有温阳利水之功效,主治阳虚水泛证。诊见畏寒肢厥,小便不利,心下悸动不宁,头目眩晕,身体筋肉眴动,站立不稳,四肢沉重疼痛,水肿,腰以下为甚;或腹痛,泄泻;或咳喘呕逆。舌质淡胖、边有齿痕,舌苔白滑,脉沉细。盖水之制在脾,水之主在肾,脾阳虚则湿难运化,肾阳虚则水不化气而致水湿内停。肾中阳气虚衰,寒水内停,则小便不利;水湿泛溢于四肢,则沉重疼痛,或肢体水肿;水湿流于肠间,则腹痛下利;上逆肺胃,则或咳或呕;水气凌心,则心悸;水湿中阻,清阳不升,则头眩。若由太阳病发汗太过,耗阴伤阳,阳失温煦,加之水渍筋肉,则身体筋肉眴动、站立不稳。罗美《古今名医方论》卷三录赵羽皇言:"真武一方,为北方行水而设。用三白者,以其燥能治水,淡能伐肾邪而利水,酸能泄肝木以疏水故也。附子辛温大热,必用为佐者何居?盖水之所制者脾,水之所行者肾也,肾为胃关,聚水而从其类。倘肾中无阳,则脾之枢机虽运,而肾之关门不开,水虽欲行,孰为之主?故脾家得附子,则火能生土,而水有所归矣;肾中得附子,则坎阳鼓动,而水有所摄矣。更得芍药之酸,以收肝而敛阴气,阴平阳秘矣。若生姜者,并用以散四肢之水而和胃也。"

本方临床常用于治疗慢性肾小球肾炎、心源性水肿、甲状腺功能低下、慢性支气管炎、慢性结肠炎、肠结核等属脾肾阳虚,水湿内停者。

近代著名中医陆渊雷以此方治疗阳虚水泛案。患者吴夫人,伤寒中小产,至今不健复,常头晕眼花心悸,脉非常细弱,舌色亦淡,此真武证耳。面部如有虫行,胃有水。生附块10克,云茯苓13克,生白术10克,白芍6克,生姜3片,太子参13克,菊花13克,生龙齿13克,陈皮10克,煅牡蛎30克,独活6克,炙甘草3克。二诊:伤寒中小产,阅五个月,常头晕心悸,皮中如虫行,与真武汤,阳虚蓄水之证颇瘥,惟经行太多,遂觉食减少力,脉已转起,舌亦不白,但淡耳。生黄芪15克,黑附块5克,生白术10克,生姜3片,木香(后下)3克,当归10克,川芎5克,生石决明(打)25克,炙甘草3克,太子参13克,煅牡蛎30克,龙眼肉7枚。足少阴肾为一身阴阳之根本,伤寒伤人身之阳气,故无论传经、直中,皆可损及下焦之阳,令少阴从寒化而为真武、四逆、白通诸证。女子胞脉上系于肾,若平素肾精不丰之孕妇,罹伤寒后,阳气既伤,辄致胞脉失系而半产,且半产之后,转令下焦阳气更削,其从寒化,此本例阳虚水泛证之由来。故予真武汤为主方调治。(《陆渊雷医案》)

  陈老师常运用真武汤治疗辨为脾肾阳虚,水湿泛溢之心系、肾系疾病。笔者曾治潘某,女,76岁。主诉胸闷气喘,夜间难以平卧,下肢肿胀,伴有心悸心慌,纳差腹胀,大便干结,小便量少,舌胖大有瘀斑边有齿痕,苔白腻,尺脉沉结代。西医查体:心律不齐,双肺可及湿啰音,双下肢中度凹陷性水肿。胸部CT可见:双肺渗出改变,少量胸腔积液。心超提示:双房增大,左心室扩大伴有收缩功能下降,射血分数(EF)43%,二尖瓣中度关闭不全,轻度肺动脉高压。心电图提示:房颤。中医诊断:喘证,阳虚水泛,气虚血瘀。西医诊断:冠心病,房颤,心力衰竭,心功能Ⅲ级。治法温阳益气,利水活血,泻肺平喘。真武汤合五苓散加减:附子10克,茯苓10克,白芍10克,生姜6克,生白术15克,桂枝10克,猪苓10克,泽泻10克,党参30克,葶苈子10克,桃仁10克,煅龙骨(先煎)20克,煅牡蛎(先煎)20克,大枣20克。7剂。水煎服。复诊:患者胸闷气喘好转,乏力明显,心悸、腹胀、肺部湿啰音较前好转,下肢水肿有所消退,大便偏干。处方:制附子10克,生白术15克,茯苓10克,生姜6克,白芍10克,桂枝10克,泽泻10克,党参30克,黄芪30克,郁李仁10克,葶苈子10克,桃仁10克,煅龙骨(先煎)20克,煅牡蛎(先煎)20克,大枣20克。7剂。三诊:患者气喘心悸及腹胀情况基本好转,大便每日1次。肺部散在啰音,下肢轻度水肿。嘱上方续服7剂善后。

(许 琳)

乌梅丸

乌梅丸出自汉代张仲景所著《伤寒论》第 338 条，其云："伤寒脉微而厥，至七八日肤冷，其人躁无暂安时者，此为脏厥，非蛔厥也。蛔厥者，其人当吐蛔。令病者静，而复时烦者，此为脏寒。蛔上入其膈，故烦，须臾复止，得食而呕，又烦者，蛔闻食臭出，其人常自吐蛔。蛔厥者，乌梅丸主之。又主久利。乌梅三百枚，细辛六两，干姜十两，黄连十六两，当归四两，附子（炮，去皮）六两，蜀椒（出汗）四两，桂枝（去皮）六两，人参六两，黄柏六两。上十味，异捣筛，合治之，以苦酒渍乌梅一宿，去核，蒸之五升米下，饭熟捣成泥，和药令相得，内臼中，与蜜，杵二千下，丸如梧桐子大，先食饮服十丸，日三服，稍加至二十丸。禁生冷、滑物、臭食等。"

乌梅丸是安蛔之代表方，功能温脏安蛔，主治蛔厥证，亦治久泻、久痢。诊见腹痛时作，手足厥冷，烦闷呕吐，时发时止，得食即呕，常自吐蛔。清代医家柯琴在《伤寒来苏集》中注解本方说："蛔从风化，得酸则静，得辛则伏，得苦则下，故用乌梅、苦酒至酸者为君；姜、椒、辛、附、连、柏，大辛大苦者为臣；佐参、归以调气血；桂枝以散风邪；借米之气以和胃；蜜之味以引蛔。少与之而渐加之，则烦渐止而蛔渐化矣，食生冷则蛔动，得滑物则蛔上入膈，故禁之。"并认为此方是厥阴病的主方，指出："看厥阴诸证，与本方相符，立法。叔和编于吐蛔条下，令人不知有厥阴之主方。观其用药，与诸症符合，岂止吐蛔一症耶？"

现代临床报道本方可用于治疗神经性头痛、梅尼埃病、神经性眩晕、鼻炎、口疮、慢性支气管炎、肺炎、慢性胃炎、消化道溃疡、胆囊炎、胆结石、胆囊切除术后综合征、胆道蛔虫病、胃肠神经症、慢性肠炎、细菌性痢疾、泌尿系统结石、抑郁症、围绝经期综合征、痛经、带下病、慢性盆腔炎等多种疾病。

名老中医蒲辅周曾用本方治疗癔病抑郁症一案，疗效明显，收录于《温病方证与杂病辨治》中。任某，女，37 岁。与丈夫分居两地，老人、小儿多病，家事冗繁，以致情志抑郁。近两日来，头痛，恶心不食，昼夜不能眠，神呆，有时闭眼不动，呼之不应，有时哭笑无常，忧郁自语，四肢抽搐。某医院检查诊断为癔病，服镇静药等尚未见效。脉沉弦涩，舌略黯，苔薄黄。蒲老认为病由肝失条达，气血不和，厥气上冲，乱其神识。治宜泄肝宁神，调和气血，用乌梅汤加减。处方：乌梅 9 克，花椒 4.5 克，干姜 4.5 克，黄连 6 克，细辛 3 克，黄柏 9 克，制附片 4.5 克，肉桂 3 克，党参 3 克，当归 6 克。共服用 4 剂，神态恢复正常，隔 4 个月后又犯病，发病较轻，再用乌梅汤治疗而愈。观察 2 年，一直未再犯病。

陈老师对本方研究颇多，认为有胆热肝寒、寒热错杂之象，兼气血不和，可加减用之。乌梅酸平，和胃生津，兼能收敛肝气。取附子、干姜、桂枝、细辛、蜀椒辛热，温散肝肾寒气，取黄连、黄柏苦寒，清宣肝胆内火，此番寒热并用，可解胆热肝寒之证。另用人参、当归，调补气血。若气血不足明显，陈老师常加黄芪，以合东垣当归补血汤之意，气血充盈，可纠阴阳不和之乱象。具体临证要注意寒热盛衰情况，如热象偏多，可减少附子、干姜、细辛、蜀椒、桂枝的药味或用量；寒象偏多，则减少黄连、黄柏的用量。也可根据症状进行加味，如见胃脘胀闷、烧心甚者，可合用小陷胸汤（瓜蒌皮、黄连、半夏）；如见恶心、泛酸、口苦者，可加用姜竹茹、吴茱萸、煅瓦楞子；如见夜寐不安者，可加用百合、酸枣仁、五味子。

陈老师常用乌梅丸治疗胃肠病、肝胆病、情志病，除此之外，陈老师也活用此方治疗梅核气。如治疗某女，47岁。2011年9月20日初诊。主诉：反复咽喉不适1年余。患者曾在五官科、消化科、精神科等就诊，拟诊为咽异感症、神经症。用过抗生素、抗焦虑药、制酸药等多种药物，症状未能缓解。诊见：咽喉不适，如有异物堵塞，晨起尤甚，伴咽喉有少量黏痰，咯之不爽。时有泛酸，酸中带苦，晨起明显。晨起大便1次，性质软溏。神情焦虑，面色不华，反复诉说病情，夜寐梦多，神疲力乏，肢体酸重，偶觉脘腹胀闷不适，经前乳胀。舌质红，苔薄润，脉弦细。患者先后服用过疏肝解郁、化痰理气、活血化瘀、解毒利咽等中药。诊断为梅核气，证属寒热错杂，阴阳失和，气血怫郁，咽喉不利，治以调寒热，理气血，利咽喉，方拟乌梅丸加减。药用：乌梅30克，炒黄连9克，炒黄柏10克，细辛3克，淡附片10克，肉桂5克，炒当归12克，炒黄芩10克，干姜5克，炙黄芪50克，海螵蛸30克，煅瓦楞子30克，紫贝齿30克，吴茱萸5克，煨木香10克，炙甘草10克。每日1剂，水煎服。14剂。复诊时患者诉服上药7剂后，咽喉不适感觉基本消失。14剂后，晨起大便转实，夜寐亦安，精神为之振作。治守前法。上方去海螵蛸、煅瓦楞子、紫贝齿、吴茱萸，加橘叶10克、绿萼梅5克、玳玳花5克、玫瑰花5克。14剂善后。本案患者四处求医，效果均不佳。陈老师考虑患者病程较长，服用抗生素较多，药毒可能损及阳气，且有便溏，咽喉堵塞、泛酸等亦以晨起为重，联想到"寒热错杂"的病机环节，予以乌梅丸，即收显效。

（陈金旭）

当归四逆汤

当归四逆汤出自汉代张仲景所著《伤寒论》第351条,其云:"手足厥寒,脉细欲绝者,当归四逆汤主之。当归三两,桂枝(去皮)三两,芍药三两,细辛三两,甘草(炙)二两,通草二两,大枣(擘)二十五枚。上七味,以水八升,煮取三升,去滓,温服一升,日三服。"《伤寒论·辨不可下病脉证并治第二十》云:"下利脉大者,虚也,以强下之故也。设脉浮革,因尔肠鸣者,属当归四逆汤。"

历代医家认为,当归四逆汤是温经通脉之代表方剂,功效温经散寒,养血通脉,主治血虚寒厥证。诊见手足厥寒,或腰、股、腿、足、肩臂疼痛,口不渴,舌淡,苔白,脉沉细或细而微绝。清代医家尤在泾《伤寒贯珠集》注解本方:"方用当归、芍药之润以滋之,甘草、大枣之甘以养之,桂枝、细辛之温以行之,而尤藉通草之入经通脉,以续其绝而止其厥。若其人内有久寒者,必加吴茱萸、生姜之辛以散之,而尤藉清酒之濡经浃脉,以散其久伏之寒也。"清代官修医书《医宗金鉴·删补名医方论》讲到:"此方取桂枝汤,君以当归者,厥阴主肝为血室也。佐细辛味极辛,能达三阴,外温经而内温脏。通草其性极通,善开关节,内通窍而外通营。倍加大枣,即建中加饴用甘之法。减去生姜,恐辛过甚而迅散也。肝之志苦急,肝之神欲散,甘辛并举,则志遂而神悦。未有厥阴神志遂悦,而脉微不出,手足不温者也。不须参、苓之补,不用姜、附之峻,此厥阴厥逆与太少不同治也。若其人内有久寒,非辛温之品所能兼治,则加吴茱萸、生姜之辛热,更用酒煎,佐细辛直通厥阴之脏,迅散内外之寒,是又救厥阴内外两伤于寒之法也。"

现代临床报道本方可以用于治疗糖尿病周围神经病变、膝关节骨性关节炎、类风湿关节炎、痛风性关节炎、肩关节周围炎、下肢闭塞性动脉硬化症、椎间盘突出症、原发性痛经、子宫内膜异位症、硬皮病、偏头痛、高黏滞血症、冠心病、手足综合征、慢性胃炎、荨麻疹、下肢静脉曲张等多种疾病。

名老中医岳美中曾用本方治疗肢端动脉痉挛症,收效颇佳。朱某,女,已婚,吉林省人,于1959年1月23日来院诊治。自述于1958年12月发现两手发紧、麻木、厥冷、抽搐、发绀,3个月前两手指尖发白,继而青紫、麻木,放入热水中则痛。诊断为雷诺现象,经中西医药及针刺疗法均未效。至12月份,右手食指末梢指垂发现瘀血青紫小点,逐渐扩大如豆粒,日久不消,最后破溃,溃后日久,稍见分泌物,创面青紫,现已两月,经外敷药物治疗不效。诊其两脉细弱,舌尖红,两侧有白腻苔。双手置于冷水中经5分钟后指垂变暗,10分钟后指垂即现发绀,15分钟后发绀更加明显,尤以中指为甚。余无其他阳性体征。投以仲景当归四逆汤以通阳和营。当归9克,细辛3克,木通1.5克,白芍6克,炙甘草4.5克,桂枝6克,大枣5枚。服药3剂,至1月28日,手指遇冷则青紫如前。惟左脉现紧象,前方加吴茱萸4.5克,生姜6克,同时针刺足趾相应部位出血。至2月9日,前方共服16剂,指垂发紫大为减退,右手食指创口愈合,舌两侧之苔渐退,脉稍见有力。至3月6日,前方又服17剂,手指创口愈合未发,指垂入冷水试验疼痛减轻,脉已渐大,舌两侧白腻苔已不甚明显。惟于晨起口干,右侧腰痛。原方加重当归、芍药各3克,又服6剂停药观察。于1962年12月13日追访,云入冬后又犯,手指坏疽未复发。(《岳美中医案集》)

陈老师认为临床见血虚寒凝瘀滞可选用此方,血少不能通达四肢,血脉空虚,易受寒邪侵袭,脉管不充则生瘀滞,此血虚、寒凝、瘀滞三者相互影响而成疾,故用此补血散寒化瘀之方。方中当归补血之不足,兼有活血,大枣甘温补益,芍药可选赤芍、白芍共用,养肝血兼祛瘀滞。取桂枝、细辛之辛温助阳之性,走行而除寒凝,若寒象不著,可不用细辛,忌其辛散太过。一味通草,利九窍之血脉,四肢血脉通而转温。若是血虚之象明显,可合李东垣当归补血汤,加黄芪补气而养血。《伤寒论》第352条云:"若其人内有久寒者,宜当归四逆加吴茱萸生姜汤。"故患者寒气内耗已久,可加吴茱萸、生姜,温经络,通阳气。笔者曾治杨某,女,36岁。经净后四肢发凉3日。末次月经:2019年8月11日至16日净,经量中多,无明显腹痛,夹少量血块,月经干净后自觉四肢怕冷明显,尤其以手腕、足踝以下肢端部位明显,偶有头晕,失眠,面色欠华,口不干,情绪尚可,二便尚调,舌质淡,苔薄白,脉沉细。患者每年体检各项血清学指标无殊,血糖、血压正常。诊断为血虚寒厥,治拟温经散寒,养血通脉。处方取当归四逆汤化裁,药用:当归15克,桂枝10克,白芍15克,赤芍15克,吴茱萸6克,艾叶6克,细辛3克,炙甘草6克,通草6克,大枣30克,黄芪15克,鸡血藤30克,夜交藤30克,秦艽10克。7剂。水煎服,早晚分服。服3剂后,四肢逆冷症状明显减轻,后2剂服后稍有口干。为巩固疗效,嘱患者经净后间断服药7剂,服3个月经周期。随访症状未再发作。

(杨益萍 陈金旭)

竹叶石膏汤

竹叶石膏汤出自《伤寒论》，其第 397 条云："伤寒解后，虚羸少气，气逆欲吐，竹叶石膏汤主之。竹叶二把，石膏一斤，半夏（洗）半升，麦门冬（去心）一升，人参二两，甘草（炙）二两，粳米半斤。上七味，以水一斗，煮取六升，去滓，内粳米，煮米熟，汤成去米，温服一升，日三服。"

竹叶石膏汤为治疗余热未清、气津两伤证的效方，功能清热益气，养阴生津。诊见身热多汗，烦热，气短，气逆欲呕，口干喜饮，神疲力乏，或虚烦不寐，舌红苔少，脉虚数。汪昂《医方集解·泻火之剂》载："此手太阴、足阳明药也。竹叶、石膏之辛寒以泻余热；人参、甘草、麦冬、粳米之甘平以益肺安胃，补虚生津；半夏之辛温以豁痰止呕，故去热而不损其真，导逆而能益其气也。"王子接《绛雪园古方选注》云："竹叶石膏汤，分走手足二经，而不悖于理者，以胃居中焦，分行津液于各脏，补胃泻肺，有补母泻子之义也。竹叶、石膏、麦冬泻肺之热，人参、半夏、炙草平胃之逆，复以粳米缓于中，使诸药得成清化之功，是亦白虎、越婢、麦冬三汤变方也。"

竹叶石膏汤临床应用广泛，现代采用本方治疗的病症颇多，如复发性口腔溃疡、重症肺炎、中暑先兆、痛风性关节炎、病毒性心肌炎、感染性心内膜炎、特发性血小板减少性紫癜、2 型糖尿病、小儿手足口病、急性加重期慢性阻塞性肺疾病、老年肺炎、银屑病、原发性干燥综合征、慢性肾小球肾炎、周围血管病、食管癌、放射性食管炎、葡萄膜炎、围绝经期综合征、产后发热、乳痈等。

名老中医刘渡舟曾用本方治疗低热不退，收效颇丰。张某，男，71 岁。因高血压型心脏病，服进口扩张血管药过量，至午后低热不退，体温 37.5～38℃。诊见口中干渴，频频饮水不解，短气乏力，气逆欲吐，汗出。不思饮食，头之前额与两侧疼痛。舌红绛少苔，脉来细数。据此可知，此为气阴两伤、胃虚有热之证。治当补气阴，清虚热。方用竹叶石膏汤。竹叶 12 克，生石膏 40 克，麦冬 30 克，党参 15 克，炙甘草 10 克，半夏 12 克，粳米 20 克。5 剂后体温恢复正常，口渴、呕吐症状消失，胃纳转佳，然心烦不寐仍存，上方加黄连 8 克、阿胶 10 克以滋阴降火。7 剂后诸症皆安。（《刘渡舟临证验案精选》）

陈老师临床时用本方，认为该方证的病机在于中焦亏损，升降失司，郁而生热，气逆津伤。此方为白虎汤去知母，加人参、麦冬、竹叶、半夏而成。方中生石膏、淡竹叶清泄肺胃之热，又能除烦止渴。人参、麦冬、粳米益胃生津，以复气阴。粳米在临床上或可用炒稻芽等代替。人参一般选用太子参，生津效果较好；如脾胃虚弱症状较明显，也可选用党参。对于半夏，见呕吐呃逆者用姜半夏，痰滞痰多者用竹沥半夏。

陈老师体会到本方的辨证要点在于神疲力乏,气逆欲呕,身热多汗,舌红苔少。可兼有咽干口渴,纳食不佳,夜寐不安等。临床具体运用时可随症加味,如见口渴欲饮者,加天花粉、葛根、北沙参等;见纳食不香者,加炒谷芽、神曲、炒白扁豆等;见虚烦不眠者,加炒酸枣仁、焦栀子、淡豆豉等;见咽喉痰黏者,加蝉蜕、玄参、苏叶等。

陈老师常用本方治疗复发性口疮、反流性食管炎、胃脘痛、上呼吸道感染、不明原因发热等,如能明确"气逆津伤,肺胃郁热"的病机,则疗效颇丰。除此之外,陈老师还运用该方治疗其他疾病。如曾治郑某,女,50岁。主诉:反复躁热6月余。现病史:反复躁热,夜晚下半身明显,月事未潮半年余,盗汗,夜寐不安,纳食尚可,咽喉不适,大便偏软,目糊,有时耳鸣,腰脊酸楚,有时神疲,舌嫩红、偏胖、边齿印,苔薄微糙,脉弦细。诊断:绝经前后诸证;中医证型:胃热脾虚,肝肾不足;治法:清热扶脾,益气养阴。处方:淡竹叶9克,石膏30克,太子参30克,炒麦冬15克,姜半夏9克,甘草6克,炒稻芽30克,菊花9克,枸杞子18克,熟地黄15克,酒当归12克,阳春砂6克,炒知母9克,炒酸枣仁30克,大枣30克。10剂。每日1剂,水煎服。复诊时,患者躁热、盗汗症状明显减轻。患者时值围绝经期,肾气渐衰,冲脉亏虚,失于调节,冲脉隶属于阳明,阳明胃热亢盛,迫津外出,出现躁热、盗汗、夜寐不安。因此本案患者病机为气阴两伤,胃热上扰,取竹叶石膏汤化裁,清胃热,益气阴。同时,酌用兼顾肝肾不足之品。

(林雨琪)

防己黄芪汤

防己黄芪汤出自汉代张仲景所著《金匮要略·痉湿暍病脉证治第二》,其云:"风湿,脉浮,身重,汗出,恶风者,防己黄芪汤主之。防己黄芪汤方:防己一两,甘草(炒)半两,白术七钱半,黄芪(去芦)一两一分。上锉麻豆大,每抄五钱匕,生姜四片,大枣一枚,水盏半,煎八分,去滓,温服,良久再服。喘者,加麻黄半两;胃中不和者,加芍药三分;气上冲者,加桂枝三分;下有陈寒者,加细辛三分。服后当如虫行皮中,从腰下如冰,后坐被上,又以一被绕腰以下,温令微汗,瘥。"

防己黄芪汤是益气祛风利水之代表方,功能益气祛风,健脾利水,主治表虚之风水或风湿。诊见汗出恶风,身重或肿,或肢节疼痛,小便不利,舌淡苔白,脉浮。清代医家汪昂《医方集解》注解本方说:"防己大辛苦寒,通行十二经,开窍泻湿,为治风肿水肿之主药;黄芪生用达表,治风注肤痛,温分肉,实腠理;白术健脾燥湿,与黄芪并能止汗为臣;防己性险而捷,故用甘草甘平以缓之,又能补土制水为佐;姜、枣辛甘发散,调和营卫为使也。"清代医家尤在泾所著《金匮要略心典》解释方中防己及其与芪、术配伍的重要性:"风湿在表,法当从汗而解,乃汗不待发而自出,表尚未解而已虚,汗解之法不可守矣。故不用麻黄出之皮毛之表,而用防己驱之肌肤之里,服后如虫行皮中,及从腰下如冰,皆湿下行之征也。然非芪、术、甘草,焉能使卫阳复振,而驱湿下行哉?"

现代临床报道本方可以用于治疗慢性心力衰竭、风湿性心脏病、高血压早期肾损伤、肝硬化腹水、慢性肾炎、肾病综合征、糖尿病肾病、IgA 肾病、痛风、膀胱过度活动症、慢性腹泻、单纯性肥胖、高脂血症、上肢淋巴水肿、下肢骨折术后肿胀、痛风性关节炎、风湿性关节炎、类风湿关节炎、膝关节滑膜炎、膝关节骨性关节炎、下肢静脉血栓、玻璃体切割术后高眼压等多种疾病。

清代医家顾金寿曾化裁此方治疗水肿,收效较好,其案收录于《吴门治验录》。朱某。两关少平,余俱沉细,足冷得温,溏泻后胸腹稍松,而小便仍少,胸闷口渴,跗肿依旧,气虚水肿,遵仲景治法。生黄芪一钱五分,汉防己一钱五分,生于术一钱,枳实五分,茯苓三钱,猪苓一钱五分,泽泻一钱,桂枝木四分,陈香橼皮一钱,枯荷梗三尺。复诊时照前方加炙升麻三分,煎汤炒黄芪、炒牛膝各一钱,车前子一钱五分,十服愈。

清代医家叶天士曾用本方治疗长夏季节的痹证,收效明显,其案收录于《临证指南医案》。李,三四。脉小弱,当长夏四肢痹痛,一止之后,筋骨不甚舒展,此卫阳单薄,三气易袭,先用阳明流畅气血方。黄芪,生白术,汉防己,川独活,苡仁,茯苓。

防己黄芪汤主治肺脾气虚、风湿外袭、营卫失和所致的水饮内停证。陈老师认为凡有水饮且伴有神疲力乏、纳呆、脘腹胀闷、大便稀溏不爽、小便不利、汗多、恶风、舌苔薄腻、舌边有齿痕、脉浮等症者即可使用。方中药物简而力专，消补兼施，正合本虚标实之风水证。陈老师认为仲景此方配伍精妙，主药三味，防己一味主要化饮祛风利湿，黄芪、白术两味侧重益气健脾助卫，三味相伍，相辅相成，扶正祛邪，益气利水。姜、枣、草则为调和营卫之用。临证时若考虑主症辨析可从两方面进行加味，因原方旨在祛风除湿，益气固表，若风湿邪盛，肺脾之气稍欠，可加丝瓜络、冬瓜皮、木瓜、威灵仙等；若肺脾之气虚甚，表卫不固，风湿邪气势微，则加防风、党参、茯苓、山药等。此外，可随症加味，如见头晕目眩，加天麻、半夏；如见恶心呕吐，加陈皮、紫苏叶；如见小便不利，加车前草、泽泻；如见大便偏溏，加苍术、藿香。

陈老师亦多将此方用于治疗水肿及水液代谢障碍相关疾病，内外妇科皆有涉及，效果较佳。如曾治郑某，女，49岁。主诉：双下肢反复水肿2年，月经紊乱1年。就诊时患者诉双下肢水肿复发2周，经前及劳累时明显加重，曾经至西医内科反复检查，未明确水肿病因。因病症经常发作，颇为苦恼，经人介绍来诊。就诊时见肿至踝以上，神倦乏力，易出汗，怕风明显，胃纳一般，排便稀溏，夜寐尚安。舌淡红胖大，苔薄白，脉濡细。诊断为绝经前后诸证、水肿，证属表虚水停。治宜益气祛风，健脾利水，方以防己黄芪汤加味。用药：防己10克，生黄芪30克，炒白术30克，炙甘草6克，生姜皮6克，大枣30克，泽泻10克，陈皮10克，茯苓皮15克，薏苡仁30克，桂枝6克，党参15克，防风10克，桑叶10克。7剂。每日1剂，水煎分服。复诊时诉水肿消退明显，适逢月经来潮，诸症状均有明显好转。继用健脾益气调经中药善后。陈老师指出，患者正值围绝经期，月事已乱，脾肾易亏，女性特发性水肿也在围绝经期高发，月事渐少，水饮内停，乃血水同病。今水肿明显，当先治水为主，究其病机，仍属中医学"水肿""肤胀"等范畴，发病起于正气不足，肺、脾、肾亏虚，致水液运行、输布失常，故用防己黄芪汤加味，益气行水以收效。

（陈金旭）

升麻鳖甲汤

升麻鳖甲汤见于《金匮要略·百合狐惑阴阳毒病脉证治第三》,其云:"阳毒之为病,面赤斑斑如锦纹,咽喉痛,唾脓血,五日可治,七日不可治,升麻鳖甲汤主之。阴毒之为病,面目青,身痛如被杖,咽喉痛,五日可治,七日不可治,升麻鳖甲汤去雄黄、蜀椒主之。升麻鳖甲汤方:升麻二两,当归一两,蜀椒(炒去汗)一两,甘草二两,鳖甲(炙)手指大一片,雄黄(研)半两。上六味,以水四升,煮取一升,顿服之,老小再服。取汗。"

升麻鳖甲汤中升麻味甘、辛、微苦,性凉,归肺、脾、大肠、胃经,功能清热解毒,发表透疹,升阳举陷;鳖甲味咸,性平,入肝、脾、肾经,功能滋阴潜阳,软坚散结;当归味甘、辛,性温,入心、肝、脾经,功能养血活血;雄黄味辛,性温,有毒,归肝、胃、大肠经,功能解毒杀虫,燥湿祛痰,化瘀消积;蜀椒味辛,性温,入脾、胃、肾经,功能温中散寒,止痛,燥湿,杀虫;甘草味甘,性平,入脾、肺经,功能和中解毒。诸药合用,共奏解毒逐秽、凉血透散、活血祛瘀之功。

升麻鳖甲汤为"阴阳毒"而设,"阳毒"为邪毒偏表,着于络脉,斑色显著,邪毒呈欲透未透之趋势。"阴毒"较阳毒更深,为邪毒郁于表之里、肌肉之间。"阴阳毒"同是阳热毒证,故解毒是其总治则,用升麻鳖甲汤解毒消瘀为主。《绛雪园古方选注》释其方义:"升麻入阳明、太阴二经,升清逐秽,辟百邪,解百毒,统治温疠阴阳二病。如阳毒为病,面赤斑如锦纹。阴毒为病,面青身如被杖。咽喉痛,毋论阴阳二毒,皆已入营矣。但升麻仅走二经气分,故必佐以当归通络中之血,甘草解络中之毒,微加鳖甲守护营神,俾椒、黄猛烈之品,攻毒透表,不乱其神明。阴毒去椒、黄者,太阴主内,不能透表,恐反助疠毒也。《肘后方》《千金方》阳毒无鳖甲者,不欲其守,亦恐留恋疠毒也。"

《广州近代老中医医案医话选编》载民国时期黎庇留应用升麻鳖甲汤治疗鼠疫亦有效验。医案中载"卢女,10岁。患头眩,发热,面赤斑斑如锦纹,衄血,喉痛,胸满,大渴,舌焦,谵语,沉倦异常。此瘟疫也,不必有核,而毒已入心也。予升麻鳖甲汤加犀角以清心,升麻用一两五钱。午后及夜服药2剂,第3、4日亦然,热退而愈"。

现代临床认为具有传染性的发斑性疾患,如烂喉丹痧(猩红热)、流行性出血热、咽部化脓型感染继发败血症等,某些发斑性伴发热且不具有传染性的病症,如过敏性紫癜、皮肌炎、硬皮病、混合性结缔组织病、血小板减少性紫癜、系统性红斑狼疮(SLE)及免疫系统疾病斑疹伤寒(栓塞型)、无传染性的急性播散性血管内凝血(DIC)的某一类型等可归属于阴阳毒。应用升麻鳖甲汤为基础方的清热解毒、活血化瘀法治疗某些顽固疑难病症,确有一定疗效。

笔者曾治赵某,女,38岁。2022年5月来诊。自述50日前因下河洗澡,始发热,身痛,鼻衄。曾于外院用青霉素等药治疗后好转。但症状转为身上发斑,时止时复,灼热瘙痒,遇冷热均加剧,伴咽痛,口干不欲饮,恶风,肩、膝关节游走性酸痛。查体可见患者胸背上部、臂部、大腿有散在硬币大小环形斑及不规则鲜红色斑块,舌质黯红,苔薄,脉数。当地医院经抗风湿治疗,中药以银翘散、化斑汤等,均未取效。诊为风湿化毒发斑,治宜解毒活血,用升麻鳖甲汤加味。升麻9克,当归9克,炙鳖甲9克,花椒(微炒)3克,雄黄(醋浸、研末分3次药汁冲服)3克,甘草9克,射干6克,秦艽9克,紫草根10克。7剂。水煎服。患者7日后复诊,恶风消失,斑处灼痒减,咽痛转轻。守方再进2剂,红斑显著减少,咽喉痛止,关节微酸,原方去雄黄,加薏苡仁25克、赤芍10克,又进4剂,诸症尽失。升麻鳖甲汤组方中多味药入肝经,主症见面赤斑斑、唾脓血,以方测证,可知升麻鳖甲汤主治肝经血分热毒之证。方中升麻、甘草解毒,当归、鳖甲消瘀透热。阳毒取蜀椒、雄黄,一助升麻、甘草解毒,二取"火郁发之""以阳从阳,欲其速散"之效。国医大师李士懋指出"火郁"是一系列病证的共同病理基础,非一病之名。阴毒则舍蜀椒、雄黄,恐辛燥峻烈,劫阴伤津,重在清解凉血散瘀。阴阳毒都以发斑、咽痛为主要症状。本案见发斑、咽干喉痛、舌红脉数之症,并伴有恶风、关节游走疼痛,故为风湿邪郁化毒。邪毒伤及表浅络脉,斑红显著。其斑时止时复,身痒,均是邪毒欲透未透之象,参照阳毒论治,故用升麻鳖甲汤加紫草、秦艽,以解毒活血,透邪于表。

陈老师认为临床应活用此方,随症化裁,如咽喉红肿疼痛加牛蒡子、射干,腹胀纳差加枳壳、神曲,夜有低热者合青蒿鳖甲汤,皮肤瘙痒加地肤子、蝉蜕,肢节酸痛不适加桑枝、川牛膝,下肢水肿加茯苓皮、冬瓜皮。

(李秀月)

桂枝芍药知母汤

桂枝芍药知母汤出自《金匮要略·中风历节病脉证并治第五》,其言:"诸肢节疼痛,身体尪羸,脚肿如脱,头眩短气,温温欲吐,桂枝芍药知母汤主之。桂枝芍药知母汤方:桂枝四两,芍药三两,甘草二两,麻黄二两,生姜五两,白术五两,知母四两,防风四两,附子(炮)二两。上九味,以水七升,煮取二升,温服七合,日三服。"

桂枝芍药知母汤的功效为祛风除湿,通阳宣痹,兼以清热,主治:四肢疼痛,形体消瘦,关节肿大,头眩短气,泛泛欲吐者。清代吴仪洛《成方切用》释桂枝芍药知母汤:"用桂枝汤,去枣加麻黄,以助其通阳。加白术、防风,以伸脾气。加知母、附子,以调阴阳。谓欲制其寒,则上之郁热已甚;欲治其热,则下之肾阳已痹,故并加之尔。"清代黄元御《四圣心源》言:"历节风证,肢节疼痛,足肿头眩,短气欲吐,身羸发热,黄汗沾衣,色如柏汁。此缘饮酒汗出,当风取凉,酒气在经,为风所闭,湿邪淫泆,伤于筋骨。湿旺土郁,汗从土化,是以色黄。其经络之中,则是湿热,其骨髓之内,则是湿寒。法宜术、甘培土,麻、桂通经,知母、芍药泻热而清风,防风、附子去湿而温寒。湿寒内消,湿热外除,肿痛自平。若其病剧,不能捷效,加黄芪以行经络,乌头以驱湿寒,无有不愈。一切膝风、脚气诸证,不外此法。"清代周扬俊《金匮玉函经二注》载:"桂枝治风,麻黄治寒,白术治湿,防风佐桂,附子佐麻黄、白术。其芍药、生姜、甘草亦和发其营卫,如桂枝汤例也。知母治脚肿,引诸药祛邪益气力;附子行药势,为开痹大剂。然分两多而水少,恐分其服,而非一剂也。"各家方论,所述中肯。

桂枝芍药知母汤的现代临床运用甚广,可用于治疗类风湿关节炎、痛风性关节炎、骨性关节炎、退行性关节病、关节积液、腰椎间盘突出症、糖尿病足、糖尿病神经病变、糖尿病肾病、肺纤维化、冠心病、乳腺癌、慢性盆腔炎、肩周炎、颈椎病、强直性脊柱炎、骨质疏松、银屑病、荨麻疹等。

名老中医胡希恕曾用该方治疗跟骨骨质增生伴疼痛,疗效较好。徐某,男,19岁。初诊日期为1966年2月15日。患者诉左足肿痛5年余,近2年加重。经X线检查,诊断结果为跟骨骨质增生。现症见左足肿痛,怕冷,走路则痛甚,不思饮,苔薄白,脉沉弦。胡氏认为,此为风湿属太阳少阴合病,为桂枝芍药知母汤方证。药用:桂枝12克,麻黄6克,白芍9克,知母12克,生姜12克,川附子6克,防风12克,苍术12克,炙甘草6克。上药服7剂,左足跟痛减,走路后仍痛,休息后较治疗前恢复快。增川附子9克继服,1个月后左足跟肿消,疼痛已不明显。(《国医圣手胡希恕经验良方赏析》)

陈老师临床应用本方,认为本方证病机为风湿之邪乘虚而入,风湿相搏,则筋脉痹阻,气血不畅。方中桂枝温通血脉,通痹止痛;桂枝合麻黄、防风,逐表里之湿;白术炒用,健脾祛湿;炒知母滋阴清热;附子祛风散寒;对于芍药,赤芍散邪行血,白芍敛营益阴,两者合用,相得益彰,陈老师常赤白芍合用,加甘草成芍药甘草汤意,缓急止痛;甘草运脾调中。具体临床运用时,可随症加减。若见口干、小便黄者,加生石膏、黄连等清内热;见腰膝酸痛者,加怀牛膝、狗脊等补肝肾,强腰膝;见舌淡胖有齿痕、苔白腻者,考虑内有痰湿停滞,加茯苓、薏苡仁等健脾化湿;见肢体疼痛者,加独活、羌活等祛风除湿,通络止痛;见神疲、肢软、纳呆者,加党参、炒麦芽等健脾开胃。

  陈老师曾治林某,男,36岁。2021年8月10日因"全身疼痛"就诊。现症见全身关节肌肉酸痛,腰脊酸楚,入睡困难,纳食一般,晨起口苦,大便偏软,倦怠乏力,形瘦,舌尖红,苔薄,脉细。中医诊断为痹病,辨证属风湿寒痹,兼有热郁。治宜祛风散寒,除湿清热,方选桂枝芍药知母汤化裁。药用:蜜桂枝9克,炒赤芍15克,炒白芍15克,甘草6克,蜜麻黄6克,生姜6克,炒白术30克,炒知母9克,防风9克,附子6克,狗脊15克,怀牛膝15克,炒酸枣仁18克,合欢皮15克,五味子6克。7剂。每日2次,早晚温服。后经随访,患者诉服药后全身诸关节肌肉疼痛明显减轻,后也未复发。该案患者职业为货车司机,平日久坐,缺少运动,全身气血运行不畅。时值夏季,若过于贪凉,风寒湿邪易侵袭肌腠,耗伤阳气,气血郁滞,不通则痛,致使周身关节疼痛。故予桂枝芍药知母汤化裁,祛风除湿,通阳除痹。又腰膝酸楚,加怀牛膝、狗脊补肾强骨;入睡困难,加炒酸枣仁、合欢皮、五味子安神助眠。

(林雨琪)

酸枣仁汤

酸枣仁汤出自东汉张仲景所著《金匮要略·血痹虚劳病脉证并治第六》，其云："虚劳，虚烦不得眠，酸枣仁汤主之。酸枣仁汤方：酸枣仁二升，甘草一两，知母二两，茯苓二两，芎䓖二两。上五味，以水八升，煮酸枣仁，得六升，内诸药，煮取三升，分温三服。"

一般认为酸枣仁汤是治疗肝血虚而致虚烦失眠之常用方，功能养血安神，清热除烦，主治肝血不足，虚热内扰证。诊见虚烦失眠，心悸不安，头目眩晕，咽干口燥，舌红，脉弦细。清代黄元御在《长沙药解》中写道："以土湿胃逆，君相郁升，神魂失藏，故虚烦不得眠睡。甘草、茯苓培土而泻湿，川芎、知母疏木而清热，酸枣敛神魂而安浮动也。枣仁酸收之性，敛摄神魂，善安眠睡。而收令太过，颇滞中气，脾胃不旺，饮食难消者，当与建中燥土、疏木达郁之品并用，不然土木皆郁，腹胀吞酸之病作矣。"清代尤在泾《金匮要略心典》言："人寤则魂寓于目，寐则魂藏于肝。虚劳之人，肝气不荣，则魂不得藏，魂不藏故不得眠。酸枣仁补肝敛气，宜以为君，而魂既不归容，必有浊痰燥火乘间而袭其舍者，烦之所由作也，故以知母、甘草清热滋燥，茯苓、川芎行气除痰，皆所以求肝之治而宅其魂也。"本方证病位重点虽在心、肝二脏，但与脾胃也关系密切。

现代临床报道本方常用于治疗失眠症、神经衰弱、围绝经期综合征、焦虑症、抑郁症、癔症、夜游症、精神分裂症、嗜睡症、冠心病、心绞痛、偏头痛、遗精、盗汗、鼻衄等。

名老中医蒲辅周曾用本方治疗自汗，取效较好。许某，48岁，女，已婚，干部。初诊：1960年9月24日。患者素有头晕，目眩，汗多，一星期前突然昏倒，不省人事，当时血压80/20毫米汞柱。经医务所大夫急救，很快即醒，事后仍有心慌、气短、头晕、目眩、嗜睡、汗多，以夜间汗出更甚，食欲尚佳，二便及月经正常。曾经针灸治疗2个月余，并服归脾汤加川断、巴戟天、牡蛎、浮小麦、枸杞子、小茴香等，未见显效，脉两寸尺沉细有力，两关弦数，舌质正常，无苔，认为属肝热阴虚，肝阳不潜，兼心血不足，治宜滋阴潜阳，兼养血宁心。酸枣仁汤加味。处方：酸枣仁三钱，知母一钱，川芎一钱，茯神二钱，炙甘草一钱，白蒺藜三钱，珍珠母（打）四钱，石决明（打）四钱，女贞子三钱，怀牛膝二钱，地骨皮二钱，龟板（打）四钱。连服数剂。同年10月6日二诊：服药后诸症见好，汗出大减，尚有心慌及疲乏感，饮食及二便正常。改为丸剂以滋阴养血为主而缓治之。处方：柏子仁（炒）二两，枸杞子一两，麦冬八钱，当归六钱，石菖蒲六钱，玄参一两，茯神六钱，干地二两，炙甘草六钱，地骨皮一两，炒枣仁一两。共研细末，炼蜜为丸，每丸重三钱，每日早晚各一丸。以后渐愈，恢复正常。(《蒲辅周医案》)

陈老师临床喜用本方，认为辨证有肝血不足征象，即可用之。方中酸枣仁味酸入心、肝二经,以养肝血,安心神。茯苓益气安神,如治失眠,陈老师多用茯神来加强宁心安神之效。因虚热烦扰心神,故选用知母,取其甘寒滋阴润燥、清热除烦之意。川芎理血行气,但若血滞不明显,无头面眩胀之症者,陈老师认为川芎可以弃之不用。甘草性平味甘,宜炙用,长于补脾和胃,益气复脉。

陈老师体会本方的辨证要点为睡眠障碍,性情急躁,易心烦、心悸,头痛、头晕,咽干口燥,舌红,脉弦细。具体临床运用时,可随症加味。如见大便偏干者,可加火麻仁、柏子仁等;如见口苦,心烦者,加焦栀子、牡丹皮等;舌裂而口干甚者,加麦冬、生地黄等;如咽痒干咳,加玄参、五味子等;如心火盛,口舌生疮者,加淡竹叶、忍冬藤等;如入睡困难,易心悸者,加煅龙骨、煅牡蛎等。

陈老师常用本方治疗精神神经系统疾病、心脑血管病、甲状腺疾病、围绝经期综合征等。如曾治马某,女,56 岁。主诉:反复潮热 1 月余。诊见:潮热,夜寐欠安,记忆力减退,咽燥干痒,时有头痛,纳可,胃脘隐痛、胀满不适,嗳气,大便偏干,舌尖红,苔薄腻,脉弦细。诊断:绝经前后诸证。证属肝血不足,虚热内扰证,治以酸枣仁汤化裁。处方:酸枣仁 30 克,炒知母 10 克,茯神 15 克,川芎 10 克,炙甘草 6 克,葛根 30 克,白蒺藜 15 克,生地黄 24 克,柏子仁 30 克,胖大海 3 克,玄参 15 克,五味子 6 克,淡竹叶 10 克,生白术 30 克,火麻仁 30 克,焦栀子 10 克。14 剂。1 日 1 剂,水煎服。复诊,患者诉服药后夜寐转安,症状基本消失,继以前方加减 14 剂,以巩固疗效。本案患者时值围绝经期,且平时操劳过多,因劳而烦,因烦而不得眠。劳而伤心、肝、脾三脏,易致心肝营血暗耗,脾血亦损,则心失所养;《素问·六节藏象论》曰:"肝者,罢极之本,魂之居也。"又肝藏血,血舍魂,肝血不足则魂不安,且血虚生内热,常耗伤阴液,故诊见失眠,潮热,记忆力减退,大便偏干,舌尖红。因此,治疗本病取酸枣仁汤为主,柔肝养阴,除烦安神,加五味子、淡竹叶、焦栀子、葛根等清热除烦,宁心安神,加生地黄、玄参、柏子仁、火麻仁等滋阴润燥,兼以通便,加白蒺藜疏肝安魂。

(林雨琪)

射干麻黄汤

射干麻黄汤出自《金匮要略》，其中"肺痿肺痈咳嗽上气病脉证治第七"篇言："咳而上气，喉中水鸡声，射干麻黄汤主之。射干麻黄汤方：射干十三枚，麻黄四两，生姜四两，细辛、紫菀、款冬花各三两，五味子半升，大枣七枚，半夏（大者，洗）八枚。上九味，以水一斗二升，先煮麻黄两沸，去上沫，内诸药，煮取三升，分温三服。"

射干麻黄汤是治疗寒痰郁肺结喉的代表方剂，功效温肺化饮，下气祛痰，主治痰饮郁结，肺气上逆证。诊见咳嗽，气喘，喉间痰鸣似水鸡声，或胸中似水鸣音，或胸膈满闷，或吐痰涎，苔白腻，脉浮紧等。清代医家张璐著有《千金方衍义》，其中解释射干麻黄汤言："上气而作水鸡声，乃是痰碍其气，气触其痰，风寒入肺之一验。故于小青龙方中，除桂心之热、芍药之收、甘草之缓，而加射干、紫菀、款冬、大枣。专以麻黄、细辛发表，射干、五味下气，款冬、紫菀润燥，半夏、生姜开痰，四法萃于一方，分解其邪，大枣运行脾津以和药性也。"

现代临床报道本方主要用来治疗咳嗽变异性哮喘、感染后咳嗽、慢性阻塞性肺疾病、支气管哮喘、放射性肺炎、小儿毛细支气管炎、急性支气管炎、病毒性肺炎、上呼吸道感染、心功能不全、心源性哮喘、肺源性心脏病等疾病。

《经方实验录》是近代名医曹颖甫的代表作之一，其中记载了曹氏运用射干麻黄汤的医案和体会，如曰："有张大元者向患痰饮，初每日夜咯痰达数升，后咯痰较少，而胸中常觉出气短促，夜卧则喉中如水鸡声，彻夜不息。当从《金匮》例投射干麻黄汤，寻愈。又有杨姓妇素患痰喘之证，以凉水浣衣即发，发时咽中常如水鸡声，亦用《金匮》射干麻黄汤应手辄效。又当其剧时，痰涎上壅，气机有升无降，则当先服控涎丹数分，以破痰浊，续投射干麻黄汤，此又变通之法也。"

陈老师临床喜用本方，认为只要有痰饮郁结、肺气不降的征象，即可用之。本方乃于小青龙汤基础上减桂枝、芍药、甘草，加射干、紫菀、款冬花、大枣而成。方中麻黄、细辛散寒解表；款冬花、紫菀利肺止咳；射干消痰利咽；半夏、生姜开痰散结，合四法于一方，分解其邪，更加大枣，安中和药。所以射干麻黄汤较小青龙汤是以治里为主，下气平喘之功强，而小青龙汤表里同治，解表散寒之力大。

陈老师体会本方证的病机关键为寒饮郁肺，痰结咽喉，临床应用以咳嗽上气，喉间有痰鸣音，胸膈满闷，舌苔白滑，脉浮紧为主要表现。如主症抓准，根据临床稍作加减，常能收到较好疗效。具体临床运用时，可随症加味，若肺气虚者，加人参、黄芪，以补益肺气，使肺气职司升降；饮邪明显者，加桂枝、茯苓，以温阳化饮；若胸满者，加陈皮、厚朴，以行气宽胸化痰；若气喘明显者，加苏子、葶苈子，以降泻肺气止咳；咳嗽有黄痰者，加桑白皮、黄芩，以泻肺清热；恶寒怕风者，加荆芥、防风，以解表祛风；痰多色白者，加陈皮、白术，以健脾理气化痰；咳嗽重者，加前胡、天浆壳，以止咳化痰；顿咳不止者，加百部、炙甘草，甚至蜈蚣、地龙、蝉蜕等虫类药，以解痉止咳。

　　笔者在临床上主要用本方来治疗感染后咳嗽、哮喘、慢性阻塞性肺疾病表现有咳嗽、咯痰，喉间有痰鸣音，痰液清稀量多，而无热象的患者。曾治郑某，男，22岁，大学生。主诉：发作性咳嗽、咯痰、胸闷、气促5年，再发咳嗽、咯痰10余日。虽为临近初夏，衣服裹得严实，戴帽子，诊见皮肤白净，面色少华，诉受凉后出现咳嗽、咯痰，痰多色白、质清稀，自诉喉间如鸡鸣，夜间尤甚，大便偏烂，小便量多，舌淡，苔白偏腻，脉细。胸部CT检查提示未见明显异常。此为素体偏寒，复感风寒之邪，表寒引动内饮，水寒相搏，寒饮射肺，故咳嗽、咯痰、喉间痰鸣音。证属痰饮内停，气逆咳喘，治以宣肺散寒，降逆化饮，予射干麻黄汤加味，方药如下：射干9克，麻黄9克，干姜9克，细辛3克，炙紫菀6克，炙款冬花6克，大枣15克，竹沥半夏9克，五味子9克，茯苓12克，陈皮9克。5剂。每日1剂，水煎服。复诊时，患者咳嗽、咯痰大减，喉间痰鸣音消失，已与平时相仿；仅见偶有咳嗽、咯痰，痰少质稀，舌淡红，苔薄，脉细。予原方加减：射干9克，炙麻黄9克，干姜9克，细辛3克，肉桂9克，大枣15克，竹沥半夏9克，五味子9克，茯苓12克，陈皮9克。7剂。药后患者诉已无咳嗽、咯痰，自觉通体舒畅，不像以前总觉怕冷，大小便正常。再予归脾汤合玉屏风散加减健脾益气固表善后，随访2年未再复发。

（傅海斌　马凤岐）

麦门冬汤

麦门冬汤出自汉代张仲景所著《金匮要略·肺痿肺痈咳嗽上气病脉证治第七》，其云："大逆上气，咽喉不利，止逆下气者，麦门冬汤主之。麦门冬汤方：麦门冬七升，半夏一升，人参二两，甘草二两，粳米三合，大枣十二枚。上六味，以水一斗二升，煮取六升，温服一升，日三夜一服。"

麦门冬汤是养阴下气之代表方，功能滋养肺胃，降逆下气，主治虚热肺痿或胃阴不足证。诊见咳唾涎沫，短气喘促，咽干口燥，气逆呕吐，咽喉不适，舌红苔少，脉虚数。清代医家张秉成《成方便读》注解本方言："故以参、甘、枣、米等药，甘温润泽，益气生阴，补而不燥，用麦冬即可大补中气，大生津液。而以半夏辛温之品参赞其间，可以利咽喉，散结气，行痰降逆，以之为臣，然后立方之功，益彰其大耳！"清代医家张璐在《张氏医通》解释仲景运用半夏之深意，且不可因其燥而弃用，其言："当知火逆上气，皆是胃中痰气不清，上溢肺隧，占据津液流行之道而然，是以倍用半夏，更加大枣，通津涤饮为先，奥义全在乎此。若浊饮不除，津液不致，虽日用润肺生津之剂，乌能建止逆下气之绩哉？俗以半夏性燥不用，殊失仲景立方之旨。"

现代临床报道本方可以用于治疗咳嗽、气管炎、咽炎、咽异感症、上呼吸道感染、支气管扩张、支气管哮喘、咳嗽变异性哮喘、肺炎、肺纤维化、肺不张、肺结核、肺癌、慢性胃炎、胃食管反流病、食管炎、胃下垂、便秘、干燥综合征、慢性鼻炎、牙龈炎、皮炎、痤疮、妊娠期呕吐、小儿厌食症等多种疾病。

明代医家吴荎山曾用本方治疗咯血，收效较好，其案收录于《名医类案》。一少年，患吐血，来如涌泉，诸药不效，虚羸瘦削，病危。亟脉之，沉弦细濡。其脉为顺，血积而又来，寒而又积，疑血不归源故也。尝闻血导血归，未试也。遂用病者吐出之血瓦器盛之，俟凝，入铜锅炒血黑色，以纸盛；放地上出火毒，细研为末，每服五分，麦门冬汤下，进二三服，其血遂止。后频服茯苓补心汤数十帖，以杜将来，保养半年复旧。

清代医家叶天士曾用本方治疗咳嗽，收效明显，其案收录于《临证指南医案》。沈某。积劳忧思，固是内伤，冬温触入而为咳嗽，乃气分先虚，而邪得外凑，辛散，斯气分愈泄，滋阴非能安上，咽痛音哑，虚中邪伏，恰值春暖阳和，脉中脉外，气机流行，所以小效旬日者，生阳渐振之象，谷雨暴冷骤加，卫阳久弱，不能拥护，致小愈病复，诊得脉数而虚，偏大于右寸，口吐涎沫，不能多饮汤水，面色少华，五心多热，而足背浮肿，古人谓金空则鸣，金实则无声，金破碎亦无声，是为肺病显然，然内伤虚馁为多，虚则补母，胃土是也，肺痿之疴，议宗仲景麦门冬汤治之。

陈老师临床常将此方化裁运用，认为临证见肺胃气阴不足、痰气上逆之象，即可用之。本方所设麦冬与半夏相反相成，实属巧妙。其中半夏可根据病情兼夹情况临方炮制，伴有恶心欲吐，可选用姜半夏，另加姜竹茹、紫苏梗等品；若咽喉痰滞明显，可择用竹沥半夏，另加蝉蜕、桔梗等药。至于人参，陈老师临床多选用党参或太子参，若阴伤偏重，选太子参；若脾胃气虚较显，选党参。粳米现运用较少，陈老师多选用炒谷芽、怀山药、薏苡仁等代替，以其兼有健中化湿开胃之功。临证中可根据患者症状灵活加味，如见津伤严重，口干咽燥者，可加北沙参、百合、玉竹等；如见气虚严重，倦怠懒动者，可加生黄芪、仙鹤草、红景天等；如见气逆较重，胸脘胀闷者，可加厚朴花、枳壳、陈皮等。

陈老师将麦门冬汤用于消化、呼吸系统疾病的治疗，取效明显。如曾治王某，女，30岁。初诊时诉胃脘隐隐作痛、泛酸嘈杂，兼有两侧胁肋胀痛，晨起伴有咳嗽，咯痰黏滞，咽喉不爽，情绪易急躁波动，夜寐欠安，纳少，口干明显，大便偏干，舌红，苔微黄少津，脉象两寸偏浮，尺部细弱。诊断为胃脘痛，证属肺胃阴亏，气逆不利，兼有肝郁不舒。治以益胃滋肺，降逆和中，柔肝止痛。方用麦门冬汤加减，药用：麦冬24克，太子参15克，竹沥半夏10克，炙甘草9克，大枣30克，怀山药30克，生白芍30克，绿萼梅6克，玫瑰花6克，玳玳花6克，百合30克，台乌药10克，蝉蜕6克，炒黄连6克，吴茱萸2克。7剂。每日1剂，分早晚2次温服。服药后诸症明显减轻，效不更方，继服7剂，胃痛消失。本案中观其症状，可辨为肺胃阴伤，气逆不利，故出现胃脘隐痛嘈杂，咽喉不利，咳嗽咯痰，口干咽燥等，所用麦门冬汤原方(以山药代粳米)加百合汤(百合、乌药)以滋养肺胃之阴，再加芍药甘草汤、左金丸(黄连、吴茱萸)以兼顾柔肝止痛之效。陈老师认为，肝、肺和脾胃之间联系紧密，人体阴液不足，肺失滋养，肺失清肃，可致肺金克木(肝)，同样肝失滋养，肝气壅滞，可致肝木克土(脾胃)。胃脘隐痛，一由胃阴亏虚，不荣则通；一由中焦气滞，不通则痛。故在滋养肺胃阴液同时，可兼顾肝"体阴用阳"的特性，佐以柔肝疏泻之品，疗效更佳。

（陈金旭）

奔豚汤

奔豚汤出自东汉张仲景所著《金匮要略·奔豚气病脉证治第八》,其言:"奔豚气上冲胸,腹痛,往来寒热,奔豚汤主之。奔豚汤方:甘草、芎䓖、当归各二两,半夏四两,黄芩二两,生葛五两,芍药二两,生姜四两,甘李根白皮一升。上九味,以水二斗,煮取五升,温服一升,日三夜一服。"

奔豚汤是治疗肝热气逆奔豚气之代表方,功能清肝和血,和胃降逆,主治由惊恐恼怒引起的肝气郁结,奔豚气上冲胸症;或肝胃不和,气逆上攻,引起的胸胁疼痛,嗳气呕呃。诊见气从少腹上冲胸或至咽喉,时作时止,腹痛,往来寒热,心烦易怒,舌红苔黄,脉弦或数。清代张志聪《金匮要略集注》言:"惊得之,肝木为病也,并宜奔豚汤主之。肝者,水之子也。肝主血,用归、芎、芍药以养其血,子能令母实矣。肺者,水之母也,黄芩清肺气,母能制子之逆奔矣。五月半夏生,能助一阴之生气,而又能夏大其火土。甘草有厚土之德,能止水邪之上奔。李乃肝之果,用肝木之根皮,以疏泄其母气。生姜宣中焦之郁,生葛通阳明之经。盖肝木发病,则土气受郁,土气宣通,则水畏而不敢奔逆矣。"所述用药要点得当。

现代临床报道本方多用于治疗失眠症、焦虑症、抑郁症、眩晕、头痛、癔症、神经症、心悸、冠心病、咳嗽变异性哮喘、顽固性呃逆、胃食管反流病、肠易激综合征、肝胆疾患及痛经、经行呕吐、围绝经期综合征等属肝热气逆者。

名老中医俞长荣曾用本方治疗梅核气,收效较好。潘某,女,38岁。1991年8月27日初诊。长期以来自觉咽喉阻塞不适,伴眩晕,耳鸣,嗳气,月经色黯黑,舌质淡红,苔根薄微黄,脉细弦。曾经多项检查,除乳腺小叶增生外无特别发现。拟为肝气郁滞,肝气上逆之证。治宜疏肝降逆,佐以甘缓宁神。李根皮15克,半夏10克,葛根15克,黄芩10克,白芍10克,当归6克,川芎6克,小麦30克,甘草6克,大枣3枚。9月28日复诊:服6剂,咽喉异物感消失,仅偶觉有痰阻喉间,伴胸膺胀,心悸,口臭,"口厚"。仍照上方去小麦、大枣,以免甘缓生痰,加瓜蒌仁宽胸通下。至同年11月9日询知,上方续服6剂后,除痰仍较多外,诸症基本缓解(乳腺小叶增生仍在)。(《俞长荣论伤寒》)

陈老师临床善用本方,认为只要有肝郁气逆之证皆可用之。方中李根白皮用合欢皮替代,疏肝解郁,安神宁心;当归、川芎活血养血调肝,当归酒制可加强活血之功;黄芩清热平肝;白芍、甘草即芍药甘草汤缓急止痛;半夏合生姜则和胃止呕,如有咽痰者,则用竹沥半夏,以化痰降逆。

陈老师体会到本方的辨证要点是胸膈胀闷,时觉有气向上攻冲,腹痛,往来寒热,心烦,急躁,或口苦咽干,舌苔微黄,脉弦者。具体临床运用时,可随症加减。如寐劣者,可加酸枣仁、茯神、远志等;如便秘者,可加火麻仁、柏子仁、栀子等;纳差者,可加炒鸡内金、神曲、炒麦芽等。

  陈老师常用本方治疗奔豚气病,以及现代医学中的消化系统、呼吸系统、神经系统疾病和精神类疾病。若肝郁气逆辨证明确,即可用之。如曾治患者,女,59岁。2011年4月19日就诊。患者长期患抑郁症,常常夜不安寐,情绪低落,精神不振,平时服用抗抑郁药。近1个月来,自觉有气从脐腹上冲,至胸胁时止,致胸胁极其满闷,难以耐受,时发时止。近1周来,腹气上冲胸胁,有愈演愈烈之势,并伴惊恐不安。诊见:面色清白,两睑虚浮,夜不安寐且易醒,白昼神疲喜卧,肢软乏力,少气懒言,纳食较少,大便亦少,不干,每四五日一行,脘腹时胀,饱食或喝水后即全身怕冷,自觉有气从脐腹上冲胸胁,至胸胁满闷难忍,时发时止,苦不堪言。舌质偏紫黯,舌苔薄白腻微糙,脉细涩。诊断为抑郁症,此为肝气郁结,气滞血瘀,肝气、胃气挟水饮上冲胸胁所致。治当疏肝理气,活血化瘀,健脾化饮,降逆平冲。方拟奔豚汤合茯苓桂枝甘草大枣汤加减治之。处方:酒当归10克,川芎10克,炙甘草10克,法半夏10克,炒白芍30克,酒黄芩10克,干姜5克,合欢皮15克,炒白术15克,醋柴胡10克,桂枝10克,茯苓30克,大枣30克,玫瑰花5克,玳玳花5克,绿萼梅5克。每日1剂,早晚饭后1小时服用。7剂。复诊:患者药后腹气上冲胸胁明显缓解,偶有发作,但一过即散,可以承受。夜寐好转,怕冷亦失,精神转振。原方再进7剂以资巩固。奔豚气病的主症是气从少腹上冲心胸或至咽喉。本案抑郁症的临床表现虽与奔豚汤证未完全一致,但主症高度相似,中医可诊断为奔豚气病。而奔豚气病的病因多因情志所伤,本案患者有抑郁症史,属于情志病的一种,其临床表现乃因肝郁气滞、脾虚饮停所致。故取张仲景奔豚汤和茯苓桂枝甘草大枣汤合用。而将奔豚汤中葛根改为柴胡,李根白皮由合欢皮代之。柴胡疏肝解邪,合欢皮宁心安神,符合奔豚汤证心肝气机不舒的病机。茯苓桂枝甘草大枣汤加白术又成苓桂术甘汤,则有健脾化饮和胃之功。

(林雨琪)

栝蒌瞿麦丸

栝蒌瞿麦丸出自《金匮要略·消渴小便不利淋病脉证并治第十三》，其载："小便不利者，有水气，其人若渴，用栝蒌瞿麦丸主之。栝蒌瞿麦丸方：栝蒌根二两，茯苓、薯蓣各三两，附子（炮）一枚，瞿麦一两。上五味，末之，炼蜜丸梧子大。饮服三丸，日三服。不知，增至七八丸，以小便利，腹中温为知。"

栝蒌瞿麦丸是温阳行水生津的代表方剂，功效温阳行水，生津止渴，主治阳虚水停，津不上承证。诊见小便不利，腹中寒冷，口干舌燥，舌淡，苔薄白，脉沉细无力等。清代尤在泾《金匮要略心典》言："此下焦阳弱气冷，而水气不行之证，故以附子益阳气，茯苓、瞿麦行水气。观方后云'腹中温为知'可以推矣。其人若渴，则是水寒偏结于下，而燥火独聚于上，故更以薯蓣、栝蒌根，除热生津液也。夫上浮之焰，非滋不熄；下积之阴，非暖不消。而寒润辛温，并行不悖，此方为良法矣。欲求变通者，须于此三复焉。"吴谦等编的《医宗金鉴》亦云："小便不利，水蓄于膀胱也。其人若渴，水不化生津液也。以薯蓣、花粉之润燥生津，而若渴自止；以茯苓、瞿麦之渗泄利水，而小便自利；更加炮附宣通阳气。"

现代临床报道本方可用于治疗慢性肾小球肾炎、肾功能不全、糖尿病肾病、肾病综合征、心源性水肿、前列腺肥大、前列腺炎、复发性尿路感染、尿道综合征、慢性膀胱炎、阳痿、早泄、干燥综合征等多种疾病。

清代名医曹仁伯多用本方治疗各种淋证，如其著作《曹仁伯医案论》中载："邵，乍浦。欲便不通，不通而痛，此淋也。脉细而见弦数，干多不饮，必有留热未清，不独下虚而已。若论咳嗽，又属新感。栝蒌瞿麦汤去附子，加麦冬、杏仁、草梢。"又载："苏，吴江。梦遗之体，变为淋浊，已经一月之久，尚难向愈，《金匮》法主之。栝蒌瞿麦汤去附子，合封髓丹加智仁。"另一著作《继志堂医案》中亦载："膏淋血淋同病，未有不因乎虚，亦未有不因乎热者。热如化尽，则膏淋之物，必且下而不痛，始可独责乎虚。大补阴丸，加栝蒌、瞿麦、牛膝、血余。再诊：所下之淋，薄且少矣。而当便之时，尚属不利，既便之后，反觉隐痛，肢膝不温，脉小弦。唇红嗌干，热未全消，虚已渐著。栝蒌瞿麦去附汤，加麦冬、萆薢、黑栀、猪脊筋。"

陈老师临床时用本方，认为只要有阳虚水停、津液不布的征象，即可用之。方中附子补火助阳，以助膀胱之气化，行化饮布津之功；茯苓健脾利水，瞿麦利尿通淋，二者共同行水气以利小便；山药健脾益肾，栝蒌根生津润燥，两药配伍生津液以止口渴。此外，瞿麦、栝蒌根均为性寒之品，尚可监制附子之燥热，以期助阳而不伤阴。诸药合用，共奏补阳气、利小便、生津液、止口渴之效。

陈老师体会本方证的病机关键为阳气亏虚，化饮失司，津不上承，临床应用以小溲不利，小腹不温，口干欲饮，舌淡，苔薄白，脉沉细无力为主要表现。具体临床运用时，可随症加味，若少腹胀痛，加乌药、小茴香、川楝子以行气止痛；若小便清长，加覆盆子、桑螵蛸、茺蔚子、菟丝子以填补肾之精气；若小便黄赤，加通草、车前子以清热通淋；若气虚无力，加黄芪、党参、白术以益气健脾；若下元阳虚尤甚，加鹿角霜、淫羊藿、益智仁、补骨脂以温肾壮阳；若尿少水肿甚，加泽泻、猪苓以利水渗湿；若口渴严重，加生葛根、芦根、五味子以润燥止渴。

陈老师曾用本方治疗汗证。葛某，女，83岁。动则易汗6月余。现症见怕冷怕风，口干舌燥，肩背酸痛，腰膝酸软，大便偏干，小便量少，舌边黯滞，苔薄腻，脉弦细。中医辨证：肾阳亏虚，气虚不摄，治宜温阳益气固表。用药：天花粉15克，山药24克，茯苓15克，瞿麦10克，制附片6克，防风9克，炒白术30克，黄芪15克，桂枝6克，生姜6克，甘草6克，炒赤芍15克，麸白芍15克，大枣30克，稆豆衣10克，炒薏苡仁30克。7剂。水煎服。本案患者高龄畏寒，腰膝酸软，为命门火衰，肾阳亏虚，无以温煦；阳虚气化不足，气不摄表，虚汗频出；阳气亏虚，推动无力，肠道蠕动下降，大便干结；肾阳不足不能化气行水，则小便量少，水气内停，津不上承，同时汗亦为津液，汗出多则津液亏耗，则现口干舌燥。陈老师用栝蒌瞿麦丸合玉屏风散、桂枝汤加味，方中制附片、桂枝、生姜温补肾阳以治本；防风、炒白术、黄芪为玉屏风散，益气固表止汗以治标；瞿麦、茯苓、炒薏苡仁化气利水；天花粉、山药、白芍养阴生津润燥；佐以炒赤芍活血益气，稆豆衣益肾生精敛汗。

（许　琳　马凤岐）

黄土汤

黄土汤出自《金匮要略》，其中"惊悸吐衄下血胸满瘀血病脉证治第十六"篇载："下血，先便后血，此远血也，黄土汤主之。黄土汤方（亦主吐血、衄血）：甘草、干地黄、白术、附子（炮）、阿胶、黄芩各三两，灶中黄土半斤。上七味，以水八升，煮取三升，分温二服。"

黄土汤是主治脾虚阳衰所致出血的代表方剂，功可温阳健脾，养血止血。诊见大便下血，或吐血，或衄血，或妇人崩漏，血色黯淡，四肢不温，面色萎黄，舌淡苔白，脉沉细无力等。先贤针对黄土汤论述很多，如尤怡在《金匮要略心典》中言："黄土温燥入脾，合白术、附子以复健行之气；阿胶、生地黄、甘草以益脱竭之阴，又虑辛温之品，转为血病之厉，故又以黄芩之苦寒，防其太过，所谓有制之师也。"唐容川于《血证论》中云："方用灶土、草、术健补脾土，以为摄血之本；气陷则阳陷，故用附子以振其阳；血伤则阴虚火动，故用黄芩以清火；而阿胶、熟地又滋其既虚之血。合计此方，乃滋补气血，而兼用清之品以和之，为下血崩中之总方。"两位医家对黄土汤的方义作了详细解释，切中肯綮。

现代临床报道本方可以用于治疗肝硬化上消化道出血、大肠癌、小肠毛细血管扩张症、消化性溃疡、炎症性肠病、糖尿病性腹泻、慢性结肠炎、肺癌咯血、过敏性紫癜、无排卵型功能失调性子宫出血等多种疾病。

名老中医张伯臾曾以本方治一18岁男性患者，胃脘疼痛已七载，每逢冬春则发作，一周来，胃脘疼痛夜间较剧，反酸泛恶，便血色黑，苔白质淡，脉细。脾虚生寒不能摄血，肝虚生热不能藏血，统藏失职，血不归经，下渗大肠则为便血，拟《金匮要略》黄土汤，刚柔温清和肝脾以止血。炒白术9克，熟附片（先煎）9克，熟地12克，炒黄芩9克，阿胶（烊冲）9克，灶心土（包）30克，党参12克，仙鹤草30克。服4剂，大便隐血阴性。（《张伯臾医案》）

陈老师临床喜用本方，特别是针对各种肛肠出血性疾病，如克罗恩病、溃疡性结肠炎、结肠息肉、直肠糜烂、肛瘘、顽固性痔疮出血等，只要有脾阳虚衰之出血征象，即可用之。方中药物可分为两队，一队为灶中黄土、白术、附子、甘草，功专健运脾土，温阳益气摄血；一队为干地黄、阿胶，效可养血益阴，兼以止血。另外黄芩一味，效用有二：一为反佐，防止方中辛温燥烈之药太过而有动血耗血之虞；二可善后，出血导致阴分失养，易引起虚火内动，黄芩有清热之功，正相对应。诸药合用，共奏健脾温阳、养血止血之效。

陈老师认为本方证的病机关键为脾虚阳衰，摄血失司，临床应用以有出血症状，四肢不温，面色萎黄，舌淡苔白，脉沉细无力为主要表现。具体临床运用时，可随症情不同而加味，如出血较甚者，可加白及收敛止血，三七活血止血，仙鹤草养血止血，槐花炭清肠止血等；畏寒肢冷，阳虚较甚者，可加炮姜、鹿角霜、艾叶等温阳止血；神倦乏力，气虚下陷而肛门下坠者,可合用补中益气汤或升陷汤升阳举陷。陈老师认为,目前灶中黄土不多见,较难配到,而赤石脂性温,与灶中黄土的功效类似,功可涩肠止血,《伤寒论》中治疗下利脓血便的桃花汤,即是以赤石脂为主药,因此,临证处方时可以将赤石脂作为灶中黄土的替代品使用。若治疗妇科血证,则可用花蕊石代之。

如陈老师曾治陈某,男,40岁。原有慢性溃疡性结肠炎病史1年余,西药美沙拉嗪口服、塞肛均用,大便出血有所减少,但未能控制。现病史:大便偏软,夹有黏液血丝,每日行3~5次,便前腹部不适,面色㿠白,平素怕冷,纳食尚可,晨起泛酸,夜寐易醒,舌胖大淡红、中裂,苔薄白腻,脉细。此乃脾阳不足,摄血不力,肠道湿滞,传导失司。治宜健脾理肠,温阳摄血。处方仿黄土汤意,组成:赤石脂30克,麸炒白术30克,制附片6克,炮姜6克,甘草6克,炒黄连6克,麸白芍24克,炒黄芩9克,阿胶珠(烊冲)9克,炒葛根30克,麸温山药30克,石榴皮15克,太子参30克,熟地15克,炒防风9克,陈皮9克,大枣30克。7剂。水煎温服。药后大便转实,未见黏液血丝,日行2次,诸症好转,守方加减调理善后。处方以黄土汤为主,合理中汤、桃花汤、痛泻要方、葛根芩连汤等"简易名方"。以赤石脂代灶中黄土,行温脾涩肠之功;加太子参、炮姜合理中汤、桃花汤意,加强健脾温阳止血之力;葛根芩连汤(炒葛根、炒黄芩、炒黄连、甘草)清化湿热,理肠止泻;痛泻要方(陈皮、炒防风、炒白术、炒白芍)调理脾肠,化湿止泻。全方以黄土汤参合"简易名方",灵活变通,共奏温脾摄血、理肠止泻之效。

(马凤岐)

橘皮竹茹汤

橘皮竹茹汤出自东汉张仲景所著《金匮要略·呕吐哕下利病脉证治第十七》,其云:"哕逆者,橘皮竹茹汤主之。橘皮竹茹汤方:橘皮二升,竹茹二升,大枣三十枚,生姜半斤,甘草五两,人参一两。上六味,以水一斗,煮取三升,温服一升,日三服。"

一般认为橘皮竹茹汤是治疗胃虚有热、气逆不降之常用方,功能降逆止呃,益气清热,主治胃虚有热之呃逆。诊见呃逆不已,嗳气频频,时有恶心,胸脘痞闷,舌淡苔白,脉沉迟等。清代王子接《绛雪园古方选注》言:"若哕逆无寒证,明是胃虚,虚阳上逆,病深声哕,当重用橘皮通阳下气,臣以竹茹清胃中虚火,又不涉寒凉,佐以参、甘、姜、枣奠安胃气,御逆止哕。病有虚实,治有浅深,勿谓病深声哕为难治之候也。"清代陈修园《金匮要略浅注》谓:"故参甘培胃中元气,而以橘皮竹茹,一寒一温,下其上逆之气。亦由上焦阳气不足以御之,乃呃逆不止,故以姜枣宣其上焦,使胸中之阳,渐畅而下达。谓上焦固受气于中焦,而中焦亦禀受于上焦,上焦既宣,则中气自调也。"上文对橘皮竹茹汤证的病机、症状、方义论述较为全面。

现代临床报道本方常用于治疗慢性食管疾病、妊娠恶阻、幽门不全梗阻及胃炎之呕吐,以及神经性呕吐、腹部手术后呃逆不止等属于胃虚夹热者。

《丛桂草堂医草》载此方治疗呕恶:"王姓妇。发热头疼,呕恶不已,医用荆、防、苏叶等药不效。予诊其脉数,口渴,舌苔薄腻,溲热胸闷。此暑湿痰滞蕴伏中焦,胃脏不能运化之病。乃与橘皮竹茹汤,加黄连、半夏、旋覆花、佩兰、枇杷叶、茯苓、苡仁等药。服后得战汗而热退呕止,能进稀粥。复以原方减轻其剂,加沙参、麦冬,全愈。"

陈老师临床擅用本方,认为只要有胃虚有热、气逆不降征象,即可用之。方中橘皮,即现代所用陈皮,味辛性温,以理气化痰、和胃降逆为主。竹茹性凉宜炒用,长于清热除烦安眠,如能姜制,则增强降逆止呕的功效。生姜是临床常用的止呕药,善于温中散寒,降逆止呕。若虚证不著,气逆较明显者,可去人参,或减量。甘草和大枣补脾益气,扶助正气,使气血化生有源。

陈老师体会本方的辨证要点是呕吐,反酸,呃逆,嗳气,剑突下隐痛胀满,胃有灼热感,咽干口渴,心烦,易疲倦乏力等。具体临床运用时,可随症加味,若纳呆者,加炒麦芽、炒稻芽等以健胃助食;若泛酸者,加海螵蛸、浙贝母等化痰以制酸;若寐差者,加合欢皮、茯神等以宁心安神。

陈老师常用本方治疗胃肠病、妊娠病等,如能胃虚有热、气逆不降辨证明确,则疗效颇好。如曾治蒋某,女,43岁。主诉:反复胃脘不适半月余。诊见:反复胃脘不适,胃脘部热灼感,恶心,嗳气,肠鸣,便软,神疲力乏,寐差,舌嫩红,苔薄腻,脉弦细。行胃镜检查提示为慢性非萎缩性胃炎伴糜烂,病理报告为(胃窦)慢性中度浅表性胃炎伴小灶肠化,幽门螺杆菌阴性。此为脾胃偏弱,肝失疏泄,郁久化热,横逆犯胃,胃失和降,胃气上逆则烧心、恶心、嗳气等,治法清泄肝热,理气和胃,兼健脾化湿,方拟橘皮竹茹汤、左金丸合小陷胸汤化裁。处方:陈皮 10 克,炒竹茹 15 克,太子参 15 克,生姜片 3 克,甘草 6 克,大枣 30 克,蒲公英 30 克,金沸草(包)15 克,瓜蒌皮 15 克,炒黄连 6 克,吴茱萸 2 克,炒防风 10 克,姜半夏 10 克,合欢皮 15 克,茯神 15 克。7 剂。每日 1 剂,水煎服。嘱不必担忧,精神放松。药后患者恶心、嗳气、胃灼热感均较前改善。效不更方,上方去金沸草、生姜片,加白花蛇舌草 30 克、炒白术 30 克。7 剂,水煎服。服药后精神转振,症状基本消失,仍纳差,故上方去白花蛇舌草、炒竹茹、炒黄连、吴茱萸、防风,加炒麦芽 30 克、砂仁 3 克、炒稻芽 30 克、炒鸡内金 24 克,加强健脾开胃和中之功,再 7 剂调理善后。后随访,诸症消失。该患者为肝失疏泄,郁而化热,兼湿郁中焦,胃失和降,气机上逆。方中橘皮竹茹汤清热降逆,健中和胃;又用小陷胸汤(黄连、半夏、瓜蒌皮)清热化痰,理气宽脘,左金丸(黄连、吴茱萸)疏肝解郁,降逆和胃,使胃和而卧安,加合欢皮、茯神等增强解郁安神之功。蒲公英、金沸草清热降逆和胃,合竹茹称为"降胃三味",为陈老师所习用。本案以橘皮竹茹汤为主,用药考虑周详,故能较快取效。

(林雨琪)

大黄牡丹汤

大黄牡丹汤出自东汉张仲景所著《金匮要略·疮痈肠痈浸淫病脉证并治第十八》，其云："肠痈者，少腹肿痞，按之即痛如淋，小便自调，时时发热，自汗出，复恶寒，其脉迟紧者，脓未成，可下之，当有血。脉洪数者，脓已成，不可下也，大黄牡丹汤主之。大黄牡丹汤方：大黄四两，牡丹一两，桃仁五十个，瓜子半升，芒硝三合。上五味，以水六升，煮取一升，去滓，内芒硝，再煎沸，顿服之。有脓当下，如无脓，当下血。"

历代医家多用本方治疗湿热瘀滞的肠痈初期，功能泻热破瘀，散结消肿。主治肠痈初起，右少腹疼痛拒按，甚则局部肿痞，小便自调，时时发热，自汗出，复恶寒，或右足屈而不伸，舌苔薄腻而黄，其脉迟紧有力。张秉成《成方便读》注解此方："夫肠痈之病，皆由湿热瘀聚，郁结而成。病既在内，与外痈之治又自不同。然肠中既结聚不散，为肿为毒，非用下法，不能解散，故以大黄之苦寒行血，芒硝之咸寒软坚，荡涤一切湿热瘀结之毒，推之而下。桃仁入肝破血，瓜子润肺行痰，丹皮清散血分之郁热，以除不尽之余氛耳。"

现代临床报道本方可以用于治疗急性阑尾炎、急性胰腺炎、急性胆囊胆管炎、急腹症内毒素血症、急性腹膜炎、化脓性腹膜炎、术后肠功能紊乱、脓毒症肠功能障碍、单纯性憩室炎、炎症性肠病、混合痔、肛窦炎、急性盆腔炎、子宫肌瘤、子宫腔脓肿、下肢丹毒、痤疮等多种疾病。

名老中医门纯德曾用本方治疗子宫腔脓肿，取效神速。某女，61岁。脐下腹胀大痛4日，高热烦满，腹痛剧烈，急住院诊治。西医与抗生素不效，准备剖腹探查。其子闻及，心情焦急，当夜邀门老会诊。诊见：少腹中央胀起，如孕胎儿，疼痛拒按，周身高热，面赤口渴，六脉洪大滑数。门老料定此为湿热壅毒之重症，应急予救治。即疏以川大黄9克，桃仁10克，冬瓜子30克，芒硝6克，牡丹皮12克，金银花90克，令其当夜取药煎服。午夜时分，服下一大碗汤药。服后不足2小时，小腹胀痛加甚，愈来愈烈，坐卧不安，顷刻间痛势下坠，欲便，刚端及便盆，却从阴道内倾出一大堆脓血，秽臭难忍，之后诸症解除。以后数日，西医方确诊为宫腔脓肿。（《名方广用》）

陈老师临床运用此方较为谨慎，因此方旨在泻热破瘀，攻伐而下，多治疗肠痈（急性阑尾炎）初起，正气尚实者。也可用治顽固性便秘、肠梗阻、溃疡性结肠炎、痔疮、胆囊炎、胆石症、急性盆腔炎、外科手术后便秘等病。方中以大黄、芒硝力专攻下，泻肠中热毒，大黄兼有破瘀之功，芒硝又能软坚散结。桃仁泻热下血，牡丹皮凉血止血，冬瓜子清利湿热，兼有润肠之效。注意顾护正气，中病即止。大黄、芒硝下行之力较著，可根据病势发展灵活加减用量。如热势较盛，可加用黄芩、黄连、栀子等；若热势较轻，湿滞明显，可加用薏苡仁、泽泻、败酱草等。

陈老师认为此方的辨证要点为腹部疼痛拒按,大便秘结,舌苔薄腻而黄,脉滑数等。具体临床运用时,可随症加味,如寒热往来者,加柴胡、黄芩;如恶心呕吐者,加金沸草、姜竹茹;如胸胁疼痛者,加瓜蒌皮、延胡索;如大便出血者,加槐花炭、地榆炭;如皮色焮红,红疹难褪者,加紫草、苦参。

笔者曾用此方治疗急性阑尾炎,效果明显。张某,男,70岁。主诉:腹痛腹泻5日。患者5日前进食冰棒后感腹痛,主要位于剑突下、两侧胁肋部,连及后背部酸胀,呈持续性,活动则加重,平躺、休息可稍缓解,恶心无呕吐,日解稀水样大便二三次,中可见黏液,自行服用抗生素后症状有所好转。现患者仍有腹痛腹泻,查腹部CT考虑急性阑尾炎,遂住院治疗。查体:腹平软,剑突下压痛,右下腹压痛、反跳痛明显。肝脾肋下未及,墨菲征阴性,肝区叩痛阴性。全腹未及包块,移动性浊音阴性,肠鸣音3次/分。舌质红,苔黄薄腻,脉滑。考虑为湿热瘀俱结于肠腑,热迫下利。治以大黄牡丹汤加减。处方:生大黄5克,牡丹皮10克,桃仁10克,冬瓜皮10克,紫花地丁10克,金银花9克,乳香6克,没药6克,大血藤10克。5剂。每日1剂,水煎服。患者便溏,故去芒硝,改冬瓜子为冬瓜皮。服5剂后,患者腹痛明显改善,无剑突下、两侧胁肋部痛,未诉恶心呕吐,大便泻利已止。后再予调养3日后出院。

(吴黎艳　陈金旭)

桂枝茯苓丸

桂枝茯苓丸出自汉代张仲景所著《金匮要略·妇人妊娠病脉证并治第二十》，其云："妇人宿有癥病，经断未及三月，而得漏下不止，胎动在脐上者，为癥痼害。妊娠六月动者，前三月经水利时，胎也。下血者，后断三月，衃也。所以血不止者，其癥不去故也，当下其癥，桂枝茯苓丸主之。桂枝茯苓丸方：桂枝、茯苓、牡丹（去心）、桃仁（去皮尖，熬）、芍药各等分。上五味，末之，炼蜜和丸，如兔屎大，每日食前服一丸。不知，加至三丸。"

历代医家认为桂枝茯苓丸是活血消癥之代表方，功能活血化瘀，缓消癥块，主治瘀阻胞宫证。诊见妇人素有癥块，妊娠漏下不止，或胎动不安，血色紫黑晦黯，腹痛拒按，或经闭腹痛，或产后恶露不尽而腹痛拒按，舌质紫黯或有瘀点，脉沉涩。徐彬《金匮要略论注》卷二十注解本方："桂枝，芍药，一阳一阴；茯苓、丹皮，一气一血。调其寒温，扶其正气。桃仁以之破恶血，消癥癖，而不嫌伤胎血者，所谓有病则病当之也。且癥之初，必因寒，桂能化气而消其本寒；癥之成，必挟湿热为窠囊，苓渗湿气，丹清血热，芍药敛肝血而扶脾，使能统血，则养正即所以去邪耳。"近代医家曹颖甫在《金匮发微》讲到："仲师设立桂枝茯苓丸，以缓而下之。盖癥之所由成，起于寒湿，故以桂枝以通阳，茯苓以泄湿，丹皮、桃仁、赤芍，则攻瘀而疏达之。"

现代临床报道本方可以用于治疗子宫肌瘤、卵巢囊肿、子宫内膜异位症、慢性盆腔炎、痛经、乳腺增生、崩漏、产后腹痛、不孕症、前列腺增生、慢性肾炎、围绝经期综合征、高血压病、脑血管疾病引起的感觉异常、中枢性疼痛、变应性神经炎、慢性胃炎、胃脘痛、慢性鼻炎等多种疾病。

名老中医赵守真曾用本方治疗小儿受惊发热，疗效明显。谢菊生之子秋光，年2岁，体健天真，聪明可爱。昨夜倏然高热，口不渴，人清醒，家人虑热极生风，致生他变，夜半延唐医治之，进以清热解肌，天明热退，白日嬉戏如常。至夜复热，间有妄语，医又认作风兼积滞，用青蒿、薄荷、连翘、神曲、焦楂之属，解热消食，病亦不退。此后夜热无少间，儿体则日呈虚象。今晨儿母携来就诊，指纹青滞，舌尖红，无苔，夜热无汗，尿黄便和。但发热之前不恶寒，指纹青，既非外感伤风，则属受惊生热所致。乃母曰："前夕儿从床坠地，次日即病，其以是欤？"如此则病因惊而发，惊则气血不和，影响经脉，因而发热，是热自内生，故非解表可治者，治宜安神和血则得之矣。处《金匮》桂枝茯苓丸而变通其用。桂枝钱半，丹皮二钱，桃仁二钱，茯神（辰砂拌）三钱，加龙骨、牡蛎各三钱。午后服完一帖，当夜热大减，再剂热不复发，遂嬉笑如常矣。观此，则知发热之多端，不宜局限于清热解表之成法。（《治验回忆录》）

临证若见妇人有癥瘕,现代检查有子宫肌瘤等疾病,可辨证后选用此方。陈老师认为本方主要适合瘀阻下焦为主的血瘀证。癥瘕日久,瘀而不通则生腹痛拒按,瘀久血色晦黯且时有漏下,均适用桂枝茯苓丸缓消癥块。

陈老师对此方灵活加减,原方桂枝温通血脉,配桃仁、牡丹皮活血破瘀,芍药常赤白芍同用,养血、和血、活血、止痛多效共奏,可加红花组成桃红之意,红花、桃仁配伍比例可调节寒热,热象较著,桃仁、牡丹皮则多用;寒象明显,红花、桂枝则多用。另外,此方原为炼蜜为丸,缓缓服之,现在多用汤剂,故临床宜中病即止。坏血已除,可再辅以生血之方,去其本无,保其本有。

笔者曾治王某,32岁。患者因右侧子宫内膜异位囊肿术后2年复发前来就诊。复查B超:囊肿大小4.3厘米×3.7厘米×3.6厘米;糖类抗原125超出正常范围近1倍。月经滞后,经前腰酸、腹胀、乳房胀痛,月经颜色紫黯、夹血块,经期腹痛明显,腹痛评分4～5分,持续1～2日,血块排出后腹痛即减轻。胃纳尚可,夜寐安,排便基本正常。舌质黯边有瘀点,苔薄,脉沉细。证属血瘀气滞,肝脾失和,治拟活血化瘀,疏肝健脾。处方桂枝茯苓丸化裁,药用:桂枝10克,茯苓20克,牡丹皮10克,桃仁10克,白芍15克,赤芍15克,三棱10克,莪术10克,生白术15克,瓦楞子(先煎)30克,党参15克,血竭3克,山慈菇6克,天龙1条。每日1剂,水煎温服。经3个月治疗后,复查B超囊肿缩小至2.6厘米×2.0厘米×1.9厘米,糖类抗原125指数降至正常范围。后以桂枝茯苓丸为主加活血益肾药调治2个月,成功妊娠,并保胎至12周。随访患者足月顺产一健康女婴,体质量3 200克。产后3个月复查B超,其囊肿消失。

(杨益萍　陈金旭)

胶艾汤

胶艾汤出自《金匮要略·妇人妊娠病脉证并治二十》，其云："师曰：妇人有漏下者，有半产后因续下血都不绝者，有妊娠下血者。假令妊娠腹中痛，为胞阻，胶艾汤主之。芎归胶艾汤方：芎䓖、阿胶、甘草各二两，艾叶、当归各三两，芍药四两，干地黄四两。上七味，以水五升，清酒三升，合煮，取三升，去滓，内胶，令消尽，温服一升，日三服，不差更作。"

胶艾汤又名芎归胶艾汤，是治疗妇人冲任虚损出血的代表方剂，功能补血止血、调经安胎。主治妇人冲任虚损，崩漏下血，月经过多，淋漓不止；产后或流产损伤冲任，下血不止；或妊娠胞阻，胎漏下血，腹中疼痛。清代医家尤在泾在《金匮要略心典》中评论："妇人经水淋沥，及胎产前后下血不止者，皆冲任脉虚，而阴气不能守也，是惟胶艾汤能补而固之，中有芎、归能于血中行气，艾叶得阴气，止痛安胎，故亦治妊娠胞阻。胞阻者，胞脉阻滞，血少而气不行也。"费伯雄在《医方论》中赞其"有四物以补血，而又加胶艾以和阴阳，故为止崩漏、腹痛之良法"。胶艾汤功善温经止血，固精安胎，其特点是补血为主，以通为用，补而不滞，行血不破血。

现代临床报道本方可以用于治疗出血性疾病如功能失调性子宫出血、先兆流产、习惯性流产、人工流产后子宫出血、月经过多、妊娠子宫出血、产后恶露不尽、产后子宫恢复不良（复旧不全）、血小板减少性紫癜、胃十二指肠溃疡出血、支气管扩张咯血、鼻衄、尿血、外伤出血、血痢不止等疾病。

陈老师临床喜用本方，认为只要有冲任虚损征象，即可用之。胶艾汤组成即四物汤加阿胶、艾叶、甘草。四物汤功效养血补血，调理冲任。所加之阿胶养血止血，艾叶温经安胎，一阴一阳，同奏安胎之功，二药为治崩漏的要药，合用则调经止血、养血安胎之力更甚，共为君药；当归、地黄、川芎、芍药即为后世之四物汤，既可补肝肾，益营血，又可调气机，行血滞，使营血流通循行，疼痛可愈，均为臣药；甘草和中缓急，调和诸药，为佐使。全方合用，功效既可养血止血，又能暖宫调经，还可以治腹痛、安胎。因此本方不仅是妇科常用的有效方剂，在内科出血性疾病的治疗中亦不乏运用。

本方证的病机关键为冲任脉虚，阴气不能内守，不能制约经血。临床多见月经不调，月水过多，淋沥不止；或半产后下血不绝；或妊娠下血，腹中疼痛；或见其他内科疾病出血证，如见面色萎黄或苍白，眼睑淡红，头晕目眩，神疲力乏，食欲不振，心悸，失眠，脉弦细等。具体临床运用时，可随症灵活运用，若漏下属血热或肾阴虚型，可加大白芍的用量，酌减艾叶的用量；若瘀血甚，芍药宜改用赤芍，且可稍增当归、川芎之用量；若见脾虚甚，可减川芎、当归，加黄芪、党参、白术一类健脾益气药；若兼肾阳虚，则可减芍药，加附子、淫羊藿、杜仲、菟丝子等。若患者妊娠腹痛辨证属胶艾汤之证，患者虚寒出血明显者，艾叶可用艾叶炭；血虚明显者，干地黄可用熟地补血滋阴之力更甚，酌加山萸肉、桑椹等品；若患者兼有气郁不疏，可酌加苏梗、柴胡、梅花、佛手等解郁之品。

  陈老师常用本方治疗妇科病、胃肠病、皮肤病，如能冲任虚损辨证明确，则疗效可期。笔者曾治王某，女，34岁。初诊日期：2023年4月20日。主诉：停经50日。诊见：患者既往月经基本规律。1-0-0-1。有再生育打算。末次月经(LMP)：2023年3月1日至3月6日，经量中等，少量血块，无明显痛经。此次停经50日，当地医院血清人绒毛膜促性腺激素(HCG)检测确认妊娠状态，具体数值不详。患者无明显腹痛及阴道出血等，带下如常，面色欠华，腰酸，乳房微胀。胃纳一般，夜寐欠安，排便正常。当日本院B超提示：宫腔内见12毫米×10毫米×11毫米孕囊回声，内见卵黄囊，未见胚芽，孕囊旁见6.7毫米液性暗区。查其舌质淡，苔薄，脉细。此为冲任血虚，不能滋养胚胎，以致胎萎不长，胎漏下血，故见宫腔积液。治宜补血止血，益肾安胎，方选胶艾汤合寿胎丸加减。药用：当归6克，熟地黄10克，阳春砂（后下）3克，生白芍10克，阿胶珠6克，艾叶3克，炙甘草6克，太子参15克，茯神18克，菟丝子15克，盐杜仲12克，川断15克，桑寄生15克，苎麻根15克，三七2克，白及6克，仙鹤草15克，炒白术12克。7剂。水煎服，每日1剂，分2次服用。随访，患者1周后他处复诊，B超提示：孕囊大小15毫米×13毫米×11毫米，内可见卵黄囊和胚芽，积液大小同前。其在别处更改治疗方案，之后复查积液明显增多至50毫米，发生流产告终。本案患者面色欠华，腰酸，宫腔内提示积液，可见其明确属于冲任血虚，血不养胎而致的胎动不安，所选胶艾汤养血安胎，寿胎丸益肾安胎，两方合用再酌加三七、白及、仙鹤草、苎麻根、炒白术等，共奏补血养血、补肾健脾、止血安胎之效。随访患者，1周后复查临床疗效尚可，因其别处就诊后更换治疗方案，复查结果胎漏出血明显增加，后酿难免流产之结局，甚是可惜。

（杨益萍）

当归芍药散

当归芍药散来源于《金匮要略·妇人妊娠病脉证并治第二十》,其云:"妇人怀妊,腹中疠痛,当归芍药散主之。当归芍药散方:当归三两,芍药一斤,茯苓四两,白术四两,泽泻半斤,芎䓖半斤。上六味,杵为散,取方寸匕,酒和,日三服。"《金匮要略·妇人杂病脉证并治第二十二》亦载:"妇人腹中诸疾痛,当归芍药散主之。"

妇女以气血为本,所以病变往往以气血失调为主。脾为气血生化之源,肝为藏血调气之脏,肝脾一旦失调,则气血为病,由此而生。本方中芍药、当归、川芎养血和血以调肝;茯苓、白术、泽泻利水渗湿以健脾,具有调和肝脾,和血利湿之功。历代医家认为,其功效有三。一是通畅血脉,如宋代《三因极一病证方论》《太平惠民和剂局方》及《普济方》均认为,本方"常服通畅血脉,不生痈疡"。近人黄树曾于《金匮要略释义》中亦说"尤妙在作散以酒调服,能通气血,调营卫,散郁滞,故腹中诸疾痛可除也"。二是养血疏肝,健脾利湿。如赵良仁《金匮玉涵经二注》认为本方证的病机为"脾土为木邪所刦,谷气不举,浊淫下流,以塞搏阴血而痛也"。而其方功用则是"泻肝补血,健脾利湿"。三是和血利水。直宽氏《金匮要略疏义》认为"血气为之不利而阻壅,水亦易潴"。曹颖甫《金匮发微》更进一步明确指出:"方用芎、归、芍以和血,并用茯苓、泽泻、白术以泄水而去湿,但令湿去而血分调,疠痛自止。"从血水的辩证关系指出了当归芍药散的配伍目的所在。

现代临床报道当归芍药散可治疗泌尿系统疾病如慢性肾炎、慢性膀胱炎,心血管疾病如冠心病、心绞痛,妇产科疾病如子宫异常出血、卵巢囊肿、经行泄泻、带下病、盆腔炎性疾病、围绝经期综合征、卵巢功能低下、不孕症、习惯性流产、妊娠腹痛、胎动不安、产后缺乳等多种疾病。

著名中医陈潮祖运用本方治疗慢性萎缩性鼻炎。陈某,男,63 岁。半年前曾患中风,口眼㖞斜,右半身偏瘫。后经中西医结合治疗,说话、写字、走路基本恢复正常。近 2 个月自觉鼻腔干痛,鼻涕减少,伴咽干,嗅觉减退。经某省级医院确诊为"慢性萎缩性鼻炎"。刻诊:患者体形偏胖,面色稍白。饮食尚可,小便清长,大便不成形,日 1 次。观其舌歪斜、色黯、边有齿痕,苔白腻,脉沉缓。辨证治法:肺脾两虚,肺气不宣,血滞痰凝,予健脾宣肺,活血行津,方用当归芍药散合半夏散及汤加味。处方:白芍 10 克,当归 10 克,生白术 20 克,川芎 10 克,泽泻 20 克,炙甘草 10 克,桂枝 20 克,茯苓 20 克,葛根 15 克,法半夏 15 克,北细辛 6 克,麻黄 10 克。上方水煎服,每日 1 剂。连服 6 剂。二诊:鼻干略有好转,药后鼻内时有胀痛,大便较前成形,舌黯略转微红,脉象如前。考虑到患者中风病史,尚有风痰阻络,原方加白附子 20 克。5 剂,水煎服。后继续调治近 2 月,自觉鼻腔内有湿

润感,嗅觉提高。经五官科检查:鼻黏膜红润,鼻甲饱满。(《陈潮祖医案》)

陈老师体会当归芍药散证中,腹中挛急而痛,或上迫心下及胸,或小便有不利,痛时或不能俯仰。而触诊腹中如有物而又无包块,当属下焦血水交阻留滞。故本方的运用总以肝虚血瘀、气机不利、脾气虚弱、运化失职为病机关键。临证血瘀加桃仁、益母草;气郁加郁金、香附;痛重可合芍药甘草汤。运用时方证相符,灵活加减,可获良效。

笔者临床曾以此方治疗妊娠腹痛,确有良效。如治俞某,33岁。初诊日期:2023年11月19日。患者停经42日,自测尿妊娠试验弱阳性,少腹隐痛不适就诊。患者既往月经周期基本规律,33～37日1潮,经期5～7日。患者自诉曾做孕前全套检查,结果无殊。2022年血抗缪勒管激素(AMH)5.87纳克/毫升。末次月经(LMP):2023年10月8日至2023年10月14日,经量中等,夹血块,经期小腹痛。患者当日外院血检查结果提示:孕酮:66.20纳摩尔/升,人绒毛膜促性腺激素:155.73毫国际单位/毫升。诊见:面色欠华,小腹隐痛,无尿频,腰酸略有,情绪容易急躁,冬天时有怕冷,口干不明显,发稍油,口中略黏,胃纳一般,夜寐尚安,排便不成型。舌淡黯,苔薄腻,脉细滑。患者既往有乳腺结节病史,经前乳房胀痛反复发作。此次妊娠后,血聚养胎,血虚更甚,素有肝郁,横犯脾土,筋脉失养,脾失纳运,故口黏,纳一般,排便不成型。患者血虚肝郁,气血失和,兼有肾虚,舌淡黯为血不和有瘀之象,瘀滞不通则痛,故见少腹隐痛不适,腰略酸。故予当归芍药散合寿胎丸加减,处方:当归6克,白芍15克,茯苓12克,炒白术15克,泽泻10克,砂仁(后下)5克,菟丝子15克,淫羊藿15克,炒杜仲15克,桑寄生15克,续断20克,山药30克,制黄精15克,制玉竹15克,阿胶珠5克,太子参15克,炒党参15克,炙甘草5克,大枣15克。笔者考虑患者为妊娠状态,因川芎一味乃血中之气药,上行头面下行血海,其性走窜,活血动血较甚,早孕期当慎用,故去之。而患者兼有脾肾虚之象,故合寿胎丸加减,全方共奏养血和血、益肾安胎之效。2023年12月2日复诊时,述11月22日复查血结果提示孕酮:90纳摩尔/升,人绒毛膜促性腺激素:903毫国际单位/毫升。患者服药7剂后,腹痛明显减轻,效不更方,上方略作加减,继续和血安胎治疗。

(任　莉　杨益萍)

半夏厚朴汤

半夏厚朴汤出自东汉张仲景所著《金匮要略·妇人杂病脉证并治第二十二》,其云:"妇人咽中如有炙脔,半夏厚朴汤主之。半夏厚朴汤方:半夏一升,厚朴三两,茯苓四两,生姜五两,干苏叶二两。上五味,以水七升,煮取四升,分温四服,日三夜一服。"

半夏厚朴汤是治疗情志不畅、痰气互结所致的梅核气的代表方剂,功能行气散结,降逆化痰。清代陈修园、陈元犀父子《金匮方歌括》载:"主以半夏厚朴汤者,方中以半夏降逆气,厚朴解结气,茯苓消痰,尤妙以生姜通神明,助正祛邪,以紫苏之辛香,散其郁气,郁散气调,而凝结焉有不化者哉。后人以此汤变其分两,治胸腹满闷、呕逆等症,名七气汤,以治七情之病。"清代朱光被《金匮要略正义》言:"此所谓寒伤经络,凝坚在上也。咽中属至清之分,积冷结气,若或有形,非辛不能开,非温不能散。然非气之极轻清者,不足以为功,故主此汤。半夏降逆气,厚朴开结气,生姜温散气分之寒,紫苏温散血分之寒,茯苓分清别浊而令上焦之阳气还归于太清,洵圣方也。"所述精当。

现代临床报道本方除治疗梅核气之外,还可以治疗胃食管反流病、慢性胃炎、胃神经症、慢性支气管炎、咳嗽、慢性阻塞性肺疾病、咳嗽变异型哮喘、睡眠呼吸暂停综合征、桥本甲状腺炎、甲状腺结节、口腔溃疡、抑郁症等。

名老中医蒲辅周曾用本方治疗梅核气,取效颇好。杨某,男,65岁。1965年10月28日初诊。患者10年来自觉咽中梗阻,胸闷,经4个月的治疗已缓解。在1963年曾复发1次,近日来又自觉咽间气堵,胸闷不畅,六脉沉滑,舌红,苔黄腻。属痰湿阻滞,胸中气机不利,此谓梅核气。治宜开胸降逆,理气豁痰。处方:法半夏二钱,苏梗一钱,茯苓二钱,厚朴一钱,陈皮一钱,大腹皮一钱,白芥子(炒)一钱,炒莱菔子一钱,薤白二钱,降香五分,路路通一钱,白通草一钱,竹茹一钱。10剂。一剂两煎,共取160毫升,分早晚食后温服。11月8日二诊:服上药,自觉咽间堵塞减轻,但偶尔稍阻,食纳无味,晨起痰多色灰,失眠,夜间尿频量多,大便正常,有低热。脉转微滑,舌红,苔秽腻。湿痰见消,仍宜降气、和胃、化痰为治。原方去薤白、陈皮,加黄连五分、香橼皮一钱、白芥子五分。10剂,煎服法同前。11月22日三诊:服药后,咽间梗阻消失,低热已退,食纳、睡眠、二便均正常。不再服药,避免精神刺激,饮食调理为宜。(《蒲辅周医疗经验》)

陈老师临床习用本方,认为只要有痰凝气郁征象,即可用之。如痰凝明显,方中半夏选竹沥半夏;如见咳嗽干呕、胸闷脘痞者,半夏宜用姜半夏,减生姜用量,因姜半夏能代生姜、半夏缓解温燥伤阴,且长于降逆止呕。若咽燥喉痒干咳,口干,兼阴液不足者,厚朴改为厚朴花,厚朴花较厚朴性质更为温和,能减少厚朴香燥伤阴之弊,增强理气宽中之功。

紫苏叶芳香行气,理肺疏肝,并助厚朴行气宽胸,宣通郁气。茯苓甘淡,渗湿健脾,并助半夏化痰,如症见夜寐不安,可选用茯神。

陈老师体会本方的辨证要点为咽中异物感,咽之不下,咯之不出,空咽时明显,受情绪波动影响,但不影响正常进食,或胸脘痞满,气不舒畅,或痰涎壅盛,上气喘急,或因痰饮中结,呕逆恶心,苔白腻,脉弦滑。具体临床应用时,可随症加味。如咽喉不适,加蝉蜕、木蝴蝶等;见胁肋痛较甚,加川楝子、小茴香等;见胃气上逆,恶心泛酸者,加姜竹茹、吴茱萸等;见虚火重而口干甚者,加麦冬、玄参等;见腹胀、腹痛者,加木香、炒枳壳等。

陈老师常用本方治疗咽喉颈项疾病、呼吸系统疾病、消化系统疾病、精神疾病、甲状腺肿瘤、鼻咽癌等,均疗效显著。如曾治简某,女,39岁,家庭主妇。近感胃脘胀满,咽部有异物感,胸骨后有阻塞感,频嗳气、呃逆,平素经来乳房胀痛,偶有泛酸,纳食尚可,大便偏软,舌嫩红有裂纹,苔薄,脉弦细。诊断为脘痞,辨为痰气郁结,兼有阴亏。治当理气解郁,兼以养阴。方拟半夏厚朴汤化裁。处方:姜半夏10克,厚朴花9克,紫苏叶10克,茯苓15克,蝉蜕6克,金沸草(包)15克,生地黄30克,酒当归12克,蒲公英30克,瓜蒌皮15克,炒竹茹12克,炒黄连6克,炒麦冬15克,北沙参15克,甘草10克。7剂。1日2次,早晚温服。患者复诊时诉咽喉、胸骨后不适感明显好转,其余症状均有所缓解,予前方出入善后。本案患者为家庭主妇,平日操心过多,故肝失调达,气失疏泄,肝气郁结,故见脘胀、嗳气、泛酸等。肝气郁而脾不得疏,水湿内停为痰,则症见咽喉有异物感,胸骨后不适。予半夏厚朴汤加减理气化痰,方中厚朴改花强理气之功,姜半夏代生姜、半夏化痰降逆,加炒麦冬、生地黄、北沙参养阴润燥,加金沸草、炒竹茹、蒲公英、瓜蒌皮等清热化痰,降逆止呕,蝉蜕化痰利咽喉。

(林雨琪)

温经汤

温经汤出自张仲景《金匮要略·妇人杂病脉证并治第二十二》,其云:"问曰:妇人年五十所,病下利,数十日不止,暮即发热,少腹里急,腹满,手掌烦热,唇口干燥,何也?师曰:此病属带下,何以故?曾经半产,瘀血在少腹不去。何以知之?其证唇口干燥,故知之。当以温经汤主之。温经汤方:吴茱萸三两,当归、芎䓖、芍药各二两,人参、桂枝、阿胶、牡丹(去心)、生姜、甘草各二两,半夏半升,麦门冬(去心)一升。上十二味,以水一斗,煮取三升,分温三服。亦主妇人少腹寒,久不受胎,兼取崩中去血,或月水来过多,及至期不来。"

温经汤为历代医家常用的重要妇科经方,功能温经散寒,养血祛瘀,具有温中寓养、温中寓通、气血双补、肝脾兼调的特点,主治冲任虚寒、瘀血阻滞证。诊见漏下不止,血色黯而有块,淋漓不畅,或月经超前或延后,或逾期不止,或一月再行,或经停不至,而见少腹里急、腹满,傍晚发热,手心烦热,唇口干燥,舌质黯红,脉细而涩。亦治妇人宫冷,久不受孕等。清代医家陈修园在《女科要旨》中云:"《金匮》温经汤一方,无论阴阳、虚实、闭塞、崩漏、老少,善用之无不应手取效。"

现代临床报道本方可用于多种疾病的治疗。妇科疾病如月经不调、痛经、继发性闭经、月经周期异常的高催乳素血症、多囊卵巢综合征、子宫内膜异位症疼痛、不孕症、辅助药物流产、老年性阴道炎、外阴瘙痒、围绝经期综合征等;男科疾病如前列腺炎、阳痿、精索静脉曲张等;内科杂病如血管神经性头痛、甲状腺功能亢进症、慢性肾炎血尿及慢性肾小球肾炎、慢性结肠炎、血栓闭塞性脉管炎、腰腿痛、产后风湿性关节炎、剥脱性唇炎、乳腺增生等;皮肤病如带状疱疹后遗神经痛、黑病变、新生儿硬肿病、雷诺病、慢性荨麻疹、湿疹、黄褐斑、手足皲裂等。

名老中医吴棹仙曾用本方治漏下清血案,取效颇好。华某,女,24岁,1961年。初诊:漏下清血已3月余。头目眩晕,小腹空痛,经水过期未至,时而漏下,色淡如水,舌质淡白。脉沉而迟,迟中不足。此奇经受损,血寒为患也。方药:炒白芍9克,川芎9克,当归9克,泡参9克,京阿胶(蒸化兑服)9克,肉桂6克,丹皮6克,仙半夏9克,寸冬12克,黑姜9克,吴茱萸6克,炙甘草9克。二诊:连服温经汤2剂,漏下之证已止,仍心中动悸,时而头目眩晕,手指尖微痛。盖奇经过损,心肝之血不营于上也。再服四物汤增减,漏下之症,已未再现。(《吴棹仙医经精义》)

陈老师临床喜用本方,认为只要有冲任虚寒,兼瘀血内停,即可用之。方中吴茱萸、桂枝共为君药,用以温经散寒,通利血脉;当归、川芎活血祛瘀以生新;牡丹皮祛瘀通经兼清瘀热，共为臣药。阿胶、麦冬、芍药滋阴养血，并能止血；人参、甘草补气健脾，又能统血；半夏通降胃气且散结，有助于祛瘀通经；生姜温胃降逆而散寒，又能助生化，以上共为佐药。甘草调和诸药，兼为使药。陈老师认为，方中半夏一味，其功效有三：一能和胃运脾；二可降胃气，因冲任二脉均与足阳明胃经相通，故可通冲任以调经；三以燥湿散水以防津液之壅。全方相伍，温而不燥，通而不猛，补而不滞，祛瘀不伤正，故适用于冲任虚寒，瘀血久滞，以虚寒为本，以实热为标，寒热错杂之多种病证，并非仅用于妇科疾病。

本方证的病机关键要抓住寒、瘀、虚、热，即冲任虚寒，瘀血阻滞，阴血不足，瘀热虚热，舌质黯红，脉细涩等，证属本虚标实。主要用于冲任虚寒而有瘀滞的月经不调、痛经、崩漏、不孕、慢性结肠炎等。具体临床运用时，可随症加减：若小腹冷痛甚者，去牡丹皮、麦冬，加艾叶、小茴香，或桂枝易为肉桂，以增强散寒止痛之力；寒凝而气滞者，加香附、乌药以理气止痛；漏下不止而血色黯淡者，去牡丹皮，加炮姜、艾叶以温经止血；气虚甚者，加黄芪、白术以益气健脾。

笔者常用本方治疗妇科病、胃肠病、皮肤病等。如曾治裘某，女，39岁。初诊日期：2023年4月24日。主诉：近3月反复出现阴道不规则出血。患者13岁月经初潮，既往月经基本规律，28日左右一潮，5～6日干净，痛经（－）。2-0-1-2，均为剖宫产。近2月无明显诱因出现月经干净后阴道不规则出血。近3次月经分别为：2023年2月19日至2月24日，经量中等，2月27日出现少量阴道出血，点滴即净，无腹痛，腰酸明显。经间期可见明显透明白带。无再生育计划。3月16日至3月20日，经量、色、质如常。4月12日至4月17日，量中等，夹少量血块，色略黯。经前乳房略胀痛。曾有慢性附件炎病史。4月22日起腰酸，少腹下坠，阴痒，阴道出现少量粉色出血，旋即干净。情绪尚可，怕冷不明显，胃纳尚可，夜寐安，排便如常。舌质淡，苔薄白，脉细弦。患者外院宫颈癌筛查阴性，B超未见明显异常。此为冲任虚寒，夹有瘀滞之征象，治宜温经散寒，通利血脉，方选温经汤加减。处方：吴茱萸2克，桂枝6克，川芎5克，当归6克，生白芍12克，牡丹皮炭9克，炮姜3克，麦冬15克，太子参20克，姜半夏6克，茜草炭6克，茯苓20克，天冬12克，炙甘草6克，红藤15克，败酱草15克，橘络5克，阿胶珠6克。7剂。水煎服，每日1剂，早晚分服。患者药后无明显不适，遵循月经周期调治。6月1日复诊时诉：月经5月8日至5月13日来潮，近期乳房略胀，有月经将至之感，本周期未发生出血。效不更法，继续循期调治，取得良效。

（杨益萍）

肾气丸

肾气丸,又名八味肾气丸、崔氏八味丸、桂附八味丸、桂附地黄丸,出自《金匮要略》。《金匮要略·妇人杂病脉证并治第二十二》云:"问曰:妇人病,饮食如故,烦热不得卧而反倚息者,何也?师曰:此名转胞,不得溺也,以胞系了戾,故致此病。但利小便则愈,宜肾气丸主之。肾气丸方:干地黄八两,薯蓣四两,山茱萸四两,泽泻三两,茯苓三两,牡丹皮三两,桂枝、附子(炮)各一两。上八味,末之,炼蜜和丸梧子大,酒下十五丸,加至二十五丸,日再服。"《金匮要略·中风历节病脉证并治第五》云:"崔氏八味丸:治脚气上入,少腹不仁。"《金匮要略·血痹虚劳病脉证并治第六》云:"虚劳腰痛,少腹拘急,小便不利者,八味肾气丸主之。"《金匮要略·痰饮咳嗽病脉证并治第十二》云:"夫短气有微饮,当从小便去之,苓桂术甘汤主之,肾气丸亦主之。"《金匮要略·消渴小便利淋病脉证并治第十三》云:"男子消渴,小便反多,以饮一斗,小便一斗,肾气丸主之。"

历代医家认为,本方补益肾气,用于治疗肾气不足证,诊见腰痛脚软,身半以下常有冷感,少腹拘急,小便不利,或小便反多,入夜尤甚,阳痿早泄,舌淡而胖,脉虚弱,尺部沉细或沉弱而迟,以及痰饮、水肿、消渴、脚气、转胞等。《医宗金鉴·删补名医方论》曰:"命门之火,乃水中之阳。夫水体本静,而川流不息者,气之动,火之用也,非指有形者言也。然少火则生气,火壮则食气,故火不可亢,亦不可衰。所云火生土者,即肾家之少火,游行其间,以息相吹耳!若命门火衰,少火几于熄矣。欲暖脾胃之阳,必先温命门之火,此肾气丸纳桂、附于滋阴剂中十倍之一,意不在补火,而在微微生火,即生肾气也。故不曰温肾,而名肾气,斯知肾以气为主,肾得气而土自生也。且形不足者,温之以气,则脾胃因虚寒而致病者固痊,即虚火不归其原者,亦纳之而归封蛰之本矣。"明代医家张景岳说"善补阳者,必于阴中求阳,则阳得阴助,而生化无穷",故重用干地黄滋阴补肾生精,配伍山茱萸、山药补肝养脾益精,阴生则阳长。方中补阳药少而滋阴药多,可见其立方之旨,并非峻补元阳,乃在于微微生火,鼓舞肾气,即取"少火生气"之义。泽泻、茯苓和牡丹皮三味寓泻于补,俾邪去而补药得力。近代名家张山雷则主张本方补肾气而助利水,颇具新意,他在《小儿药证直诀笺正》中说:"仲师八味,全为肾气不充,不能鼓舞真阳,而小水不利者设法,故以桂、附温煦肾阳,地黄滋养阴液,萸肉收摄耗散,而即以丹皮泄导湿热,茯苓、泽泻渗利膀胱,其用山药者,实脾以堤水也。立方大旨,无一味不从利水着想。方名肾气,所重者在一气字。故桂、附极轻,不过借其和煦,吹嘘肾中真阳,使溺道得以畅遂。"

现代临床报道本方常用于治疗慢性肾炎、糖尿病、糖尿病神经源性膀胱、高血压病、低血压病、醛固酮增多症、甲状腺功能低下症、神经衰弱、肾上腺皮质功能减退症、慢性心力衰竭、慢性阻塞性肺疾病、慢性支气管哮喘、尿路感染、遗尿、自发性气胸、白内障、阳痿、围绝经期综合征、功能失调性子宫出血、希恩综合征、不孕症、神经症、骨质增生症、荨麻疹、复发性口腔溃疡等属肾气不足者。

《名医类案》记载：薛己"治州守王用之，先因肚腹膨胀，饮食少思，服二陈、枳实之类，小便不利，大便不实，咳嗽腹胀。用淡渗破气之剂，手足俱冷，此足三阴虚寒之症也。用金匮肾气丸，不月而康"。

名老中医俞长荣用此方治疗肾病：陈某，女，47岁，干部。1974年12月8日就诊。1965年患肾盂肾炎，旋即治愈。今春以来经常出现全身水肿，时起时退。尿检发现蛋白、管型，经中西药治疗无明显进步。目前全身仍水肿，腹皮增厚，腹胀，头晕，腰酸，食欲减退，小便频、量少、色深黄，口不干，脉细涩，舌体胖有齿印，质红，苔白较厚。血压正常。予肾气丸加味。处方：熟地（砂仁杵）15克，怀山药15克，茯苓12克，泽泻12克，牛膝12克，枸杞9克，牡丹皮9克，附子9克，车前子（包煎）9克，肉桂心（另冲）1.8克。连服30余剂，诸症基本解除，小便多次复检未见异常。（《俞长荣论医集》）

陈老师认为本方配伍特点有二：一是将少量温阳补火药放在大队滋阴益精药之中，意在阴中求阳，少火生气；二是以补肾气为主，佐用清通渗利，寓泻于补，旨在以通助补。若畏寒肢冷较甚者，可将桂枝改为肉桂，并加重桂、附之量，以增温补肾阳之效；兼痰饮咳喘者，加干姜、细辛、竹沥半夏，以温肺化饮；夜尿多者，可加桑螵蛸、益智仁、金樱子、乌药，以助温阳固摄之功。

笔者运用此方治疗疲劳综合征肾不气足证，如治何某，男，42岁。就诊日期：2023年10月28日。主诉：疲乏、手足发凉数年，加重1月余。患者数年前出现手足发凉，逐年加重，冬季尤甚，未予重视。1月余前天气转凉后症状逐渐加重，易疲乏，记忆力稍减退，睡眠质量尚可，胃纳一般，大便溏稀，小便次数多，夜尿2～3次。舌淡边有齿痕，苔薄白，脉沉弱。西医诊断为疲劳综合征，中医诊断为虚损病（肾气不足证）。方选肾气丸加味，药用：制附片（先煎）3克，肉桂（后下）6克，熟地黄30克，牡丹皮10克，茯苓15克，山茱萸12克，山药30克，泽泻10克，仙茅15克，淫羊藿15克，川牛膝15克，黄芪30克，酒当归15克，炒白术30克，炒白芍30克。7剂。水煎，每日1剂，分2次温服。药后来电告知手足凉明显好转，夜尿次数减少，嘱继续转方服药，巩固疗效。

（王恒苍）

后世良方

独活寄生汤

独活寄生汤出自唐代孙思邈的《备急千金要方·卷第八》，其云："夫腰背痛者，皆犹肾气虚弱，卧冷湿地当风所得也，不时速治，喜流入脚膝，为偏枯冷痹缓弱疼重，或腰痛挛脚重痹，宜急服此方。独活三两，寄生（《古今录验》用续断）、杜仲、牛膝、细辛、秦艽、茯苓、桂心、防风、川芎、干地黄、人参、甘草、当归、芍药各二两。上十五味，㕮咀，以水一斗，煮取三升，分三服，温身勿冷。风虚下利者，除干地黄。服汤取萆薢叶火燎厚安席上及热眠上，冷复燎之。冬月取根、春取茎熬卧之佳，其余薄熨不及萆薢蒸为愈也。诸处风湿亦用此法，新产竟便患腹痛不得转动，及腰脚挛痛不得屈伸痹弱者，宜服此汤除风消血。"

吴崑《医方考》曰："肾气虚弱，肝脾之气袭之，令人腰膝作痛，屈伸不便，冷痹无力者，此方主之。肾，水脏也，虚则肝脾之气凑之，故令腰膝实而作痛。屈伸不便者，筋骨俱病也。《灵枢经》曰：'能屈而不能伸者，病在筋；能伸而不能屈者，病在骨。故知屈伸不便，为筋骨俱病也。'冷痹者，阴邪实也；无力者，气血虚也。是方也，独活、寄生、细辛、秦艽、防风、桂心，辛温之品也，可以升举肝脾之气，肝脾之气升，则腰膝弗痛矣；当归、熟地、白芍、川芎、杜仲、牛膝者，养阴之品也，可以滋补肝肾之阴，肝肾之阴补，则足得血而能步矣；人参、茯苓、甘草者，益气之品也，可以长养诸脏之阳，诸脏之阳生，则冷痹去而有力矣。"

方中重用独活为君，辛苦微温，善治伏风，除久痹，且性善下行，以祛下焦与筋骨间的风寒湿邪。臣以细辛、防风、秦艽、桂心，细辛入少阴肾经，长于搜剔阴经之风寒湿邪，又除经络留湿；秦艽祛风湿，舒筋络而利关节；桂心温经散寒，通利血脉；防风祛一身之风而胜湿，君臣相伍，共祛风寒湿邪。本汤证因痹痛日久而见肝肾两虚，气血不足，遂佐入桑寄生、杜仲、牛膝以补益肝肾而强壮筋骨，且桑寄生兼可祛风湿，牛膝尚能活血以通利肢节筋脉；当归、川芎、地黄、白芍养血和血，人参、茯苓、甘草健脾益气。以上诸药合用，具有补肝肾、益气血之功。且白芍与甘草相合，尚能柔肝缓急，以助舒筋。当归、川芎、牛膝、桂心活血，寓"治风先治血，血行风自灭"之意。甘草调和诸药，兼使药之用。纵观全方，以祛风寒湿邪为主，辅以补肝肾、益气血之品，邪正兼顾，祛邪不伤正，扶正不留邪。

明代医家李中梓尝用此方治疗腰痛："孝廉王征美，腰痛不得坐卧，服补肾药弗效。余曰：脉缓大而无力，为风湿交侵，用独活寄生汤四剂而痛止。"（《里中医案》）袁焯在《丛桂草堂医案》载其用独活寄生汤治疗关节痛之案："壬寅腊月，家慈因侍先外祖母病，及经营丧葬事，悲劳过度，复冒风雪，遂患关节疼痛，不能起于床，服《千金》独活寄生汤数剂，痛止。"

现代临床常用其治疗骨质疏松症、骨折术后、膝骨关节炎、肩周炎、颈椎病、腰椎间盘突出症、腰肌劳损、坐骨神经痛、骨质增生症、小儿麻痹、类风湿关节炎、强直性脊柱炎等多种骨关节疾病。

陈老师认为,本方为治疗久痹而肝肾两虚、气血不足之常用方。其证乃因感受风寒湿邪而患痹证,日久不愈,累及肝肾,耗伤气血所致。常见症状有腰膝疼痛、痿软,肢节屈伸不利,或麻木不仁,畏寒喜温,心悸气短,舌淡苔白,脉细弱。风寒湿邪客于肢体关节,气血运行不畅,故见腰膝疼痛,久则肢节屈伸不利,或麻木不仁,正如《素问·痹论》所言"痹在于骨则重,在于脉则不仁"。肾主骨,肝主筋,邪客筋骨,日久必致损伤肝肾,耗伤气血。又腰为肾之府,膝为筋之府,肝肾不足,则见腰膝痿软;气血耗伤,故心悸气短。《素问·逆调论》云:"营气虚则不仁,卫气虚则不用,营卫俱虚则不仁且不用。"其证属正虚邪实,治宜扶正与祛邪兼顾,既应祛散风寒湿邪,又当补益肝肾气血。若痹证疼痛较剧者,可酌加蕲蛇、全蝎、蜈蚣等,以助搜风通络,活血止痛;寒邪偏盛者,酌加附子、干姜、荜澄茄,以温阳散寒;湿邪偏盛者,去地黄,酌加防己、薏苡仁、苍术,以祛湿消肿等。

笔者采用此方治疗膝痹,收效满意。如治张某,女,67岁。2023年11月15日就诊。双膝关节疼痛数年,既往有膝关节半月板损伤,膝关节稍肿胀,以酸痛为主,劳累或变天时加重。体胖,心烦多梦,不易入睡,偶有心慌,自觉喉中有痰,胃纳差,二便尚调。舌淡红,苔薄白,脉沉。西医诊断:半月板损伤。中医诊断:膝痹(风寒阻络兼有肾亏血虚)。治宜祛风寒,补肝肾,益气血,利膝节,以独活寄生汤加味治之:独活9克,桑寄生12克,杜仲15克,牛膝15克,细辛3克,秦艽6克,茯苓15克,肉桂6克,防风6克,川芎6克,人参片6克,甘草6克,当归15克,炒白芍15克,生地黄15克,赤芍12克,桔梗10克,南沙参15克。7剂。水煎,分早晚2次温服。药后膝痛明显缓解。

(王恒苍)

藿香正气散

藿香正气散出自《太平惠民和剂局方》，其中云："藿香正气散，治伤寒头疼，憎寒壮热，上喘咳嗽，五劳七伤，八般风痰，五般膈气，心腹冷痛，反胃呕恶，气泻霍乱，脏腑虚鸣，山岚瘴疟，遍身虚肿。妇人产前、产后血气刺痛，小儿疳伤，并宜治之。大腹皮、白芷、紫苏、茯苓（去皮）各一两，半夏曲、白术、陈皮（去白）、厚朴（去粗皮，姜汁炙）、苦梗各二两，藿香（去土）三两，甘草（炙）二两半。上为细末，每服二钱，水一盏，姜钱三片，枣一枚，同煎至七分，热服。如欲出汗，衣被盖，再煎并服。"

藿香正气散是解表和中、芳香化湿的代表方剂，功可解表化湿，理气和中，主治外感风寒，内伤湿滞证。诊见恶寒发热，头痛，胸膈满闷，脘腹疼痛，恶心呕吐，肠鸣泄泻，舌苔白腻等。关于藿香正气散，古代医家多有论述，如明代吴崐《医方考》载"白芷、紫苏、藿香、陈皮、腹皮、厚朴、桔梗皆气胜者也，故足以正不正之气；白术、茯苓、半夏、甘草，则甘平之品耳，所以培养中气，而树中营之帜者也""内伤、外感而成霍乱者，此方主之。内伤者调其中，藿香、白术、茯苓、陈皮、甘草、半夏、厚朴、桔梗、大腹皮皆调中药也，调中则能正气于内矣；外感者疏其表，紫苏、白芷疏表药也，疏表则能正气于外矣；若使表无风寒，二物亦能发越脾气，故曰正气"。汪昂在《医方集解》中言："此手太阴、足阳明药也。藿香辛温，理气和中，辟恶止呕，兼治表里为君。苏、芷、桔梗散寒利膈，佐之以发表邪；厚朴、大腹行水消满，橘皮、半夏散逆除痰，佐之以疏里滞。苓、术、甘草益脾去湿，以辅正气为臣使也。正气通畅，则邪逆自除矣。"不仅阐析了方义，对方名也作了解释。

现代临床报道本方可以用于治疗胃肠型感冒、急性胃肠炎、腹泻、细菌性痢疾、功能性消化不良、肠易激综合征、慢性结肠炎、非典型性肺炎、咳嗽变异型哮喘、顽固性头痛、中枢性呃逆、糖尿病、老年性腹胀、外阴炎、阴道炎、小儿病毒性肠炎、小儿手足口病、新生儿尿布皮炎等多种疾病。

名老中医周兰若曾用此方加减治疗妊娠恶阻，疗效较好。患者宋某，女，24岁。一诊：居经三月，恶阻碍食，胸闷呕吐，大便溏泄。盐水半夏，盐水炒橘红，淡竹茹，白蔻仁，炒条芩，老苏梗，焦白术，焦扁豆，藿香，厚朴花。三帖。二诊：恶阻亦减，胃纳亦增，再宗前意。盐水炒半夏，盐水炒橘红，焦谷芽，藿香，带壳砂，厚朴花，焦白术，炒条芩。三帖。（《浙江近代名家医案选评》）

陈老师临床喜用本方，认为只要有湿邪阻滞的征象即可用之，不必局限于外感风寒。方中藿香既可解在表之风寒，又能化在里之湿浊，且有辟秽和中止呕之功。半夏曲、陈皮理气燥湿，和胃降逆止呕；白术、茯苓健脾化湿止泻，共助藿香内化湿浊而止吐泻。湿浊中阻,易引起气机不畅,故以大腹皮、厚朴行气化湿,畅中导滞,且有气行则湿化之意;紫苏、白芷辛温发散,助藿香疏散风寒,紫苏又能醒脾宽中,行气止呕,白芷兼可燥湿化浊;桔梗宣肺化痰,以助解表化湿;生姜、大枣内调脾胃,外和营卫;甘草可调和药性,并助姜、枣以和中。全方外可散风寒之邪,内能行湿浊之滞,是治疗风寒湿滞的良方。

陈老师体会本方证的病机关键为湿阻气滞,临床应用于胸膈痞闷不舒,脘腹胀满疼痛,反胃恶心欲呕,泄泻伴有肠鸣,舌苔白腻为主要表现的病症。具体临床运用时,可随症加味,如风寒表证明显者,加香薷、羌活以散寒祛湿;胸膈痞闷明显者,加瓜蒌皮、炒枳壳以宽中行气;脘腹胀痛明显者,加木香、延胡索以行气止痛;恶心欲呕明显者,加金沸草、姜竹茹以降逆止呕;肠鸣泄泻明显者,加炒防风、炒白芍以祛风止泻;兼有水肿者,加猪苓、车前子以利水消肿。

笔者在运用本方治疗疫病后余邪未尽方面有切身体会。2023年5月,笔者第二次感染新冠病毒,"阳康"之后一直有咳嗽的症状,痰少色白,并且精神不爽,胃纳欠佳,大便偏烂不成形,舌苔白腻。考虑为余邪未尽,湿邪阻滞,便服用藿香正气口服液,每次1支,每日2次,连服5日。之后,即感精神转佳,咳嗽十去八九,纳谷转馨,大便成形,舌苔薄净。思及现代医家多将新冠病毒感染归于"寒湿疫""湿毒疫""湿热疫",其中均有湿邪因素。湿之为患,黏滞不爽,缠绵难愈,似可解释为何很多人在感染新冠病毒"阳康"后的遗留症状迁延不愈。这种情况下运用藿香正气散进行治疗,不失为一种方法。

(马凤岐)

参苓白术散

参苓白术散出自宋代官修方书《太平惠民和剂局方》，其载："治脾胃虚弱，饮食不进，多困少力，中满痞噎，心忪气喘，呕吐泄泻及伤寒咳噫。此药中和不热，久服养气育神，醒脾悦色，顺正辟邪。莲子肉（去皮）、薏苡仁、缩砂仁、桔梗（炒令深黄色）各一斤，白扁豆（姜汁浸，去皮，微炒）一斤半，白茯苓、人参（去芦）、甘草（炒）、白术、山药各二斤。上为细末。每服二钱，枣汤调下。小儿量岁数加减服。"

参苓白术散是治疗脾虚湿盛泄泻的常用方，功能益气健脾，渗湿止泻，主治脾虚湿盛证。诊见饮食不化，胸脘痞闷，肠鸣泄泻，四肢乏力，形体消瘦，面色萎黄，舌淡胖，苔白腻，脉虚缓等。周文采在《医方选要》讲到本方"治脾胃虚弱，饮食不进，或致呕吐泄泻，及大病后调助脾胃，此药最好"。

《冯氏锦囊秘录》引"金元四大家"之一的李东垣论此方云："脾胃虚则百病生，调理中州，其首务也。脾悦甘，故用人参、甘草、薏苡仁；土喜燥，故用白术、茯苓；脾喜香，故用砂仁；心生脾，故用莲肉益心；土恶水，故用山药治肾；桔梗入肺，能升能降。所以通天气于地道，而无否塞之忧也。"明代医家吴崑所著《医方考》说此方："然脾胃喜甘而恶苦，喜香而恶秽，喜燥而恶湿，喜利而恶滞。是方也，人参、扁豆、甘草，味之甘者；白术、茯苓、山药、莲肉、薏苡仁，甘而微燥者也；砂仁辛香而燥，可以开胃醒脾；桔梗甘而微苦，甘则性缓，故为诸药之舟楫，苦则喜降，则能通天气于地道矣。"清代汪昂《医方集解》认为此方以补脾渗湿调气为主："此足太阴、阳明药也。治脾胃者，补其虚，除其湿，行其滞，调其气而已。人参、白术、茯苓、甘草、山药、扁豆、薏仁、莲肉皆补脾之药也。然茯苓、山药、薏仁理脾而兼能渗湿；砂仁、陈皮调气行滞之品也，然合参、术、苓、草，暖胃而又能补中；桔梗苦甘入肺，能载药上浮，又能通天气于地道，使气得升降而益和，且以保肺防燥药之上僭也。"清代费伯雄谓此方"一补脾，一去实，简当有法，勿以其平易而忽之"（《医方论》）。

现代临床报道参苓白术散可以用于治疗慢性腹泻、功能性消化不良、肠易激综合征、贫血、慢性支气管炎、慢性鼻窦炎、慢性肾炎、肾病综合征及妇女带下病等多种疾病。

《孙文垣医案·三吴治验》载此方治痄痢：陈春野孝廉二令媛，患丁奚痄痢，四肢浮肿，以布袋丸与大安丸同服则大泻，用参苓白术散加泽泻、山楂、麦芽，泻亦不止。神气大弱，谷粒不入口，小水不利，大便一日仍三五次，积滞未除，改以参苓白术散，加肉果与服，泻稍止，食粥一盏。下午因食红枣数枚，夜分痰忽起，其势甚危。急与苏合丸，服之而愈。再以参苓白术散，加石菖蒲、藿香、炮姜、肉果，调理全安。

名老中医池绳业在1965年《福建中医药》撰文，用本方治一脾虚湿注患者，取效颇好。

某女,48岁。患者素有腹泻病史,经常腹痛肠鸣。近数月来每日均拉稀便二三次,胃纳不佳,饮食乏味,形瘦神疲,舌质淡,苔白,脉虚弱无力。池老认为,此属脾虚湿注,治宜健脾渗湿,拟参苓白术散。处方:党参三钱,焦白术三钱,白茯苓三钱,淮山药四钱,炒扁豆三钱,薏苡仁四钱,苦桔梗一钱,缩砂仁(杵冲)八分,炒莲肉三钱,炙甘草一钱。服上方3剂,腹泻停止。再服7剂,胃纳增加,大便正常。

陈老师临床习用本方,认为只要有脾虚湿蕴征象,即可用之。本方是在四君子汤基础上加山药、莲子、白扁豆、薏苡仁、砂仁、桔梗而成。方中人参、白术、茯苓益气健脾渗湿为君。配伍山药、莲子肉助君药以健脾益气,兼能止泻;并用白扁豆、薏苡仁助白术、茯苓以健脾渗湿,均为臣药。更用砂仁醒脾和胃,行气化滞,是为佐药。桔梗宣肺利气,通调水道,又能载药上行,培土生金;炒甘草健脾和中,调和诸药,共为佐使。综观全方,补中气,渗湿浊,行气滞,使脾气健运,湿邪得去,则诸症自除。

陈老师体会本方证的病机关键是脾虚湿盛,临床多表现为反复泄泻,神疲肢困,舌胖苔腻,脉细缓等。具体临床运用时,可随症加味,如兼里寒而腹痛者,加炮姜、吴茱萸等;若见恶心、嗳气者,加姜竹茹、沉香曲等;若觉咽喉痰滞者,加竹沥半夏、蝉蜕等;若有肠鸣、溏差者,加炒防风、五味子等。

陈老师常用本方治疗胃肠病、儿科病、妇科病等。如曾治张某,慢性腹泻,每日2~3次。原有慢性非萎缩性胃炎、贲门炎、直肠多发息肉病史。刻下诊见大便溏软,纳食欠香,脘腹时胀,形体偏瘦,神疲力乏,肢体困重,舌胖大边有齿痕,苔薄腻,脉细。此为脾虚失摄,湿阻气滞,治以健脾益气,渗湿行气,方拟参苓白术散加味。处方:太子参30克,炒白术30克,炒薏苡仁30克,茯苓15克,莲子30克,陈皮10克,炒山药30克,桔梗10克,砂仁6克,甘草6克,炒葛根30克,炒黄连6克,炒白扁豆30克,佛手10克,大枣30克。14剂。水煎服,每日2次。药后大便转实,精神亦振。

(范天田　王恒苍)

八正散

八正散出自宋代官修方书《太平惠民和剂局方》，其云："治大人、小儿心经邪热，一切蕴毒，咽干口燥，大渴引饮，心忪面热，烦躁不宁，目赤睛疼，唇焦鼻衄，口舌生疮，咽喉肿痛；又治小便赤涩，或癃闭不通，及热淋、血淋，并宜服之。车前子、瞿麦、萹蓄（亦名地扁竹）、滑石、山栀子仁、甘草（炙）、木通、大黄（面裹煨，去面切，焙）各一斤。上为散。每服二钱，水一盏，入灯心，煎至七分，去滓温服，食后临卧。小儿量力少少与之。"

本方为治热淋专方，功效清热泻火，利水通淋。主疗尿频涩痛，淋沥不畅，尿色浑赤，甚则癃闭不通，小腹急满，咽干口燥，舌苔黄腻，脉滑数者。汪昂《医方集解》注解此方："此手足太阳、手少阳药也。木通、灯草清肺热而降心火，肺为气化之源，心为小肠之合；车前清肝热而通膀胱，肝脉络于阴器，膀胱津液之府也；瞿麦、萹蓄，降火通淋，此皆泻热而兼利湿者也；甘草合滑石为六一散，用梢者，取其径达茎中，甘能缓痛。虽治下焦而不专于治下，必三焦通利，水乃下行也。"张秉成《成方便读》言此方可治"湿热下注，咽干口渴，少腹急满，小便不通，或淋痛尿血等证"。

现代临床报道本方可以用于治疗肾盂肾炎、慢性前列腺炎、前列腺癌、神经源性膀胱、膀胱炎、顽固性血精、膀胱过度活动症、尿路感染、外科术后尿潴留、尿道综合征、泌尿系结石、痢疾、盆腔炎等多种疾病。

国医大师何任曾用本方治疗急性肾盂肾炎，取效颇佳。郦某，女，33岁。1976年3月2日初诊，诊断为急性肾盂肾炎，尿检提示有尿蛋白、红细胞、白细胞、脓细胞，尿频急，腰酸痛，小腹胀满，苔黄，脉数。宜清热通利。药物：生栀子12克，车前子9克，萹蓄9克，生甘草6克，川楝子9克，瞿麦9克，净滑石（包）12克，木通4.5克，金银花9克，生大黄4.5克，灯心草1束。4剂。3月7日二诊：上方进4剂后，腰酸解，尿频尿急亦减。再以清热通利续之。药物：生栀子9克，白茅根9克，萹蓄6克，车前子9克，川楝子9克，滑石（包）12克，生甘草6克，木通4.5克，灯心草1束。4剂。（《何任临床经验辑要》）

陈老师在临床中将此方用于治疗下焦湿热为患引起的疾病，尤其是湿热下注，积蓄膀胱，影响水道，开阖不利，发为淋证。方中瞿麦、萹蓄为通利要药，虽量少但力专；滑石、车前子、栀子、大黄、灯心草清下焦湿热，可据湿热轻重灵活加减；甘草多为生用，既可调和诸药，又有清热之效；因木通其药物品种繁杂，恐有一定毒性，可去之不用，或加用其他清热利湿之品，如通草、鸭跖草等。湿热为患，日久还可侵袭血络，致血热妄行，出现血尿，此时可酌情加牡丹皮炭、白茅根等凉血止血药。此方可作为治疗湿热淋证的基础方，若伴有尿路结石，可加金钱草、海金沙、石韦等通淋排石。

本方的辨证要点为尿频尿急，尿时涩痛，淋沥不畅，尿色黄或尿中带血，小腹不适，有反复尿路感染病史，舌质红，苔黄薄腻，脉滑数等。临床运用时，可随证加味。若见肾气不固，尿中混浊，加萆薢分清饮（萆薢、益智仁、乌药、石菖蒲）；若兼有心火偏盛，口糜心烦，加导赤散（生地、淡竹叶、通草、甘草）；若见肝胆湿热，易怒目赤，胁痛口苦，加龙胆泻肝汤；若见湿热伤阴，见口干、盗汗等，加麦冬、墨旱莲、阿胶；若有湿热痹阻，关节疼痛，加四妙丸（薏苡仁、黄柏、苍术、牛膝）。

陈老师常用此方治疗泌尿系统疾病。如治徐某，男，70岁。主诉：尿痛3日。诊见：患者排尿不畅，小便时疼痛，既往反复尿路感染、前列腺炎，有前列腺增生病史，口微苦，夜寐欠安，胃纳尚可，舌尖红，苔中根薄黄腻，脉弦。体格检查未见明显异常，辅助检查之尿液流式分析：镜下白细胞（＋＋＋），红细胞计数61/微升，白细胞计数偏高。西医诊断：泌尿道感染，前列腺增生。中医诊断：淋证。治以八正散加减，药物：瞿麦9克，萹蓄9克，焦栀子9克，车前子15克，老滑石30克，生甘草6克，灯心草6克，炒黄柏9克，生薏苡仁30克，炒苍术15克，炒牡丹皮9克，淡竹叶9克，白茅根30克，鸭跖草30克，金钱草30克。7剂。每日1剂，水煎服。药后患者尿痛症状消失，排尿不畅感亦有好转。复查尿液流式分析已正常，患者年高，热淋、癃闭同现，结合舌脉，湿热留滞下焦确凿，故拟八正散为主，清利湿热收效。陈老师指出，八正散临床用治下焦湿热证较多，其实本方实有通利三焦湿热的作用，尤其是头面、耳目、口舌、咽喉诸症，若上焦湿热明显，可用本方清利，并导邪从下焦而出。

（陈金旭）

地黄饮子

地黄饮子出自金元时期刘完素所著《黄帝素问宣明论方》,原文云:"内夺而厥,舌喑不能言,二足废不为用。肾脉虚弱,其气厥不至,舌不仁。《经》云喑痱,足不履用,音声不出者。地黄饮子主之,治喑痱,肾虚弱厥逆,语声不出,足软不用。熟干地黄、巴戟(去心)、山茱萸、石斛、肉苁蓉(酒浸,焙)、附子(炮)、五味子、官桂、白茯苓、麦门冬(去心)、菖蒲、远志(去心)各等分。上为末,每服三钱,水一盏半,生姜五片,枣一枚,薄荷,同煎至八分,不计时候。"

地黄饮子是阴阳并补之代表方剂,功能滋肾阴,补肾阳,化痰开窍,主治喑痱。诊见舌强不能言,足废不能用,口干不欲饮,足冷面赤,脉沉细弱。清代医家张秉成《成方便读》注解本方:"其神昏不语、击仆偏枯等证,与真中风似是而实非,学者不得不详审而施治也。此方所云少阴气厥不至,气者阳也,其为肾脏阳虚无疑矣。故方中以熟地、巴戟、山萸、苁蓉之类,大补肾脏之不足,而以桂、附之辛热,协四味以温养真阳;但真阳下虚,必有浮阳上僭,故以石斛、麦冬清之;火载痰升,故以茯苓渗之;然痰火上浮,必多堵塞窍道,菖蒲、远志能交通上下而宣窍辟邪;五味以收其耗散之气,使正有攸归;薄荷以搜其不尽之邪,使风无留迹;用姜、枣者,和其营卫,匡正除邪耳。"张氏对地黄饮子配伍含义的理解颇有道理。

现代临床报道本方可用于治疗脑梗死后遗症、脑萎缩、血管性痴呆、冠心病、心绞痛、原发性高血压、阿尔茨海默病、帕金森病、老年性骨质疏松症、失眠症、绝经后潮热、皮肤瘙痒症、儿童多动症等多种疾病。

国医大师裘沛然曾用此方治疗脑梗死后偏瘫患者,效果颇佳,收录于《裘沛然医案百例》。袁君,女,64岁。主诉:左侧肢体偏瘫半年。现病史:半年前因情绪过度兴奋导致"脑血栓",住院对症处理后神志虽清醒,但左侧肢体活动受阻,服用西药,病情无进展。刻下头晕时作,左手足不用,语言低微,含糊不清,口渴欲饮,胃纳不馨,精神萎顿,夜寐易醒,心神不宁,夜尿频多且时有失控,大便二三日一行,情绪易激动流泪。舌质稍红,苔薄白,脉弦细。查体:左侧肢体皮肤温度明显低于右侧,左侧上、下肢肌力0级。辨证:肾精亏损,阴阳两虚,筋脉失养,又兼痰浊阻络。治宜补益肾精,化痰浊,开窍络。处方:大熟地30克,山茱萸18克,川石斛15克,寸麦冬15克,五味子9克,石菖蒲10克,远志肉6克,白茯苓12克,淡苁蓉15克,巴戟肉15克,生姜片3克,大红枣7枚,川桂枝12克,熟附块12克,嫩薄荷(后下)6克。7剂。服上药7剂,患者精神大振,语言较前响亮、清晰,大便二日一行。继服原方7剂,患者口渴不显,大便日行1次,较畅,小便失控现象未现。续服原方1月,患者能在别人搀扶下站立,左下肢稍能迈步,左侧肢体皮肤温度与右侧肢体相比无明显差异。再嘱服原方,1月后患者夜尿减少,每晚仅1~2次,左下肢可自行缓慢行走,左上肢稍得抬举。嘱其二日进服一剂汤药,缓图功效。

陈老师认为可以扩展此方用途,凡有肾阴阳俱衰所致的虚损疾病,皆可化裁运用。方中熟地黄、山茱萸补肾阴,肉苁蓉、巴戟天补肾阳,阴阳共补,温而不峻;附子、肉桂扶助真元,固纳浮阳,引火归原。麦冬、五味子、石斛滋阴敛液,石菖蒲、远志、茯苓除水饮痰浊。具体临床运用时,可随症状加味,如见失眠多梦,可合用交泰丸(肉桂、黄连)、炒酸枣仁、柏子仁等;如见纳呆食少,可合用四君子汤(人参、白术、茯苓、甘草)、神曲、炒鸡内金等;如见口干津少,可合用增液汤(生地、麦冬、玄参)、天花粉、玉竹等;如见四肢厥冷,可合用四逆汤(附子、干姜、甘草)、细辛、通草等;如见咽喉痰滞,可合用蝉蜕、地龙、射干等;如见大便不畅,可合用决明子、杏仁、火麻仁等;如见腰脊酸软,可合用川断、狗脊、桑寄生等;如见舌下瘀滞明显,可合用桃仁、红花、川牛膝等;如见肢体麻木,可合用豨莶草、白芍、蜈蚣等。

陈老师曾用本方治疗各种老年疾病,尤其是因年事渐高所致的各类功能减退症状,收效明确。如曾治徐某,男,68岁。近两年来患者自感记忆力明显减退。曾行大脑MRI检查,提示脑萎缩。近事容易遗忘,头晕,有时乏力,口干,腰酸明显,情绪一般,夜尿多,大便干结,舌质略黯,苔薄,脉细滑尺部弱。诊断为健忘,证属肾元亏虚,脑髓失充,痰瘀阻窍,心神失养。治宜补肾活血,化痰开窍,养心安神,方以地黄饮子化裁。药用:熟地黄30克,巴戟天15克,山茱萸12克,石斛12克,肉苁蓉30克,五味子6克,附子6克,肉桂(后下)3克,茯苓20克,石菖蒲12克,远志10克,黄精15克,玉竹15克,川芎10克,菟丝子30克。14剂。每日1剂,水煎分服。14剂后,患者头晕改善,二便转调,遗忘症状略觉减轻。继服14剂,诸症改善明显。后以上方制成膏方调治。陈老师指出,以本方治疗健忘,辨证要点主要为记忆力减退,或头晕神昏,可兼夜尿多,夜晚口干,下肢软弱,手足怕冷,舌质淡胖或黯淡,苔白滑,脉沉细无力等。只要辨证准确,方可获效。但治疗本病非一时能取速效,需耐心治疗,故膏方调治亦是较好的选择。

(陈金旭)

蠲痹汤

蠲痹汤出自《杨氏家藏方·卷四》，其云："治风湿相搏，身体烦疼，项臂痛重，举动艰难，及手足冷痹，腰腿沉重，筋脉无力。当归（去土，酒浸一宿）、羌活（去芦头）、姜黄、白芍药、黄芪（蜜炙）、防风（去芦头）各一两半，甘草（炙）半两。上㕮咀。每服半两，水二盏，生姜五片，同煎至一盏，去滓，温服，不拘时候。"

该方中羌活、防风祛风胜湿，逐邪出表，宣通气机；当归、姜黄活血通络，宣其血痹，其中姜黄尤擅治疗肩臂疼痛，令血行畅则经络通，经络通则疼痛解。黄芪合防风益气固表，预防风去复来，实于散风之中寓有御风之意；白芍合甘草成芍药甘草汤，既能柔肝养筋，又可缓急止痛。方名"蠲痹"，实即消除闭塞之意。全方具有益气祛风、活血通络之功。

《医方考》释本方云："《内经》曰：荣气虚则不仁，卫气虚则不用。故用黄芪以实表气。然黄芪与防风相畏，用之者何？洁古云：黄芪得防风而功愈速，故并用之，欲其相畏而相使耳。羌活驱散风邪，得当归不至燥血；姜能攻痹血，得赤芍足以和肝；复用甘草调之，取其味平也。若湿气着于肌肉，则营卫之气不荣，令人痹而不仁，即为肉痿。肉痿即肉痹耳。是方也，防风、羌活，风药也，用之所以胜湿。《经》曰：营血虚则不仁。故用当归以养营。又曰：卫气虚则不用。故用黄芪以益卫。用夫赤芍、姜黄者，活其湿伤之血也；用夫甘草者，益其湿伤之气也。"《绛雪园古方选注》曰："蠲，去之疾速也。痹，湿病也，又言痛也。痹分三气杂至，风胜为行痹，寒胜为痛痹，湿胜为着痹。余谓三者兼内外因而言，非独言外因也。盖有肝虚生风，肾虚生寒，脾虚生湿，抑或有诸内因而兼外邪为痹，即《经》言邪之所凑，其气必虚耳。蠲痹汤为治痹祖方，黄芪实卫，防风祛风，当归和营，羌活散寒，赤芍通脉络之痹，片子姜黄通经隧之痹，甘草和药性，姜、枣和营卫，其义从营虚则不仁、卫虚则不用立法，岂非痹属内外因也乎？"《脚气钩要》中认为"此方治痛痹之套法也。归、黄能入血分，和经隧；羌、防、芪、姜，逐水气，敛肌表；芍、甘缓筋络，利关节。众味凑合，通畅血气，羁持经络。或加附子、薏苡，其力更捷"。

《类证治裁·卷之五》载一案："张五旬外，左臂素患肿痛，因涉江受风，一夜，全身麻痹，脉虚濡。此真气虚而风湿为病，乃痹中根萌也。经曰：营虚则不仁，卫虚则不用。营卫失调，邪气乘虚袭入经络，蠲痹汤主之。数服而效。《准绳》云：凡风痹偏枯，未有不因真气不周而病者。治不用黄芪为君，人参、归、芍为臣，桂枝、钩藤、荆沥、竹沥、姜汁为佐。徒杂乌、附、羌活以涸营而耗卫，未之能愈也。严氏蠲痹汤用黄芪、炙草以实卫，当归、白芍活血以调营，羌、防除湿疏风，姜黄理血中滞气，入手足而驱寒湿，用酒和服，专借以行药力也。"据《曹伯仁医案》记载，清代吴门医派曹伯仁治顾光福，右肩臑酸痛，延及臂肩，左脉乳数而浮，血虚招风所致。右属肺，肺气所主，久贮之痰，从而和之为患，兼理为宜。蠲痹汤去防，加指迷茯苓丸、生姜。

现代临床常用蠲痹汤治疗颈椎病、颈源性头痛、肩周炎、肱骨外上髁炎、腰椎间盘突出症、膝关节炎、类风湿关节炎、痛风性关节炎、强直性脊柱炎、中风后遗症、化疗后周围神经损伤等多种骨关节及神经系统疾病。

该方主治风湿阻络、营卫不和所致的痹证，肢体重着，关节酸痛，活动不利，肩背腰膝疼痛，得热则减，遇阴雨寒冷则加剧，舌苔白腻，脉弦紧等。陈老师强调此方所主病症的病机关键是气血不足，营卫失和，风湿痹阻经络。风滞经络，营卫不和，筋脉受邪，挛急而呈项背疼重，或湿痹四肢而呈手足无力。临床如见风胜者，痛处游走不定，加荆芥、五加皮、海风藤；寒胜者，疼痛剧烈，关节不可屈伸，加附子、桂枝、细辛；湿胜者，关节肢体重着，肌肤麻木，加防己、苍术、薏苡仁；邪从热化，关节红肿，加知母、忍冬藤、络石藤；痛在上肢，加桑枝、威灵仙；痛在下肢，加牛膝、川断。

笔者临床常用此方治疗腰腿疼痛因于风湿者，如治金某，女，82岁。2023年11月16日就诊。发病节气：小雪前。腰痛数年，加重1月。由于近日天气突然转冷，加之家务劳动较多，劳力过度，导致腰部酸痛无力。患者诉无法久立，需使用拐杖或扶桌椅行走，坐下后起身困难，酸痛以腰部两侧肌肉为主，腰骶部有坠胀感，怕风，伴左下肢酸胀不适，偶有头晕，纳食可，眠尚安，二便正常，舌淡胖，苔白腻，脉弦细。外院腰椎MRI示：T_{12}-L_1椎间盘突出。西医诊断：腰椎间盘突出症。中医诊断：腰痹。证属气血不足，风湿阻络，治宜益气和营，祛风通络，壮腰舒筋，以蠲痹汤加味治疗：羌活12克，当归15克，炙甘草10克，姜黄15克，炒白芍45克，黄芪30克，防风10克，生姜10克，天麻9克，生地黄30克，川续断15克，制狗脊15克，盐杜仲15克，炒白术15克，川牛膝15克。每日1剂。水煎温服。服药2周后，腰腿疼痛明显缓解，可居家行走。

（王恒苍）

当归拈痛汤

当归拈痛汤,又名拈痛汤、当归止痛汤,出自金代张元素撰《医学启源·卷下》,其云:"湿(热)为病,肢节烦痛,(肩背)沉重,胸膈不利,遍身疼,下注于胫,肿痛不可忍。《经》云:湿淫于内,治以苦温。羌活苦辛,透关利节而胜湿;防风甘辛,温散经络中留湿,故以为君。水性润下,升麻、葛根苦辛平,味之薄者,阴中之阳,引而上行,以苦发之也。白术苦甘温,和中除湿;苍术体轻浮,气力雄壮,能去皮肤腠理之湿,故以为臣。血壅而不流则痛,当归身辛温以散之,使气血各有所归。人参、甘草甘温,补脾养正气,使苦药不能伤胃。仲景云:湿热相合,肢节烦痛。苦参、黄芩、知母、茵陈者,乃苦以泄之也。凡酒制药,以为因用。治湿不利小便,非其治也,猪苓甘温平、泽泻咸平,淡以渗之,又能导其留饮,故以为佐。气味相合,上下分消,其湿气得以宣通矣。羌活半两,防风三钱(二味为君),升麻一钱,葛根二钱,白术一钱,苍术三钱(四味为臣),当归(身)三钱,人参二钱,甘草五钱,苦参(酒浸)二钱,黄芩(炒)一钱,知母(酒洗)三钱,茵陈(酒炒)五钱,猪苓三钱,泽泻三钱。上锉如麻豆大,每服一两,水二盏半,先以水拌湿,候少时,煎至一盏,去滓,温服,待少时,美膳压之。"

本方用于治疗湿热为患,肢节烦痛,肩背沉重,胸膈不利,遍身酸疼,下肢肿痛。或湿热黄疸,湿疹瘙痒,臁疮脓水等。汪昂《医方集解·利湿之剂》释本方说:"此足太阳、阳明药也。原文曰羌活透关节,防风散风湿为君。升、葛味薄引而上行,苦以发之;白术甘温和平,苍术辛温雄壮,健脾燥湿为臣。湿热相合,肢节烦痛,苦参、黄芩、知母、茵陈,苦寒以泄之,酒炒以为用;血壅不流则为痛,当归辛温以散之;人参、甘草甘温补养正气,使苦寒不伤脾胃;治湿不利小便,非其治也,猪苓、泽泻甘淡咸平,导其留饮为佐。上下分消其湿,使壅滞得宣通也。"

现代报道当归拈痛汤常用于治疗风湿性关节炎、类风湿关节炎、痛风性关节炎、下肢湿疹、带状疱疹、痤疮、顽固性瘙痒症、色素沉着、臁疮、血栓性浅静脉炎、霉菌性阴道炎、阴痒等疾病,而辨证属湿热内蕴而脉络壅滞者。

据《张氏医通》记载,张璐治沈汝檝子。夏月两膝胫至脚痛极,僵挺不能屈者十余日。或用敷治之法,不效。其脉软大而数。令拭去敷药,与当归拈痛汤二剂,汗出而愈。《续名医类案》亦记载一案:龚子材治张太仆,每天阴,即遍身痛如锥刺,已经数年。左脉微数,右脉洪数,乃血虚有湿热也。以当归拈痛汤加生地、白芍、黄柏,去人参,数剂而廖。

名老中医王祖雄曾用此方治疗湿热痹:雷某,男,47岁,村民。主诉:四肢关节、肌肉疼痛3年,加重1月。病史:因4年前搬进新盖住房,居处潮湿,1年后四肢关节、肌肉发麻酸痛，以下肢为甚。常服安乃近和风湿药酒，可暂时缓解。发作严重时双侧膝关节红肿跳痛，不能屈伸。于1993年6月4日求治。查抗"O"低于500国际单位，类风湿因子阴性，红细胞沉降率58毫米/小时，血、尿常规无殊。症见双膝关节红肿发亮，扪之发热，微恶风，肌肉酸痛，四肢皮肤未见红斑、结节，舌红，苔黄腻，脉弦数。辨证：中年体盛，久处卑湿之地，湿从下受，流连不去，阻于关节肌肉，郁而化热，又误以寒湿痹服中草药酒，益增湿热。诊断：湿热痹。治法：清热除湿，通络宣痹。方药：当归拈痛汤加鸡血藤、络石藤、地龙、桑枝。10剂煎服，停服药酒。二诊：1993年6月25日，服药10剂后关节红肿疼痛及肌肉发麻酸痛基本缓解，能行走5千米。舌质红，苔略黄腻，脉弦细。红细胞沉降率降至38毫米/小时。继按湿热痹论治，当归拈痛汤合四妙散，再进10剂。（《中国名老中医药专家学术经验集》）

陈老师认为，本方所治痹证乃因湿热内蕴，复感风邪，或风湿化热而致风、湿、热三邪合而为患者，但以湿邪偏重为其特点。风湿热邪留滞经脉，气血运行不畅，故遍身肢节烦痛；且湿邪偏胜，其性重浊，故肩背沉重；湿热下注，则腰膝肿痛、下肢生疮；舌苔白腻微黄，脉滑数，乃湿热内蕴之征。治疗宜以祛湿为主，辅以清热疏风，活血止痛。若脚膝肿甚，可加防己、木瓜、川牛膝，以祛湿消肿；若身痛甚者，可加徐长卿、路路通、蜈蚣，以通络止痛。本方为治疗风湿热痹之常用方，临床应用以肢节沉重肿痛，舌苔白腻微黄，脉数为辨证要点。

笔者常用本方治疗腰痛、膝关节痛等。如治周某，女，78岁。2023年6月21日初诊。患者因腰痛数年，加重1月就诊。腰痛反复发作，劳累后加重，目前无法弯腰，以腰骶部酸痛坠胀为主，右下肢肿胀不适，有刺痛感，纳可，眠尚安，舌质偏红，苔白腻，脉滑数。西医诊断为腰痛、下肢静脉炎。中医诊断为腰痛，证属湿热痹。治法：清热祛湿除痹。以当归拈痛汤加减：羌活24克，防风9克，升麻6克，葛根30克，麸炒白术9克，麸苍术9克，当归9克，甘草15克，苦参6克，黄芩3克，知母9克，茵陈15克，猪苓15克，泽泻9克，薏苡仁60克。14剂。水煎，日2次。药后腰痛减轻，下肢水肿渐消。

（王恒苍）

补中益气汤

　　补中益气汤，最早出自金元时期李东垣所著《内外伤辨惑论·饮食劳倦论》，后原方在《脾胃论·脾胃损在调饮食适寒温》中有记载："脾证始得，则气高而喘，身热而烦，其脉洪大而头痛，或渴不止，其皮肤不任风寒而生寒热……内伤不足之病，苟误认作外感有余之病而反泻之，则虚其虚也。实实虚虚，如此死者，医杀之耳！然则奈何？惟当以辛甘温之剂，补其中而升其阳，甘寒以泻其火则愈矣。经曰：劳者温之，损者温之。又云：温能除大热，大忌苦寒之药，损其脾胃。脾胃之证，始得则热中，今立治始得之证。补中益气汤：黄芪（病甚劳役，热甚者）一钱，甘草（炙）以上各五分，人参（去芦，有嗽去之）三分。以上三味，除湿热烦热之圣药也。当归身（酒焙干，或日干）二分，以和血脉；橘皮（不去白）二分或三分，以导气，又能益元气，得诸甘药乃可，若独用泻脾胃；升麻二分或三分，引胃气上腾而复其本位，便是行春升之令；柴胡二分或三分，引清气，行少阳之气上升；白术三分，除胃中热，利腰脊间血。上件药咬咀，都作一服。水二盏，煎至一盏，量气弱、气盛，临病斟酌水盏大小，去渣，食远，稍热服。如伤之重者，不过二服而愈；若病日久者，以权立加减法治之。"

　　一般认为补中益气汤是治疗气虚发热证及脾虚气陷证之代表方，功能补中益气，升阳举陷。主治：① 脾胃气虚证。饮食减少，体倦肢软，少气懒言，面色㿠白，大便稀薄，脉虚软。② 气虚下陷证。脱肛，子宫脱垂，久泻，久痢，崩漏，气短乏力，舌淡，脉虚。③ 气虚发热证。身热，自汗，渴喜冷饮，气短乏力，舌淡，脉虚大无力。清代医家柯琴在《古今名医方论》中曰："凡脾胃一虚，肺气先绝，故用黄芪护皮毛而闭腠理，不令自汗。元气不足，懒言气喘，人参以补之。炙甘草之甘以泻心火而除烦，补脾胃而生气。此三味，除烦热之圣药也，佐白术以健脾，当归以和血。气乱于胸，清浊相干，用陈皮以理之，且以散诸甘药之滞。胃中清气下沉，用升麻、柴胡气之轻而味之薄者，引胃气以上腾，复其本位，便能升浮，以行生长之令矣。"

　　现代临床本方常用于治疗内脏下垂、慢性胃肠炎、慢性菌痢、脱肛、重症肌无力、乳糜尿、慢性肝炎等；妇科之子宫脱垂、妊娠及产后癃闭、胎动不安、月经过多；眼科之眼睑下垂、麻痹性斜视等脾胃气虚或中气下陷者。

　　刘艳华等在 2010 年《中华中医药杂志》中撰文，记录国医大师任继学曾用本方治疗睑废，效果颇好。某女，70 岁。患者 1 月前突然出现左眼睑下垂，左眼球运动不灵活，有复视现象，双目干涩，颈项酸软沉重，西医诊断为"重症肌无力（单纯眼肌型）"。诊其舌淡红，舌体胖嫩，苔薄白而腻，脉沉弱无力。中医诊断：睑废，脾虚气陷。辨证为脾虚清阳下陷，治疗始终以益气升提为法，用补中益气汤化裁，日渐收效，共坚持治疗 8 月余。

陈老师认为,本方临床应用十分广泛,内、外、妇、儿各科均可运用,只要临床紧扣"气虚下陷"这一主要病机,异病同治,灵活运用。补中益气汤中黄芪生用,补中益气,升阳固表;人参常选用党参,增益气之功;甘草炙用,补脾和胃,益气复脉,若患者血糖较高,改为生甘草;白术补气健脾,但炮制方式应视患者的大便情况而定,大便偏软则炒用,大便不畅则生用;当归炒用,养血和营,协参、芪补气养血;陈皮理气和胃,使诸药补而不滞。少量升麻、柴胡升阳举陷,协助黄芪以升提下陷之中气。具体临症加减时,患者伴咳嗽,加苦杏仁、紫菀等宣肺止咳;伴寐差,加茯神、远志等宁心安神;伴纳差者,加炒麦芽、炒稻芽等和中开胃。

笔者曾治刘某,女,48岁。月经淋漓不净18日就诊。近1年来月经先后不定期,经量时多时少,经期延长,淋漓半月不净。行性激素六项检查示促性腺激素及黄体生成素水平增高,雌二醇降低明显。妇科检查未发现明显器质性病变。曾中西医结合治疗,疗效欠佳。此次闭经3月再行,月经淋漓不净,经行9日时月经量明显增多,西医妇科就诊行"诊断性刮宫术",病理结果显示子宫内膜单纯性增生。现月经量不多,经色较淡,无血块,小腹坠胀,神倦乏力,走楼梯时感觉气短明显,伴头晕,腰酸,纳一般,便溏,1日2~3次,舌质淡,苔薄白,脉细无力。诊断:崩漏,证属脾肾气虚,冲任不固。治宜健脾补肾,益气摄血,升阳止泻,方用补中益气汤加味。药用:黄芪30克,党参20克,炒白术15克,陈皮10克,升麻6克,柴胡6克,炙甘草6克,当归6克,阿胶10克,炮姜6克,神曲15克,山药15克,荆芥炭15克,赤石脂15克。3剂后血止,大便转实,7剂后诸症悉数缓解。清代沈明宗《金匮要略注》言"五脏六腑之血,全赖脾气统摄"。本案患者脾气亏虚,不能摄血,血无所主,故见经血淋漓不尽;脾虚失运,清阳下陷,而致小腹坠胀,神倦乏力,泄泻等。予补中益气汤加味健脾摄血,升阳举陷,其中人参用党参替代,党参性味甘平,益气补中之力较强;加阿胶、炮姜、荆芥炭、赤石脂温中止血;增神曲、山药健脾补肾。

(杨益萍　林雨琪)

葛花解酲汤

葛花解酲汤出自元代李杲所著《内外伤辨惑论》，其云："夫酒者，大热有毒，气味俱阳，乃无形之物也。若伤之，止当发散，汗出则愈矣，此最妙法也；其次莫如利小便。二者乃上下分消其湿，何酒病之有？今之酒病者，往往服酒癥丸大热之药下之，又有用牵牛、大黄下之者，是无形元气受病，反下有形阴血，乖误甚矣！酒性大热，已伤元气，而复重泻之，况亦损肾水，真阴及有形阴血俱为不足，如此则阴血愈虚，真水愈弱，阳毒之热大旺，反增其阴火，是谓元气消亡，七神何依，折人长命，不然，则虚损之病成矣。《金匮要略》云：酒疸下之，久久为黑疸。慎不可犯此戒！不若令上下分消其湿，葛花解酲汤主之。白豆蔻仁、缩砂仁、葛花，以上各五钱，干生姜、神曲（炒黄）、泽泻、白术，以上各二钱，橘皮（去白）、猪苓（去皮）、人参（去芦）、白茯苓，以上各一钱五分，木香五分，莲花青皮（去穰）三分。上为极细末，称和匀，每服三钱匕，白汤调下，但得微汗，酒病去矣。此盖不得已而用之，岂可恃赖日日饮酒。此药气味辛辣，偶因酒病服之，则不损元气，何者？敌酒病故也，若频服之，损人天年。"

本方为解酒毒所设，功能分消酒湿，理气健脾，主治酒积伤脾证。诊见眩晕呕吐，胸膈痞闷不适，食少神疲体倦，小便不利而大便溏泄，舌苔腻，脉滑等。吴崑《医方考》言方中"葛花之寒，能解中酒之毒；茯苓、泽泻之淡，能利中酒之湿；砂仁、豆蔻、木香、青皮、陈皮之辛，能行酒食之滞；生姜所以开胃止呕，神曲所以消磨炙腻；而人参、白术之甘，所以益被伤之胃耳"。汪昂《医方集解》注解本方说："过饮无度，湿热之毒积于肠胃，葛花独入阳明，令湿热从肌肉而解，豆蔻、砂仁皆辛散解酒，故以为君；神曲解酒而化食，木香、干姜调气而温中，青皮、陈皮除痰而疏滞，二苓、泽泻能驱湿热从小便出，乃内外分消之剂；饮多则中气伤，故又参、术以补其气也。"

现代临床报道本方可以用于治疗急性酒精中毒、慢性酒精中毒、酒精性肝炎、酒精性脂肪肝、慢性萎缩性胃炎、胃肠功能紊乱、溃疡性结肠炎、水肿、高血压、头痛、眩晕、糖尿病、过敏性皮炎等多种疾病。

据《中国中医药报》2019年5月报道，国医大师段富津曾用本方加减治一伤酒泄患者，疗效显著。鲁某，男，40岁。平素嗜酒，近一月饮啤酒后即泄泻，连续三四日方减，2日前复饮酒后泄泻又作，腹微痛，夜寐欠佳，舌淡红，苔白微腻，脉缓。诊断为泄泻的伤酒泄，证属脾虚湿盛。处方予以葛花解酲汤加减。葛花15克，茯苓30克，泽泻20克，砂仁15克，神曲15克，陈皮15克，木香10克，炙甘草15克，白豆蔻10克。7剂。日1剂，水煎服。复诊时泄泻止，疲乏无力，舌脉同前，上方加人参10克，继服7剂，调养善后。

陈老师临床活用此方,认为此方非酒客专用,脾虚湿滞者均可以此方加减。原方葛花甘寒芳香,解酒毒之热,且其将酒毒从汗而解,故以微微汗为得效之征象;茯苓、泽泻、猪苓为化湿所设,砂仁、豆蔻更助其化浊之力,木香、陈皮、青皮行气而导滞;人参、白术补虚助运;干姜止呕,神曲消食。临床运用时,关于葛花用量的大小,陈老师认为可根据酒毒深浅灵活加减,并加用葛根,花根同用,升清降浊并举,加强止泻之效;如酒毒化热伤阴而见口干者,多以太子参益气养阴,且脾虚较重者,可加重健脾补虚药物剂量,中焦斡旋有力则水湿得化。

本方的辨证要点为神疲力乏,饮食不思,胃脘胀闷不适,兼有大便泄泻等。具体运用时,可随证加味,若酒毒热盛,加枳椇子、焦栀子、茵陈等;若湿浊较盛,加薏苡仁、藿香、佩兰等;若气虚,神疲力乏较重,加生黄芪、红景天、仙鹤草等;若气滞,胃脘胀闷较重,加枳壳、厚朴、紫苏梗等;若兼有血络不和,关节酸痛,加路路通、鸡血藤、玫瑰花等;若兼有气郁扰神,情绪不佳,夜寐欠安,加百合、合欢皮、五味子等。

陈老师常用此方治疗肝胆病、胃肠病,也将其用于治疗梅核气,疗效确切。如曾治汪某,女,58岁。主诉:反复咽喉不适1年余。诊见:咽喉异物感,晨起口干口苦,胃脘时有不适,下肢皮肤时显血络,神疲力乏,舌痛,纳食一般,大便偏软,日二三行,夜寐欠安,脸色萎黄,形体偏瘦,舌胖大嫩红,苔薄腻,脉弦细。既往有慢性非萎缩性胃炎伴糜烂、胃食管反流病病史。诊断为梅核气,证属脾虚湿滞,治当健脾化湿。方拟葛花解醒汤加味。处方:葛花9克,太子参30克,炒白术30克,豆蔻6克,青皮6克,陈皮6克,炒木香9克,砂仁6克,茯苓15克,猪苓12克,泽泻12克,煨葛根30克,干姜6克,焦神曲30克,路路通15克。14剂。每日1剂,水煎服。药后患者咽喉不适感明显好转,胃脘不适已改善,大便逐渐转常。

(陈金旭)

当归六黄汤

当归六黄汤方出自金元时期李东垣所著《兰室秘藏·自汗门》，书中称此方为"治盗汗之圣药也"，记述如下："当归、生地黄、熟地黄、黄柏、黄芩、黄连各等分，黄芪加倍。上为粗末，每服五钱，水二盏，煎至一盏，食前服，小儿减半服之。"

当归六黄汤乃滋阴固表之代表方剂，被誉为"治盗汗之圣方"。功效滋阴泻火，益气固表，主治阴虚内热盗汗证。诊见夜有盗汗，时发潮热，面赤心烦，口干唇燥，便难溲赤，舌红苔少，脉细而数等。

《古今名医方论》引季楚重注解本方说："当归之辛养肝血，黄连之苦清肺火，一补一泄，斯为主治。肝火之动，由水虚无以养，生地凉营分之热，熟地补髓中之阴，黄柏苦能坚肾，是泻南补北之义也。肝木之实，由金虚不能制，黄芪益肺中之气，黄芩清肺中之热，是东实西虚之治也。惟阴虚有火，关尺脉旺者始宜。"《医宗金鉴·删补名医方论》讲到："惟阴虚有火之人，寐则卫气行阴，阴虚不能济阳，阳火因盛而争于阴，故阴液失守外走而汗出，寤则卫气复行出于表，阴得以静，故汗止矣。用当归以养液，二地以滋阴，令阴液得其养也。用黄芩泻上焦火，黄连泻中焦火，黄柏泻下焦火，令三火得其平也，又于诸寒药中加黄芪，庸者不知，以为赘品，且谓阳盛者不宜，抑知其妙义正在于斯耶！"

现代临床报道本方可以用于治疗病毒性心肌炎、心悸、缺血性脑卒中、阵发性房颤、甲状腺功能亢进、糖尿病、围绝经期综合征、失眠症、自汗、盗汗、老年皮肤瘙痒症、非酒精性脂肪肝、桥本甲状腺炎、痹证、反复感冒、哮喘、慢性咽炎、早泄、小儿湿疹、过敏性紫癜、白塞综合征等多种疾病。

《古今医案按》载薛立斋用此方治盗汗："一妇人产后腹痛后重，去痢无度，形体倦怠，饮食不甘，怀抱久郁，患茧唇，寐而盗汗如雨，竟夜不敢寐，神思消烁。余曰，气血虚而有热，用当归六黄汤，内黄芩、连、柏炒黑，一剂汗顿止，再剂全止。乃用归脾汤、八珍散兼服，元气渐复而愈。又治：一儒者口干发热，小便频浊，大便秘结，盗汗梦遗，遂致废寝，用当归六黄汤二剂，盗汗顿止。"

国医大师裘沛然曾用本方治疗皮肤瘙痒症，效果颇佳。董君，男，45岁。就诊日期：1991年1月3日。主诉：皮肤红疹瘙痒反复发作3年。现病史：近三载来每逢冬、夏两季频发皮疹，瘙痒不休，外院西医皮肤科诊断为"皮肤瘙痒症"。近2月来其病又现，尤以腘窝、腋下、肘弯、腹部为甚。发疹部位皮肤红，有抓痕，自述入夜痒甚，以致彻夜不寐，皮疹受凉则痒减，故有时半夜起身以冷水擦洗方能入睡，并伴口渴烦躁，大便正常，右胁肋在劳累后则有隐痛，2年前曾患"甲型肝炎"，现已愈。舌质稍红，舌苔薄腻，脉弦。处方：全当归 18 克,生黄芪 30 克,生地黄 24 克,熟地黄 24 克,川雅连 10 克,淡子芩 24 克,川黄柏 15 克,净麻黄 9 克,黄药子 15 克,甘中黄 12 克,片姜黄 10 克。7 剂。服上药 7 剂,皮肤瘙痒大减,夜寐也安,惟大便日行 2 次,但成形。嘱其仍服上药 7 剂,病即瘥。(《裘沛然选集》)

素体阴虚故生内热,夜寐阳入于阴,阴分不足则热盛,逼迫津液外泄,故寐而汗出;寤则阳出于外,复行体表,阴分得静,汗出辄止。陈老师认为临床遇口干唇燥、便难溲赤等阴虚症状,合并心烦内热、舌红脉数等内热症状,便可选用当归六黄汤。临床运用时,陈老师根据患者症状加减,若患者盗汗而夜间睡眠不佳,可加灯心草清心降火,五味子养心敛汗,酸枣仁宁心安神;若有口干而阴亏明显者,加天冬、天花粉、炒麦冬、北沙参等;若汗出较著,择加桑螵蛸、浮小麦、麻黄根、稆豆衣、碧桃干、糯稻根等。陈老师指出,当归六黄汤虽为李东垣为治盗汗而设,实际临床应用要辨机而施,其关键病机是气阴不足,三焦郁火,故凡由此而引发的不寐、焦虑、口疮、心悸、便秘、瘙痒、眩晕、低热等均可使用,不仅仅局限在盗汗一病。

"阳加于阴谓之汗",故解汗证之核心在于调阴阳,阴阳平和,汗出即止。陈老师曾用此方治疗反复盗汗。如治疗一中年男性,主诉:反复盗汗 3 月。诊见:盗汗以下肢为主,纳食尚佳,有时夜寐欠安,形体偏瘦,时有口干,舌胖大嫩红、中碎裂,苔薄面净,舌下瘀滞,脉弦细。患者工作节奏较为紧张,偶感心烦。此为瘦人多火,久而阴伤,阴虚火旺互助其势,故夜有盗汗。治拟当归六黄汤加味。处方:炒当归 12 克,炙黄芪 30 克,生地黄 15 克,熟地黄 15 克,炒黄连 6 克,吴茱萸 2 克,炒黄芩 10 克,炒黄柏 10 克,怀牛膝 15 克,炒桑螵蛸 10 克,浮小麦 30 克,炒麦冬 18 克,碧桃干 15 克,稆豆衣 15 克,糯稻根 15 克,桑叶 10 克。7 剂。1 周后盗汗症状明显减轻,此方续进。本案患者症状较为清晰,选当归六黄汤,生地、熟地、当归补阴血,炒麦冬、浮小麦、稆豆衣养阴液,止汗液,黄芪补气而固表,黄连合吴茱萸为左金丸,疏肝气,泄肝火,黄芩、黄柏清内火,碧桃干、糯稻根、桑螵蛸固表而止汗,牛膝走下焦而行血滞,桑叶凉润,具有收敛汗液的作用。

(陈金旭　王恒苍)

天台乌药散

天台乌药散出自金元时期李东垣的《医学发明》一书，其云："天台乌药散：天台乌药、木香、茴香(炒)、青皮(去白)、良姜(炒)各半两，槟榔(锉)二个，川楝子十个，巴豆七十粒。上八味，先以巴豆微打破，同楝子用麸炒，候黑色，豆麸不用外，为细末。每服一钱，温酒送下。疼甚者，炒生姜、热酒下亦得。"

一般认为天台乌药散为治疗寒凝肝脉所致疝痛之常用方，功能行气疏肝，散寒止痛，主治寒凝气滞证。诊见小肠疝气，少腹痛引睾丸，舌淡，苔白，脉沉弦；亦治妇女痛经、瘕聚。清代汪昂在《医方集解》中云："此足厥阴、手太阴药也。乌药散膀胱冷气，能消肿止痛；川楝导小肠邪热，引小便下行；木香、青皮行气而平肝；良姜、茴香散寒而暖肾；槟榔性如铁石，能下水溃坚；巴豆斩关夺门，破血瘕寒积，皆行气祛湿散寒之品也。"清代吴瑭《温病条辨》载："此寒湿客于肝肾、小肠而为病，故方用温通足厥阴、手太阳之药也。乌药祛膀胱冷气，能消肿止痛；木香透络定痛；青皮行气伐肝；良姜温脏祛寒；茴香温关元，暖腰肾，又能透络定痛；槟榔至坚，直达肛门散结气，使坚者溃，聚者散，引诸药逐浊气由肛门而出；川楝导小肠湿热，由小便下行，炒以斩关夺门之巴豆，用气味而不用形质，使巴豆帅气药散无形之寒，随槟榔下出肛门；川楝得巴豆迅烈之气，逐有形之湿从小便而去，俾有形、无形之结邪一齐解散，而病根拔矣。"医家方论谓本方总以行气、散寒立法。

现代临床报道此方常用于治疗疝气、腹痛、睾丸炎、附睾炎、胃及十二指肠溃疡、慢性胃炎、慢性盆腔炎等属寒凝气滞者。

名老中医陈潮祖曾用本方治疗不明原因腹痛，效果较好。张某，男。初诊：1964年秋。患者自诉1年前开始得此怪病，每日早晨6时听到广播时，即腹痛难忍，广播结束，腹痛即止，状如常人，每日如此，从不间断，余无不适。1年多来遍求名医，均无寸效。诊舌淡红，苔薄白，脉弦偏沉。书天台乌药散加味，变散为汤付之：台乌药15克，木香15克，川楝子15克，炒茴香15克，槟榔15克，青皮15克，炒良姜15克，巴豆(另包)10克。上方先以巴豆微打破，同川楝子麸炒至外黑内黄，去巴豆及麸不用，共入煎剂，水煎服，1日1剂，3剂。数日后，患者来告，服上方3剂后怪疾即愈。(《陈潮祖医案精解》)

陈老师临床常用天台乌药散，认为只要有寒凝气滞、肝郁横逆征象，即可用之。方中乌药性味辛温，长于疏肝行气，散寒止痛。川楝子、青皮、小茴香疏肝理气，通络止痛。高良姜、木香温阳理气止痛，其中木香宜炒用，炒用实肠止泻，多用于泄泻腹痛。槟榔导滞下气。诸药合用，使寒凝得散，气滞得疏，肝络调和。

陈老师体会本方的辨证要点为少腹或小腹疼痛或少腹引掣睾丸而痛或睾丸偏坠肿胀

为主症,还可伴有小腹胀或酸楚不适或形寒畏冷、便秘或泄泻等兼症,或胃脘胀闷疼痛,痛连两胁、反酸、嗳气,寒冷刺激后疼痛加剧,平时情绪抑郁不舒等。具体临床运用时,可随症加味,若疼痛较明显者,加延胡索、左金丸(黄连、吴茱萸)等;若恶心、泛酸者,加蒲公英、浙贝母、海螵蛸等;若口干者,可加百合、怀山药、炒麦冬等;若肠鸣、泄泻者,加石榴皮、羌活、炒防风等。

陈老师活用天台乌药散治疗男科病、妇科病、小儿病、胃肠病,如属于肝郁气滞、气滞寒凝或寒凝血瘀者,则可取得较好的疗效。如曾治方某,女,52岁。主诉:胃脘不适1月余。诊见:胃脘时有不适,入夜时有隐痛,曾行胃镜检查提示为食管炎、慢性胃炎,大便偏软,时夹黏液,日行三五次,口干,咽喉痰滞,纳可,夜寐不安,舌淡胖,苔薄腻,脉细。西医诊断:食管炎,慢性胃炎。中医诊断:脘痛。证属肝胃不和,风寒留滞,治以疏肝和胃,散寒理肠。方拟天台乌药散加减。处方:乌药10克,高良姜6克,青皮6克,麸木香10克,小茴香6克,炒竹茹10克,姜半夏10克,炒防风10克,炒白芍30克,地锦草30克,石榴皮15克,炒葛根30克,延胡索10克,川楝子6克,大枣30克。7剂。水煎服。药后患者胃脘隐痛明显缓解,大便转实,效不更方,再服7剂。此为肝失疏泄,风寒留滞,横逆犯胃,胃气失和,发为脘痛;又肝气郁结,横乘脾土,运化失常,肠道传导不固,而致大便偏软。天台乌药散中乌药、小茴香、木香、青皮、高良姜等都是温通止痛的良药。故予该方化裁行气疏肝,温胃止痛,加防风、地锦草、石榴皮、炒葛根渗湿止泻,加延胡索、炒白芍理气止痛,加炒竹茹、姜半夏化痰理气。陈老师体会,巴豆毒性较大,若临方炮制不到位,为安全起见,可以不用。

(林雨琪)

归脾汤

归脾汤出自宋代医家严用和所著《济生方》，其云："夫健忘者，常常喜忘是也。盖脾主意与思，心亦主思，思虑过度，意舍不精，神宫不职，使人健忘。治之之法，当理心脾，使神意清宁，思则得之矣。归脾汤治思虑过度，劳伤心脾，健忘怔忡。白术、茯神（去木）、黄芪（去芦）、龙眼肉、酸枣仁（炒，去壳）各一两，人参、木香（不见火）各半两，炙甘草二钱半。上咬咀，每服四钱，水一盏半，生姜五片，枣一枚，煎至七分，去滓，温服，不拘时候。"

归脾汤是益气补血宁神之代表方剂，功能益气补血，健脾养心，主治心脾气血两虚证。诊见心悸怔忡，健忘失眠，气短乏力，食少，面色萎黄，舌淡，苔薄白，脉细弱；或可治脾不统血证，诊见妇女崩漏，月经超前，量多色淡，或淋漓不止，便血，皮下紫癜，舌淡，脉细者。明代医家薛己在《正体类要》亦载有"归脾汤"一方，其用药基本与严用和的归脾汤相同，在严氏基础上加当归、远志而成。其适应证有所扩展，薛氏指出"归脾汤，治跌仆等症，气血损伤，或思虑伤脾，血虚火动，寤而不寐，或心脾作痛，怠惰嗜卧，怔忡惊悸，自汗盗汗，大便不调，或血上下妄行，其功甚捷"。目前主流认为的归脾汤多是薛氏所设。明代医家吴崑在《医方考》中认为此方为"食去脾伤"所设，其言："饮食太饱伤脾。脾伤则面黄善卧，宜此方主之……中央土色，入通于脾，脾伤则其本色自见，故面黄。神者，中气之所生，脾伤则神亦倦，故善卧……参、芪、苓、术、甘草，皆甘物也，故用之以补脾。虚则补其母，龙眼肉、酸枣仁、远志，所以养心而补母。脾气喜快，故用木香。脾苦亡血，故用当归。此主食去脾伤之方也，若停食之方，则以消磨之剂主之，而不专于补益矣。"清代医家汪昂《医方集解》提到此方擅治虚损所致血证："此手少阴、足太阴药也。血不归脾则妄行，参、术、黄芪、甘草之甘温，所以补脾；茯神、远志、枣仁、龙眼之甘温酸苦，所以补心，心者，脾之母也。当归滋阴而养血，木香行气而舒脾，既以行血中之滞，又以助参、芪而补气。气壮则能摄血，血自归经，而诸症悉除矣。"

现代临床报道本方可以用于治疗心脏神经症、功能性消化不良、焦虑症、抑郁症、失眠症、血小板减少性紫癜、系统性红斑狼疮、骨质疏松症、围绝经期高血压、围绝经期抑郁症、围绝经期失眠症、月经先期、月经过少、月经过多、崩漏、产后缺乳、小儿癫痫等。

著名中医皮肤病专家朱仁康曾用本方治疗盘状红斑狼疮，收效较佳，其案收录于《朱仁康临床经验集》。赵某，女，31岁。主诉：鼻部出现红斑1年。1年前发现在鼻背两侧有二小块红斑，未予重视，逐渐扩大至指头大，晒太阳后又有扩大之势。自觉心悸气短，身倦无力，伴有自汗。查体：鼻背两侧可见两片境界清晰黯紫红色斑片，约为2厘米×3厘米大小，略有脱屑，两颊亦有黄豆大小之类似红斑，轻度萎缩。中医诊断：鸦略疮。西医诊断：盘状红斑狼疮。辨证属肝郁伤脾，心脾两虚。治以补养心脾为主，方用归脾汤加减。药物：黄芪12克，炒白术9克，党参9克，当归9克，远志9克，莲子肉9克，炒酸枣仁12克，茯苓9克，木香3克，炙甘草6克，生姜3片，大枣7个。7剂。水煎服。二诊时脸鼻红斑较前为淡，体疲乏力，心悸诸症略见好转。脉软滑，舌淡，苔薄白。前方去酸枣仁，加龙眼肉9克、白芍9克。水煎服，14剂。三诊时鼻背部红斑色淡，皮肤渐趋萎缩。嘱继服前方。四诊患者回老家服前方14剂后病情稳定，鼻背红斑角化皮损已趋消退，左颊眉间留小片红斑萎缩性损害未全消退。有时尚感心悸气短。嘱可间断续服前方，并配合服人参归脾丸，以竟全功。

陈老师临床对于情志病、脾胃病、妇科病等的治疗常辨证选用此方，见心脾两虚、气血不足可选用此方。用参、芪、龙眼、白术、当归补脾养心，充沛气血，再选茯神、酸枣仁、远志宁心安神，交通心肾，木香可行气导滞，使诸补益之品补而不壅，且木香之辛且散，可以开郁醒脾，能使脾气运化，上行心阴。临证时可随症灵活加味，如见乏力明显，可加生晒参、仙鹤草、红景天等；如见出血症状者，可加用当归炭、艾叶炭、阿胶珠等；如见心悸较重，可加用桂枝、珍珠母、煅龙骨等；如见夜寐不安，可加五味子、柏子仁、合欢花等。

陈老师临证将此方运用广泛，认为凡有心脾两虚便可选用此方，曾用此方调护胃癌术后的一系列症状。如曾治赵某，女，41岁。主诉：夜寐不安多梦1月余。诊见：夜寐不安，多梦易醒，纳食一般，食后肠鸣，神疲乏力，胃恶性肿瘤术后，腰酸，面色欠华，头晕，口干，舌嫩红，苔薄净，脉弦细。诊断为虚劳，证属心脾两虚，气血不足，治以补养心脾，方拟归脾汤加味。处方：太子参15克，炙黄芪24克，炒白术15克，木香10克，龙眼肉10克，酸枣仁12克，茯神15克，制远志6克，大枣18克，甘草6克，炒山药15克，炒当归10克，合欢皮15克，沉香曲6克，陈皮6克，柏子仁10克，五味子6克。14剂。每日1剂，水煎服。药后寐安。陈老师认为，患者为恶性肿瘤术后，术后出现不寐多梦、纳食欠佳、乏力腰酸、头晕口干等一系列虚损表现，虽症状繁杂，但细察病机皆起于心脾，脾运失健，心神失养则夜不安寐多梦，脾失健运则气血化源不力，致倦怠乏力，面色少华，兼有头晕等症，故治以归脾汤，益气健脾助运，养血宁心安神。

（陈金旭）

玄参升麻汤

玄参升麻汤在历代医籍中多有记载，如宋代朱肱的《类证活人书》，元代罗天益的《卫生宝鉴》，明代张介宾的《景岳全书》、朱惠明的《痘疹传心录》、孙文胤的《丹台玉案》，清代贾邦秀的《思济堂方书》等，但均为名同方异，药物组成有所差别。本书所录玄参升麻汤出自《卫生宝鉴》卷八，原文记载："止有咽喉中妨闷，会厌后肿，舌赤，早晨语言快利，午后微涩。宜以玄参升麻汤治之。玄参升麻汤：升麻、黄连各五分，黄芩（炒）四分，连翘、桔梗各三分，鼠粘子、玄参、甘草、白僵蚕各二分，防风一分。上十味，哎咀，作一服，水二盏，煎至七分，去渣，稍热噙漱，时时咽之，前证良愈。"

玄参升麻汤是清热利咽的代表方剂，功效清热解毒，疏风化痰，主治风痰热毒证。诊见咽喉肿痛，口干欲饮，大便秘结，舌红，苔薄黄，脉滑数等。清代医家王子接认为本方为治疗喉痹的有效方剂，如其所著《绛雪园古方选注》中云："咽喉诸证，历考汤方，皆辛散咸软，去风痰，解热毒，每用噙化咽津法，急于治标而缓于治本，即喉痹之急证亦然。"他对本方解释道："牛蒡散时行风热，消咽喉壅肿，升麻散至高之风，解火郁之喉肿，白僵蚕得清化之气，散浊结之痰，玄参清上焦氤氲之热，连翘散结热，消壅肿，防风泻肺经之风邪，芩、连清上中之热毒，甘、桔载引诸药上行清道。"

近年来临床报道显示，本方多用于治疗急性咳嗽、慢性咳嗽、急性咽喉炎、急性扁桃体炎、流行性腮腺炎、银屑病、紫癜性肾炎、病毒性心肌炎、免疫性血小板减少性紫癜、系统性红斑狼疮等。此外，尚可用于手足口病等儿科常见急性出疹性传染病。

宋欣明在1987年第12期《四川中医》撰文报道名老中医刘弼臣常用本方治疗小儿咽喉疾患。如治黄某，女，5岁。1987年4月16日初诊。症见：高热3日，咽喉肿痛，口鼻生疮，鼻塞声重，偶有咳嗽，纳呆泛呕，大便干结。查：体温39℃，咽部充血，双侧扁桃体Ⅱ度肿大，有脓点。心肺无殊。舌质红，苔黄腻。诊断：烂喉蛾（急性化脓性扁桃体炎）。辨证：肺胃热盛，上攻咽喉。立法：通腑泄热，解毒利咽。处方以玄参升麻汤加减：玄参10克，升麻3克，牛蒡子（研）10克，黄芩10克，生甘草3克，板蓝根10克，锦灯笼10克，青果核（打）10克，生石膏（先下）25克，制大黄10克，儿茶5克。3剂。水煎服。每日1剂，分2次服。药后高热已退，体温正常，大便通畅，呕吐已止，咽部轻微痛。查：咽部充血减轻，双侧扁桃体Ⅰ度大，无脓点，舌质红，苔薄白。上方去生石膏、制大黄，继服3剂而愈。

陈老师临床习用本方，认为存在咽喉症状的疾病，只要有风痰热结的征象，即可用之。方中牛蒡子（即鼠粘子）、升麻疏散风热，消肿解毒；玄参、连翘、白僵蚕清热解毒，散结化痰；黄芩、黄连清上中二焦之热毒，增强清热解毒之力；防风既可祛散风邪，又能除湿止痛；

甘草既能清热解毒祛痰，又有调和诸药之功；桔梗既有利咽祛痰之效，又可载药上行咽喉。诸药相伍，各司其职，共奏清热散火、解毒消肿、祛痰利咽之效。

陈老师体会本方证的病机关键为热毒壅盛，兼夹风痰，临床应用以咽喉红肿、疼痛难忍、喉中有痰、颜色偏黄、口干口渴、欲饮冷水、小溲黄赤、大便偏干、舌质偏红、苔薄黄或黄腻、脉滑数为主要表现。具体临床运用时，可随症加味，如内热较重者，加生石膏、知母、三叶青等；湿重者，加生薏苡仁、茯苓、淡竹叶等；痰多者，加鱼腥草、竹沥半夏、海浮石等；食积者，加莱菔子、炒鸡内金、炒山楂等；津液耗损者，加浙麦冬、鲜芦根、西青果等；咽痛咽痒者，加蝉蜕、射干、木蝴蝶等。

陈老师曾用本方加味治疗新冠病毒感染后咽喉肿痛，取效良好。叶某，女，28岁。2023年9月11日初诊。新冠病毒感染后咽喉肿痛，咯痰色黄，口干舌燥，渴欲饮水，小便色黄，大便干结，舌红，苔薄黄略腻，脉浮数。证属风热壅盛，痰热互结。治以玄参升麻汤加味：玄参15克，升麻9克，防风9克，桔梗9克，甘草6克，炒黄连6克，炒黄芩6克，连翘9克，炒僵蚕9克，炒牛蒡子9克，桑叶9克，木蝴蝶6克，厚朴花9克，蝉蜕6克，竹沥半夏9克，芦根15克。7剂。每日1剂，水煎服。药后患者咽喉肿痛减轻，咯痰减少，口干缓解，大便顺畅。继以前方治疗善后。本案处方中，陈老师用药剂量均较小，药量大都在9克或以下，体现了吴鞠通"治上焦如羽，非轻不举"的治疗特点。

（李秀月　马凤岐）

越鞠丸

越鞠丸出自元代医家朱丹溪所著《丹溪心法》，其云："越鞠丸，解诸郁。又名芎术丸。苍术、香附、抚芎、神曲、栀子(各等分)。上为末，水丸如绿豆大。"

朱丹溪提出"六郁"因机学说，认为人体发病，"六郁"为患。由肝脾气机郁滞，以致气、血、火、湿、痰、食相因成郁，以气郁为先。并创制"越鞠丸"名方，以解"六郁"。人以气为本，气和则病无由生，若喜怒无常，忧思过度，或饮食失节，寒温不适等，均可引起气机郁滞。肝气郁结，气机不畅，则胸膈痞闷胀痛；气郁日久势必及血，而致血郁，则胁腹刺痛而有定处；郁久化火，则病火郁，则吞酸嘈杂；肝郁乘脾，运化失司，脾不胜湿则湿郁；湿聚生痰则痰郁，嗳气呕恶；水谷不运，则饮食不消为食郁。气、血、火郁责之于肝，湿、痰、食郁责之于脾。由此可见，"六郁"之病主要在肝脾郁滞，尤以气郁为主。其治法，重在行气解郁，使气行则血行，气顺则火、湿、痰、食诸郁皆消。越鞠丸中香附行气舒肝开郁，以治气郁，为君药。川芎为血中之气药，既助君药行气开郁，又可活血祛瘀，以治血郁；苍术燥湿健脾化痰，以治湿郁和痰郁；神曲消食和胃，以治食郁；栀子清热泻火，以治火郁。以上共为臣佐药。本方五药，理气为先，统治"六郁"。

《医宗金鉴·删补名医方论》注解本方："香附以开气郁，苍术以除湿郁，川芎以行血郁，山栀以清火郁，神曲以消食郁。"清代医家费伯雄在《医方论》中讲到："须知古人立方，不过昭示大法，气郁者香附为君，湿郁者苍术为君，血郁者川芎为君，食郁者神曲为君，火郁者栀子为君，相其病在何处，酌量加减，方能得古人之意而不泥古人之方。"

现代临床报道本方的治疗范畴涵盖了消化系统、呼吸系统、神经系统、内分泌系统、心血管系统、泌尿系统等诸多系统疾病，如抑郁症、失眠症、神经痛、偏头痛、冠心病、心绞痛、胃溃疡、急性胆原性胰腺炎、胆囊炎、高脂血症、糖尿病、哮喘、泌尿系感染、肿瘤术后胃肠道反应、痛经、多囊卵巢综合征等具"六郁"征象者。

明代医家易思兰《易氏医案》中载其曾用此方治疗胸膈饱闷，效果明显。一人胸膈胃脘饱闷，腹仍饥而不能食，腰腿酸疼，坐立站摇，日夜卧榻，大便燥结，每日虽进清粥一二盅，食下即呕吐酸水，醋心。众作膈治，不效。易诊左右寸关俱沉大有力，两尺浮中沉三候俱紧，按之无力，乃曰：此气膈病也。两寸居上，其脉当浮，今却沉大，左寸沉者，神之郁也。右寸沉者，气之郁也。大者，火也，气有余即是火，火郁在上，故胸膈饱闷。凡汤水入咽，逆而不下，停于胃口，为火熏蒸，而成酸水矣。两尺俱紧者，此又寒邪从虚而入，主腰腿酸疼，坐立站摇而不能起矣。法当开导其上，滋补其下。乃以越鞠丸，加苏梗、桔梗、木香、沙参、贝母作汤服，以畅卫舒中，火郁发之之义也。另用八味丸，以补下焦，又塞因塞用之法也。服数日,上则嗳气,下转矢气,可以纳谷而自立矣。

名老中医邹云翔提出可以用越鞠丸加减治疗肾病综合征、慢性肾炎等证属湿浊痰瘀阻滞者。如治孙某,男,7岁。1971年4月29日初诊。患儿于1971年2月19日起,发现两下肢有瘀点和紫癜。且轻度水肿,尿检:蛋白(+)。诊断为肾病综合征,过敏性紫癜肾炎型。于2月22日住某医院治疗,效不佳,紫癜反复出现,阵阵腹痛。尿检:蛋白(+++),红细胞(++)。4月29日至邹氏处诊治。现症见:水肿面圆,腹大如鼓,腹壁静脉怒张,小溲量少,紫癜已隐,苔白,脉细数。证属痰湿郁滞,气血不畅,治宜疏泄通络,方用越鞠丸合桃红四物汤加味。经治2月,病情好转,水肿消退,尿检:蛋白微量。(《当代名医肾病验案精华》)

陈老师认为越鞠丸原为气郁为主的六郁证所设,气行不畅为郁,则他郁生焉,若能调达气机,血、痰、火、湿、食郁便有解铃之机,方中主用香附调气,辅以川芎、苍术、栀子、神曲。陈老师体会郁证实证居多,或虚实夹杂,若见脾胃虚弱较甚,不可独用越鞠丸,忌过行而耗伤中气。具体临证时可根据诸郁偏重,药味可适当加减,遵其方义而不拘泥于原方。如气郁较重,可加木香、郁金、枳壳等;血郁较重,可加莪术、丹参、王不留行等;痰郁较重,可加陈皮、半夏、瓜蒌等;火郁较重,可加连翘、黄连、苦参等;湿郁较重,可加茯苓、薏苡仁、泽泻等;食郁较重,可加炒麦芽、炒谷芽、炒鸡内金等。

陈老师曾治王某,女,16岁,学生。家人陪同就诊,诉因中考发挥失常,近2个月来,整天情绪抑郁,十分低落,常不自主唉声叹气,意志消沉,心烦意乱。就诊时患者表情淡漠,注意力不集中,精神较差,夜寐易醒,心烦健忘,肢体困重,脘腹胀闷不舒,胃纳较差,舌质淡,苔白腻,脉弦。中医诊为郁证,证属气郁湿阻。治宜行气解郁除湿,投以越鞠丸加味。用药:苍术15克,香附10克,川芎10克,神曲18克,栀子6克,郁金10克,陈皮10克,茯神15克,合欢花10克,川朴花6克,绿萼梅6克,石菖蒲15克。7剂。每日1剂,水煎温服。嘱家长一定要对其进行劝导,舒畅情志,树立信心。药后复诊时精神好转,诸症亦减。继续以上方去郁金,加玳玳花6克。14剂。药后精神舒畅,纳寐转安。此后以养心安神之剂以善后。陈老师认为,越鞠丸组方简洁而严谨,实践证明可用治各种郁证,旨在疏畅人体气机,调节情志,气郁一解,则诸郁随之而解。陈老师还指出,对于郁证治疗,一定要重视心理疏导,有助提高临床疗效。

(陈金旭　王恒苍)

保和丸

保和丸出自元代医家朱丹溪所著《丹溪心法》，其云："保和丸治一切食积。山楂六两，神曲二两，半夏、茯苓各三两，陈皮、连翘、莱菔子各一两。上为末，炊饼为丸，如梧桐子大。每服七八十丸，食远白汤送下。"

保和丸是消导剂的代表方，功效消食导滞和胃，主治食积饮停，腹痛腹泻，痞满吐酸，积滞恶食，食疟下痢。明代吴崑《医方考》释本方云："伤于饮食，故令恶食。诸方以厉药攻之，是伤而复伤也。是方药味平良，补剂之例也，故曰'保和'。山楂甘而酸，酸胜甘，故能去肥甘之积。神曲甘而腐，腐胜焦，故能化炮炙之腻。卜子辛而苦，苦下气，故能化面物之滞。陈皮辛而香，香胜腐，故能消陈腐之气。连翘辛而苦，苦泻火，故能去积滞之热。半夏辛而燥，燥胜湿，故能消水谷之气。茯苓甘而淡，淡能渗，故能利湿伤之滞。"清代汪昂《医方集解》载："此足太阴、阳明药也。山楂酸温收缩之性，能消油腻腥膻之食（收缩故食消）；神曲辛温蒸罨之物，能消酒食陈腐之积；菔子辛甘，下气而制面；麦芽咸温，消谷而软坚（坚积、坚痰）；伤食必兼乎湿，茯苓补脾而渗湿；积久必郁为热，连翘散结而清热；半夏能温能燥，和胃而健脾；陈皮能降能升，调中而理气。此内伤而气未病者，但当消导，不须补益。"

现代临床报道本方用于治疗小儿食伤发热、疳积、消化不良、腹泻、腹痛、便秘等胃肠道疾病，以及非酒精性脂肪肝、高脂血症、支气管肺炎、不稳定型心绞痛、小儿湿疹等疾病。

国医大师段富津曾用该方治疗急性胃肠炎，效果较好。王某，男，25岁。2003年8月12日初诊。患者因饮食无节制，经常食后腹痛泄泻，反复已半年余。今又因饮食不节而发病，现胃痛，饱腹不欲食，腹痛腹泻，大便日4~5次，便稀臭并伴有不消化食物及少量油脂黏液，恶心欲呕，苔厚腻，脉沉滑。西医诊断：急性胃肠炎。中医诊断：泄泻。辨证：食滞胃肠。治法：消食导滞，健脾止泻。处方：保和丸加减。焦山楂15克，神曲20克，陈皮10克，半夏10克，茯苓25克，连翘10克，鸡内金15克，白术15克，木香10克，炒麦芽15克。5剂。8月17日复诊：腹已不痛，泻止。又用5剂，诸症皆消，病愈。并嘱其注意饮食，减少发病诱因，随访半年未复发。（《中国现代百名中医临床家丛书·段富津》）

陈老师认为本方证的因机关键在于饮食生冷、辛辣、肥甘厚味及情志所伤，食滞中脘，痰湿浊邪内生，以致纳运不调，气血不和，升降失司。方中山楂焦用，消食除胀，止泻止痢；神曲，消食健脾，善化谷食陈腐之积；莱菔子多炒用，但其具有泻下通便的作用，故具体运用时要注意患者的大便情况；半夏、陈皮、茯苓三药，又蕴二陈汤之意，健脾和胃，行气化痰；连翘一味，更是画龙点睛之笔，既可增强消食导滞功效，又可清食积之热，且其升发宣透之性可防消散太过。具体临证中常在保和丸的基础上随症加减。腹胀、矢气明显者，加厚朴、枳实行气导滞；大便干燥如羊屎者，加决明子、冬瓜子润肠通便；伴津液亏损者，加玉竹、石斛生津润肠。

笔者曾用本方治小儿便秘。患儿，女，4岁。2022年4月16日因"大便干结难解半年"来诊。患儿平素不喜蔬菜，多食肉类及谷面，且常有饮食不节情况，半年来大便秘结难解，4～6日解1次大便，呈颗粒状，伴腹胀，时有腹痛，解便后胃纳增加，数日不解大便则食欲下降，口臭，舌质红，苔薄黄腻，脉沉实。证属食积证，治拟消食导滞，清热通便。方选保和丸加味治疗：焦山楂10克，神曲10克，陈皮6克，茯苓10克，竹沥半夏6克，连翘6克，炒莱菔子6克，炒麦芽10克，瓜蒌仁10克，厚朴6克，枳实6克，杏仁3克。7剂。水煎，每日1剂，分2次温服。4月23日复诊，大便2～3日1次，较前软，呈条状，腹胀、腹痛缓解，食欲增加，口臭减轻，舌质红，苔白腻，脉沉。效不更方，续7剂，煎服法同前。4月30日三诊，便软通畅，1～2日解1次，诸症均除。本案患儿饮食不知自节，使得食停中焦，久而成积，积久化热，热伤津液，使肠道失于濡润而致便秘。《幼科铁镜》云："肺与大肠有热，热则津液少而便秘。"故治疗上以消积导滞为主，并辅以清热润肠而达通便之效。以保和丸消食化积，加瓜蒌仁润肠通便，厚朴、枳实行气导滞，杏仁宣肺泄热。诸药合用，共达消积导滞、清热通便之效。

（任　莉　林雨琪）

斑龙丸

斑龙丸(青囊集方)出自《医学正传·虚损》,其载斑龙丸:"治真阴虚损,老人虚人常服,延年益寿。鹿角胶(炒成珠子)、鹿角霜、菟丝子(酒浸研细)、柏子仁(取仁洗净)、熟地黄各半斤,白茯苓、补骨脂各四两。上磨为细末,酒煮米糊为丸,如梧桐子大,每服五十丸,空心姜盐汤下。昔蜀中有一老人货此药于市,自云寿三百八十岁矣。每歌曰:尾闾不禁沧海竭,九转金丹都谩说,惟有斑龙顶上珠,能补玉堂关下阙。当时有学其道者,传得此方。"

斑龙丸能补元阳虚损,填肾中真精,功效滋阴益肾,温补元阳,填精益髓,强壮筋骨,安神定志,驻颜益寿。《绛雪园古方选注》释其方义:"鹿卧则口朝尾闾,故为奇经督脉之方。凡入房竭精,耗散其真,形神俱去,虽温之以气,补之以味,不能复也。故以有情之品,专走督脉,复以少阴、太阳之药治其合,乃能搬运精髓,填于骨空,大会于督脉之囟会,而髓海充盈。鹿角霜通督脉之气也,鹿角胶温督脉之血也。菟丝、骨脂温肾中之气也,熟地、柏仁补肾中之精也。柏仁属木性润,骨脂属火性燥,非但有木火相生之妙,而柏仁通心,骨脂通肾,并有水火既济之功。使以茯苓,性上行而功下降,用以接引诸药,归就少阴、太阳达于督脉,上潮髓海,而成搬运之功。""斑龙"乃古时鹿角的雅称,方中鹿角胶、鹿角霜填补精血,温肾助阳,温煦奇督,为君。补骨脂、菟丝子补火助阳,固涩止遗;熟地黄填精补血,滋补肝肾;柏子仁养心补脾。四药为臣。茯苓渗湿健脾,清泄肾浊,宁心安神,交通心肾,为使。全方阴阳相配,以滋阴填精养体,温阳固元资用,体用并理,兼顾奇经。

现代临床报道本方可以用于肾阳不足,精虚血亏所致不孕不育症、阳痿早泄、遗精、少弱畸精症、小便频数、盗汗、耳鸣、腰痛、体倦、带下淋漓、慢性盆腔炎、骨科术后、颈椎病、小儿发育迟缓以及甲状腺癌术后等。

陈老师临床喜用本方,认为只要有肾阳不足征象,即可用之。方中鹿角胶、鹿角霜乃血肉有情之品,善补精血,益元阳,通督脉,配熟地滋阴养血,旨在阴中求阳;菟丝子补肾益精,补骨脂补肾壮阳;柏子仁养心安神,交通心肾;茯苓益气健脾,利水渗湿。全方功在温阳通督,益精填髓,健脾宁心,安神益寿。陈老师体会,若鹿角霜缺货亦可鹿角片代之,也能补精生血益元阳。肾体阴用阳,斑龙丸一方性偏温,临证应用可辨证酌加小剂量黄柏、知母等药以监制而坚阴。

陈老师体会,本方的辨证要点为面色㿠白,畏寒肢冷,耳鸣,腰膝酸软,性欲淡漠,夜尿频数,精神萎靡,女性排卵障碍,男性无梦而遗,滑精频频;舌淡、边有齿痕,苔白滑,脉沉细或虚等。具体临床运用时,可随症加味,如见怕冷明显尤以下肢为甚者,可酌加肉桂、仙茅、锁阳等；腰脊酸楚明显者，加杜仲、川断、狗脊等；舌淡黯兼有瘀斑瘀点者，可加红花、薜荔果、骨碎补等；兼肝阴不足者，见口干，苔少，加五味子、山茱萸、龟甲等；若兼脾虚，肠鸣，泄泻，消化不良者，加炒白术、炒木香、砂仁等。

笔者常用本方治疗男科病、妇科病、内科病等，如能肾阳不足辨证明确，即可投之。如曾治牛某，男，34 岁。初诊日期：2023 年 6 月 1 日。主诉：劳累后腰酸、乏力月余。诊见：患者面色欠华，精神欠振。劳累后腰酸、神倦乏力明显。素易口腔溃疡，冬天手足冰凉，身体怕冷明显，性欲减退，脱发明显，同房后腰腿酸较甚，情绪容易紧张，胃纳尚可，夜寐较晚，排便时有便溏，遇冷或饮食不节时便溏甚。外院精液常规检查提示精子活动率偏低。舌淡，苔薄，脉细。此为肾阳不足，督脉空虚，精虚血亏所致。治当温肾通督，补精填髓，交通心肾。方拟斑龙丸合交泰丸加减。处方：鹿角霜 9 克，菟丝子 15 克，茯苓 30 克，熟地黄 15 克，阳春砂（后下）6 克，柏子仁 10 克，补骨脂 15 克，山药 30 克，肉桂 5 克，炒黄连 3 克，怀牛膝 15 克，天冬 10 克，丹参 15 克，牡丹皮 12 克，杜仲 15 克，川断 30 克，甜叶菊 1 克。10 剂。每日 1 剂，水煎服。嘱不必担忧，精神放松。药后患者腰酸、乏力、怕冷、脱发明显改善，口腔溃疡未作，排便正常。效不更方，上方略作调整，10 剂，继续服用善后。本案患者询及病史，发现患者腰酸乏力劳累后明显，同房后更甚，可知其肾阳不足，督脉空虚，平素又怕冷明显，尤以冬季为甚，口腔溃疡反复发作，亦可见其肾阴不能上济心火以致口疮反复发作。因此，治疗本病时抓住肾阳不足，肾精亏虚这一基本特征，取斑龙丸合交泰丸加减，温肾壮督，补益肾精，交通心肾。药后肾阳温煦，肾精充盈，心肾得交，故诸症向愈。

（杨益萍）

丹栀逍遥散

丹栀逍遥散原名加味逍遥散，出自明代薛己的《内科摘要》，其中云："加味逍遥散，治肝脾血虚发热，或潮热晡热，或自汗盗汗，或头痛目涩，或怔忡不宁，或颊赤口干，或月经不调，或肚腹作痛，或小腹重坠，水道涩痛，或肿痛出脓，内热作渴等症。当归、芍药、茯苓、白术（炒）、柴胡各一钱，牡丹皮、山栀（炒）、甘草（炙）各五分。上水煎服。"

丹栀逍遥散是清肝健脾解郁的代表方剂，功效清热疏肝，健脾养血，主治肝经郁火，脾不健运证。诊见潮热颧红，月经不调，少腹胀痛，经行乳胀，崩漏，带下，舌红，脉弦等。历代医家针对丹栀逍遥散的论述较多，如《冯氏锦囊秘录》记载该方"以白术、茯苓固其脾，恐木旺则土衰，所谓不治已病治未病也。《经》曰：肝苦急，急食甘以缓之，故用甘草。《经》曰：以辛散之，故用当归。《经》曰：以酸泻之，故用芍药。柴胡气凉，散其怒火。山栀味苦，抑其下行。丹皮和血通经"。《成方便读》言本方"治怒气伤肝，血少化火之证"，又云"丹皮之能入肝胆血分者，以清泄其火邪。黑山栀亦入营分，能引上焦心肺之热，屈曲下行"，合于逍遥散中"自能解郁散火，火退则诸病皆愈耳"。

现代临床报道本方可以用于治疗反流性食管炎、功能性消化不良、非酒精性脂肪性肝病、甲状腺功能亢进、尿道综合征、前列腺炎、干眼症、抑郁症、焦虑症、心脏神经症、失眠症、乳腺增生症、慢性盆腔炎、多囊卵巢综合征、经前期紧张综合征、围绝经期综合征、痤疮、带状疱疹、视神经萎缩等多种疾病。

名老中医叶熙春曾以本方加减治月经先期量少，获得佳效。患者21岁，肝郁气滞，冲任失调，经来超前，量少色褐，乳房作胀，少腹疼痛，腰臂酸楚，五心烦热，脉弦小数，口苦苔黄。治拟养血疏肝调经，丹栀逍遥散加减。炙当归三钱，炒赤芍三钱，柴胡一钱，茯苓四钱，丹皮二钱，黑山栀三钱，炙青皮钱半，川郁金二钱，甘草八分，四制香附二钱半，薄荷纯梗钱半。二诊：此届经来，瘀滞减少，量亦较多，乳胀腹痛，不若前甚，脉象弦滑。再拟疏肝调经。炙当归三钱，丹参三钱，赤白芍各二钱，柴胡八分，炙青皮钱半，丹皮二钱，川郁金二钱，制香附钱半，益母草三钱，路路通二钱，炙甘草八分。（《叶熙春医案》）

陈老师临床擅用本方，认为只要有肝经郁火、脾虚营亏的征象，即可用之。方中柴胡疏肝解郁，兼有清解郁热之功；当归、芍药养血和营，益肝之体，芍药配甘草酸甘化阴，又可柔肝缓急；白术、茯苓、甘草健运脾气，以防肝乘，有《金匮要略》"见肝之病，知肝传脾，当先实脾"之意；牡丹皮清血分之热、栀子泻气分之火，助柴胡清解肝经郁火。如此，肝郁得疏，肝火得清，脾运复常，营血化生有源，则诸症可愈也。值得一提的是，逍遥散原方中尚有薄荷与生姜二药，而薛己《内科摘要》中的加味逍遥散则未提及。陈老师指出，薄荷有疏肝解郁之功,能增强疏肝之效,在运用此方时宜一同使用,而生姜性温,有助火伤阴之虞,用之恐加重肝火之势,故可以不必加入。

陈老师体会本方证的病机关键为肝郁化火,脾虚不运,临床应用以胸胁胀痛,心烦易怒,或作寒热,自汗盗汗,或月经不调,腹痛重坠,小便涩痛,舌红,脉弦为主要表现。具体临床运用时,可随症加味,如头痛、目干、性急易怒者,可加生牡蛎、钩藤以平肝潜阳,加桑叶、菊花以增强清肝之力;胸胁胀痛明显者,加橘叶、枳壳、制香附,或合用金铃子散以疏肝行气止痛;自汗、盗汗明显者,加煅牡蛎、糯稻根、穭豆衣以养阴收涩止汗;月经不调、气郁明显者,加玫瑰花、绿萼梅、玳玳花等花类药行气调经;月经量少者,加生地、熟地、山茱萸以养血;月经量多者,加炒黄芩、地榆炭、海螵蛸以清热止血。

笔者曾用本方治疗不寐,取效较好。曹某,女,70岁,2023年4月30日来诊,自诉睡眠欠佳1月余。1月前,因家中有事,导致情绪波动较大,思虑较多,之后慢慢变得夜寐欠佳,不易入睡,睡后易醒,每晚仅睡2～3小时。刻下:言语较多,眉头紧锁,情绪焦虑,容易心烦,两胁胀痛,胃纳欠佳,食欲不振,食后略有胀满,大便偏干,1～2日一行。舌偏红尖有红点,苔少,脉弦细。处以丹栀逍遥散加减:牡丹皮12克,焦栀子9克,当归12克,白芍12克,柴胡9克,茯苓15克,炒白术12克,薄荷(后下)9克,连翘9克,川芎12克,郁金12克,石菖蒲9克,陈皮12克,炒山楂12克,红曲6克。7剂。5月7日复诊:情绪焦虑较前缓解,两胁略有胀痛,胃纳稍复,纳谷转馨,每晚可睡5小时左右。既已见效,即在此方基础上加减调理1月余,诸症转瘥。

(马凤岐)

柴胡疏肝散

柴胡疏肝散出自明代叶文龄所著《医学统旨》，其云："柴胡、陈皮（醋炒）各二钱，川芎、芍药（煨）、枳壳（麸炒）、香附各一钱半，甘草（炙）五分。水二盅，煎八分，食前服。治怒火伤肝，左胁作痛，血菀于上。吐血，加童便半盅。"

柴胡疏肝散是疏肝理气之代表方剂，功能疏肝解郁，行气止痛，主治肝气郁滞证。诊见胁肋疼痛，或寒热往来，嗳气太息，脘腹胀满，脉弦等。张景岳注解本方说：柴胡、芍药以和肝解郁为主；香附、枳壳、陈皮以理气滞；川芎以活其血；甘草以和中缓痛。近代医家秦伯未在《谦斋医学讲稿》中讲到："本方即四逆散加川芎、香附和血理气，治疗胁痛，寒热往来，专以疏肝为目的。用柴胡、枳壳、香附理气为主，白芍、川芎和血为佐，再用甘草以缓之，系疏肝的正法，可谓善于运用古方。"

现代临床报道本方可以用于治疗偏头痛、痤疮、中耳炎、失眠症、慢性疲劳综合征、神经症、抑郁症、功能性消化不良、胃食管反流病、胆汁反流性胃炎、糜烂性胃炎、慢性萎缩性胃炎、胃溃疡、十二指肠溃疡、肠易激综合征、便秘、慢性胰腺炎、慢性胆囊炎、胆囊切除术后综合征、慢性乙型肝炎、非酒精性脂肪肝、乳腺增生症、围绝经期综合征、睾丸炎等多种疾病。

名老中医焦树德曾用本方治情志相关性低热，取效颇好。某女，因感冒初起发热时，未及时用解表发汗法，而自购一些退热药片、丸药等治疗，当时发热基本已退。1周以后因生气而又发低热，每发热前，先感到怕冷，发热时体温37.2～37.6℃。以发热待查治疗半年未愈。脉弦而较细略数，舌质略红，苔薄白，月经量少，稍向后错。除低热以外，尚有两胁隐痛，食欲不振，大便偏干，疲乏无力等症。据此知为外邪未全解，而入于半表半里，留连不去，又因生气，肝气怫郁，新旧之邪相合而发为此病，治应采用和解疏肝之法。即用柴胡疏肝散去白芍、陈皮，加生地黄15克，玄参12克，秦艽12克，青蒿20克，地骨皮10克。进10余剂而痊愈。（《焦树德方药心得》）

陈老师临床喜用本方，认为只要有肝气郁滞征象，即可用之。方中柴胡宜炒用，炒柴胡味苦，性平，功长疏肝解郁，如能醋炒，则增强疏肝作用，并引药入肝。川芎、芍药乃四物之半，具活血和血之功，原书治"血菀于上"，应含有此意。若血滞不明显，无头面疼痛之症者，陈老师认为川芎可以弃之不用。对于芍药，陈老师一般取炒白芍，如见肝郁血滞者，则改为炒赤芍，或白芍、赤芍同用；如遇大便干结者，则用生白芍，枳壳改为枳实。香附生用，理气解郁，炒制更长调经止痛。陈皮理气燥湿，化痰和中。肝郁气滞重，胁腹疼痛积块者，可用青皮代之陈皮，或陈皮、青皮各半，以理气消积，疏肝止痛。

陈老师体会本方的辨证要点为情志不畅，胁肋胀痛不适，善太息，经前乳胀，脉弦。兼有胸闷、腹痛、腹胀、纳差、嗳气、失眠、头痛、月经不调等。具体临床运用时，可随症加味，如见胁肋痛较甚，加金铃子散（延胡索、川楝子）；舌有瘀点或舌质偏黯者，加当归、莪术、乳香、没药；肝郁化火，见口苦、舌红者，加左金丸（黄连、吴茱萸）、栀子、牡丹皮等；兼肝阴不足者，见口干，苔少，加北沙参、枸杞子、龟甲、木瓜等；胃气上逆，见恶心，泛酸者，加姜竹茹、姜半夏、乌贝散（海螵蛸、浙贝母）等；若肝郁克脾，肠鸣，泄泻，腹痛者，加炒白术、炒木香、炒防风等。

陈老师常用本方治疗胃肠病、神志病、妇科病，如能肝郁气滞辨证明确，则疗效可期。除此之外，陈老师也活用本方治疗其他疾病。如曾治章某，女，30岁。2011年9月21日就诊。主诉：小便频，伴有咽喉梗阻感及上腹部正中胀闷1月余。诊见：神情焦虑，精神欠振，面色不华，小便量少，甚至无尿可解，吞咽时咽喉有梗阻感，胃脘胀闷，经前乳房胀痛，舌嫩红，苔薄，脉弦细略数。曾行膀胱镜检查，报告：膀胱壁黏膜充血明显，三角区、膀胱颈无特殊，提示为膀胱慢性炎症。行胃镜检查提示为慢性浅表性胃炎（胆汁反流型）。此为情志不畅，肝气郁结，痰气交阻，气滞中焦则胃脘胀闷，上扰咽喉则梗阻不爽，下干膀胱则小便频作。治当疏肝解郁，化痰理气。方拟柴胡疏肝散合半夏厚朴汤加味。处方：炒柴胡9克，制香附9克，陈皮9克，青皮9克，川芎9克，生甘草9克，竹沥半夏9克，厚朴花9克，紫苏叶9克，枳壳9克，白芍30克，干姜3克，茯苓21克，蝉蜕6克，木蝴蝶6克。7剂。每日1剂，水煎服。嘱不必担忧，精神放松。药后患者小溲频作及咽喉梗阻均有减轻，胃脘胀闷消失，月经刚潮，经前乳房胀痛未作。效不更方，上方去青皮、陈皮，加橘叶9克，沉香3克。7剂。服药后精神转振，症状基本消失，再进7剂善后。本案患者询及病史，发现患者精神萎靡，女儿5岁，常感冒发热，因女儿在身侧，夜晚易惊醒，又被婆婆视为体弱多病，时有埋怨言语相向，心中郁闷。显然患者病因为情志不畅无疑，其临床表现乃肝气郁结所致，久则痰气交阻，病情缠绵。因肝经从足到头，入阴毛中，绕阴器，至小腹，挟胃两旁，属肝，络胆，向上穿过膈肌，分布于胁肋部，沿喉咙的后边，向上进鼻咽，连目系。肝气郁结，则循经所处气机阻滞，导致上中下三焦气机不畅，引发咽喉、胃脘、胁肋、乳房、膀胱不适。因此，治疗本病时，抓住疏肝理气的关键环节，取柴胡疏肝散合半夏厚朴汤疏肝解郁，化痰理气，肝气一疏，则诸症皆失。

（白　钰）

荆防败毒散

　　荆防败毒散在古代医籍中记载颇多,如明代吴绶的《伤寒蕴要全书》、虞抟的《医学正传》、张时彻的《摄生众生妙方》、明末清初周震的《幼科医学指南》、清代王清源的《医方简义》、曾香田的《痘疹会通》等,均有本方出现,但都是同名异方,药物组成不尽相同。目前所用荆防败毒散多遵循张时彻《摄生众妙方》中所载之方,其中言:"荆防败毒散,治疮肿初起。羌活、独活、柴胡、前胡、枳壳、茯苓、防风、荆芥、桔梗、川芎各一钱五分,甘草五分。上用水一钟半煎至八分,温服。"

　　荆防败毒散为解表剂之一,功效疏风解表,散寒除湿,主治外感风寒湿邪之证。诊见恶寒发热、头疼身痛、胸闷咳嗽、痰多色白、苔白、脉浮等。古代医家认为,荆防败毒散可用于治疗瘟疫、水痘、麻疹、痘疹等。如明代张介宾《景岳全书》曰"若感四时瘟疫,而身痛发热,及烟瘴之气者,宜败毒散,或荆防败毒散";清代郑玉坛《彤园妇科》载"荆防败毒散治孕妇初染瘟疫,脉症类伤寒者",《彤园医书》言"水痘发于脾肺二经,由湿热而成也……初起服荆防败毒散疏散风湿";清代罗国纲《罗氏会约医镜》云"荆防败毒散,治麻疹发热二一三日间发散通用"。

　　现代报道常运用本方治疗多种传染性疾患,如小儿流行性感冒、甲型流感、流行性腮腺炎、水痘、登革热等。此外,本方在治疗急性上呼吸道感染、支气管哮喘、急性支气管炎等呼吸系统疾病,痢疾、泄泻、肠易激综合征等消化系统疾病,药物相关性皮疹、痤疮、扁平疣、荨麻疹、带状疱疹等皮肤病,中耳炎、面神经炎、口腔颌面炎等五官科疾病方面,均可获得不错的疗效。

　　甘肃名老中医权依经曾用本方加味治疗扁平疣,取得良效。马某,女,21岁,通渭县马营公社社员。1971年11月18日初诊。患者于半年前面部出现扁平疣数十个,两颧部较多,伴有发痒,凸出皮肤,不红而与皮肤同色,至今未愈。方用荆防败毒散加苍术治疗。荆芥5克,防风5克,甘草3克,茯苓5克,川芎5克,羌活9克,独活6克,柴胡5克,前胡5克,枳壳5克,桔梗5克,苍术12克。水煎分二次服。3剂。二诊:患者服上药3剂后,面部扁平疣全部消失。停药观察数十日,再未复发。(《古方新用》)

　　陈老师临床善用本方,认为只要有风寒湿邪阻滞、疏解宣散不利的征象,即可用之。方中荆芥、防风辛温解表,疏散风邪,合为君药;羌活、独活祛风散寒除湿,发散一身上下之寒湿,同为臣药;柴胡、川芎解表散邪,祛风止痛,桔梗利咽宣肺气,前胡散风清热,降气化痰,枳壳理气燥湿,茯苓健脾化湿,共为佐药;甘草调和诸药,为使药。陈老师指出,荆防败毒散妙在"败毒"二字,功效以透散疏利毒邪为主,外可散郁闭肌表之风邪之毒,内能除阻滞表里之湿邪之毒,不仅可以畅达气机,而且还能消散痰湿。

陈老师体会本方证的病机关键为风寒湿邪为患,失于透散疏利,临床应用以微有恶寒发热,头疼时作,周身酸痛,胸闷气急,咳嗽痰多,痰色偏白,苔薄白腻,脉浮,或疮疡肿毒,肿痛发热,脉浮数为主要表现。具体临床运用时,可随症加味,如有咽痛者,可加牛蒡子、射干以利咽;痰湿甚者,可加半夏、陈皮以燥湿化痰;胸闷气急较甚者,可加厚朴、瓜蒌皮以行气宽胸。此外,还可用本方加味治疗多种疾病,如加入木香、黄连、赤芍,可清热凉血,行气导滞,用于治疗痢疾初起之症;加入金银花、连翘、紫花地丁、蒲公英,可清热解毒,对于疮疡肿毒初起疗效较好;加入苦参、蝉蜕、地肤子、白鲜皮,可祛风止痒,用于治疗各种皮肤病,收效良好。

陈老师曾用本方治疗新冠病毒感染后咳嗽,取得较为满意的疗效。叶某,女,28岁。2023年9月4日初诊。1月前感染新冠病毒,之后反复咳嗽,咽喉痰滞,痰少色白,咽喉作痒,时有咽痛,鼻塞,时有胸闷,有肺磨玻璃结节,纳食一般,大便欠畅,舌黯红,苔薄腻微糙,脉细。证属表邪未尽,痰湿阻滞。治以荆防败毒散加味:荆芥9克,防风9克,桔梗9克,甘草6克,羌活9克,独活9克,川芎9克,柴胡9克,前胡9克,麸枳壳9克,茯苓15克,蝉蜕6克,炒牛蒡子12克,玄参15克,竹沥半夏9克,芦根15克。7剂。每日1剂,水煎服。药后患者咳嗽消失,咽喉之痰减少,咽痛减轻,鼻塞、胸闷亦有所缓解。方已对证,即以原方再进7剂而收功。

(傅海斌 马凤岐)

百合固金汤

百合固金汤出自《慎斋遗书·阴虚》："手太阴肺病，有因悲哀伤肺，患背心、前胸肺募间热，咳嗽咽痛，咯血，恶寒，手大拇指循白肉际间上肩背，至胸前如火烙，宜百合固金汤。熟地、生地、归身各三钱，白芍、甘草各一钱，桔梗、元参各八分，贝母、麦冬、百合各半钱。如咳嗽，初一二服加五味子二十粒。"

百合固金汤为治疗肺肾阴亏、虚火上炎之肺系病证的代表方剂，具有滋阴润肺、化痰止咳之效。诊见咳嗽咳痰，咽喉疼痛，手足心热，盗汗，舌红，苔少，脉细数等。汪昂《医方集解·补养之剂》曰："此手太阴、足少阴药也。金不生水，火炎水干，故以二地助肾滋水退热为君；百合保肺安神；麦冬清热润燥；元参助二地以生水；贝母散肺郁而除痰；归芍养血，兼以平肝（肝火盛则克金）；甘桔清金，成功上部，皆以甘寒培元清本，不欲以苦寒伤生发之气也。"清代汪绂《医林纂要探源》载："此方唯百合、芍药为补肺主药，而君以熟地则补肾滋水，佐以生地以壮水而制相火，而当归、元参又引水以上行，引血以归肝，麦冬、贝母、生甘草则上下其间，以通金水相生之路，又以桔梗泻肺之余邪，而降其逆气。盖主于制火，使不至刑金，而后助金以下生肾水，则其意亦归于固金而已。"

现代常用百合固金汤治疗咳嗽、肺结核、肺癌、肺炎、慢性阻塞性肺疾病、慢性支气管炎、声带小结、支气管扩张、慢性咽炎、自发性气胸、萎缩性鼻炎、鼻咽癌、糖尿病、小儿呼吸道感染、围绝经期综合征、便秘、尿路感染等证属于肺肾阴虚者。

名老中医马光亚用该方治疗小儿咳嗽兼眼皮眨动，收效颇好。万某，男，12岁。1977年5月1日初诊。患者咳嗽，咽干无痰数月不愈。诊见口干不饮，大便干结，舌淡红，伴眼皮眨动五六年。久咳不愈，伤及肺阴。治用百合固金汤加钩藤0.8克，蝉蜕0.6克，僵蚕0.8克，全蝎0.6克。进15剂后，咳嗽、眼皮眨动愈。（《台北临床三十年》）

陈老师临床善用本方，凡见肺肾阴亏之象，即可施用。百合、麦冬润肺燥，清虚火。方中生熟地并用，一清一补，扶正驱邪。陈老师在运用熟地时，常与砂仁同用，一来可醒脾和胃，二来可防熟地滋腻碍胃之弊。白芍一般炒用，如大便偏硬者，可生用。至于归身，多炒用，温和药性，养血补血。在对贝母的选择中，川贝母长于润肺止咳，浙贝母长于清肺化痰，可根据实际情况选用。元参即玄参，养阴生津，降火利咽。

本方的辨证要点在于咳嗽咳喘，咽喉疼痛，舌红苔少。兼见咳痰，手足烦热，口干，神疲力乏，寐差，便秘等。具体临床运用时，可随症加味，如痰多痰黏者，可加竹沥半夏、瓜蒌皮等；咽喉不适者，加蝉蜕、凤凰衣等；咳嗽明显者，加百部、紫菀等；睡眠不佳者，加五味子、远志等；少气懒言、神疲力乏者，加黄芪、党参等；便秘不畅者，可加苦杏仁、火麻仁等；

肺癌患者,可加冬凌草、石上柏等;若咳血者,可加蛤壳、仙鹤草等。

  陈老师常用本方治疗肺系病、肿瘤、胃肠病等,但遇其他疾病者也可用之。如曾治王某,男,35岁。新冠病毒感染1月后,咳嗽、口干、腰酸、脘胀、腿脚无力、寐差、鼻塞、嗅、味觉消失。舌嫩红,苔薄净。经远程会诊,此为疫毒袭卫,肺失肃降,肺热耗气,煎灼津液,久伤及肾,肾气虚损,阴液不足。诊断:新冠病毒感染,辨证:肺肾阴亏,治法:滋阴润肺,化痰止咳。处方:百合30克,生地15克,熟地15克,玄参15克,川贝母6克,浙麦冬15克,炒白芍24克,炒当归12克,桔梗9克,生甘草6克,知母9克,蝉蜕6克,砂仁6克,五味子6克,竹沥半夏9克,红景天15克。7剂。每日1剂,水煎服。嘱卧床休息,多饮水。药后患者咳嗽口干症状好转,嗅、味觉逐渐恢复。本案为患者感染新冠病毒,虽初始病位在肺,后期影响及肾,出现腰膝酸软、腿脚无力等症状。从经络的联系上看,《灵枢·经脉》"肾足少阴之脉……其支者,从肺出,络心,注胸中",又《灵枢·本输》"肾上连肺"。可见,肺肾两脏互相连接,肺病可累及肾。因此,在治疗新冠病毒感染时,不妨从肺肾同治角度出发,取百合固金汤"金水相生"之意,滋水退热,润金止咳。陈老师指出,百合固金汤实由多首"简易名方"加上贝母而成,如百合地黄汤、增液汤(生地、麦冬、玄参)、贞元饮(地黄、当归、甘草)、芍药甘草汤和桔梗甘草汤,功能润肺生津,滋肾养阴,利咽化痰,缓急止咳。本案患者新冠病毒感染后时间较长,阴津已亏,故择川贝母润肺止咳,加知母、五味子养阴止咳,蝉蜕、竹沥半夏化痰利咽,红景天扶肺增力,砂仁化解大队养阴之药滋腻碍胃。

(林雨琪)

海藻玉壶汤

海藻玉壶汤是治疗瘿瘤代表方剂，首载于明代陈实功《外科正宗》。其引薛立斋云："筋骨呈露曰筋瘿，赤脉交结曰血瘿，皮色不变曰肉瘿，随忧喜消长曰气瘿，坚硬不可移曰石瘿，此瘿之五名也。通治瘿瘤初起，元气实者，海藻玉壶汤。"又云："海藻玉壶汤青陈，翘贝芎归昆布评；半夏独活并甘草，海带煎来效有灵。治瘿瘤初起，或肿或硬，或赤不赤，但未破者服。海藻、贝母、陈皮、昆布、青皮、川芎、当归、半夏、连翘、甘草节、独活各一钱，海带五分。水二盅，煎八分。量病上下，食前后服之。凡服此门药饵，先断厚味大荤，次宜绝欲虚心者为妙。"

海藻玉壶汤中用海藻和昆布为君药，有化痰散结、软坚消瘿之功效。《神农本草经》称海藻"主瘿瘤气"。清代张秉成《本草便读》载海藻"软坚行水是其本功，故一切瘰瘿瘤顽痰胶结之证，皆可用之"。民国名医何廉臣《绍派伤寒何廉臣方药论著选》认为"海藻通十二经，为除热软坚、消核润下之药""营卫不调，外为浮肿，随各经引药治之，肿无不消"。昆布功擅消痰软坚，利水退肿，《名医别录》载"主十二种水肿，瘿瘤聚结气，瘘疮"。海藻玉壶汤中昆布、海藻软坚散结，化痰消肿，为治瘿瘤主药；浙贝母、半夏、连翘消肿散结，清热化痰；陈皮、青皮破气消癥，疏理肝气；独活、川芎化瘀活血，行气活络；当归活血养血；甘草清热散结，兼能调和诸药。诸药配伍使用，共奏散结消肿、化痰软坚、理气和营之效。

海藻玉壶汤所治瘿瘤，多因情志内伤，肝脾不调，气滞痰凝，结聚成块，随吞咽而上下移动，或肿或硬，或赤或不赤，但未破者。现代临床应用发现本方用于不伴有甲状腺功能异常的单纯性甲状腺肿、甲状腺腺瘤、结节性甲状腺肿、甲状腺功能亢进、桥本甲状腺炎、弥漫性甲状腺肿，以及乳腺小叶增生、乳腺囊性增生、乳房异常发育症、附件囊肿、慢性附睾炎、前列腺增生、非酒精性脂肪性肝病、胆囊息肉、慢性淋巴细胞白血病、脑瘤、痤疮、儿童腺样体肥大等疾病的治疗。

名老中医丁启后曾治一因乳房包块手术后复发患者，用海藻玉壶汤加玄参、夏枯草、王不留行治疗获效。肖某，女，38岁，已婚，无职业。因发现左乳房包块1个月，于1993年5月18日初诊。自述1年前因右乳房包块在某医院手术治疗，病理诊断为乳腺增生症。1个月前左乳房胀痛并可扪及1个约核桃大小软性包块，活动，有疼痛，经前加重，经后明显好转。就诊时因乳房包块复发心情焦虑，口干口苦，大便不畅。扪及左乳房外上象限约核桃大小软性包块，活动，界限清楚，因畏惧手术，要求中医治疗。月经对月，经量正常，带下不多。舌黯红，苔薄黄，脉细弦。末次月经：1993年5月4日。中医诊断：乳癖。西医诊断：乳腺增生症。辨证分型：肝郁气滞，痰瘀阻络。治法：理气通络，化痰散结，祛瘀止痛。选用方剂：海藻玉壶汤加味。处方用药：海藻30克，贝母15克，陈皮10克，昆布15克，青皮12克，川芎12克，当归12克，连翘12克，法半夏12克，独活10克，玄参15克，夏枯草15克，王不留行15克，甘草6克。水煎内服，每日1剂，每日3次，每次200毫升，服至月经来潮，经期停药，经净复诊。嘱其注意情志调节。6月10日二诊：月经7日前来潮，5日干净，经前乳房疼痛减轻。上方续服至下次月经来潮。7月8日三诊：月经6日前来潮，经前乳房疼痛明显减轻，乳房包块缩小约1/2。上方去独活，加桃仁15克、荔枝核15克，服药方法同上。8月10日四诊：月经对月来潮，经前乳房疼痛不明显，乳房包块已触及不到。上方略出入服至经来停药。（《丁启后妇科经验》）

  陈老师认为海藻玉壶汤方中的海藻、昆布散结化痰；贝母、连翘能够清热解毒，利于消肿；陈皮疏肝理气；川芎、当归活血通络，改善微循环。多种中药配伍应用，达到散结消肿的目的。笔者曾活用本方治疗桥本甲状腺炎伴甲状腺功能减退患者，取效满意。徐某，女，30岁，产后5月，2023年6月9日因"发现颈部肿大1周余"来诊。患者自诉6月1日发现颈部肿大明显，疲劳感明显，短期体重增加2.5千克。既往桥本甲状腺炎5年。遂至医院检查，6月3日体检时检验结果提示：促甲状腺激素45.36毫国际单位/升，总甲状腺激素35纳摩尔/升，游离甲状腺激素3.2皮摩尔/升。甲状腺B超提示：甲状腺弥漫性肿大并血流信号丰富（C-TIRADS1类，桥本甲状腺炎伴甲状腺功能减退）。于当日开始服用左甲状腺素钠片，每日1片。刻下：颈部肿大，两侧基本对称，质软，无明显压痛，精神欠佳，感疲劳，大便偏干，2～3日一行，舌淡红、有齿痕，苔白腻，脉稍滑，尺脉极沉。临床诊断为瘿瘤之痰凝血瘀证，治宜活血化瘀，豁痰散结。予海藻玉壶汤加减：海藻10克，昆布10克，陈皮9克，浙贝母10克，独活5克，香附5克，川芎10克，当归10克，牛膝10克，白术10克，甘草6克，牡蛎15克，茯苓10克，人参片5克，肉苁蓉10克。7剂。6月16日二诊，1周后复诊，颈部肿大较前明显减轻，疲劳感较前缓解，大便通畅，每日一行。原方加丹参10克，以加强养血活血散瘀。14剂。

  陈老师认为，凡以气滞血瘀痰凝为病机，以肿块、结节、增生为主要临床表现的病症，临证均可通过运用海藻玉壶汤化裁治疗，理气活血，化痰软坚，使坚者消，肿者散。若痰瘀互结，肿块坚实，舌下脉络瘀紫者，可加桃仁、莪术、皂角刺、夏枯草等，以化瘀祛痰散结；兼有肝郁气滞，胸胁胀闷，善太息者，可酌加柴胡、郁金、玫瑰花、玳玳花等，以疏肝理气宽胸。

（李秀月）

济川煎

济川煎出自张景岳的《景岳全书》，其《天集·三十三卷·秘结》云："便秘有不得不通者……若察其元气已虚，既不可泻而下焦胀闭，又通不宜缓者，但用济川煎主之，则无有不达。"《人集·三十八卷·妇人规下·产后大便秘涩》云："产后大便秘涩，以其失血亡阴，津液不足而然，宜济川煎加减主之。"《人集·三十八卷·妇人规下·气瘕》云："水亏血虚而秘滞者，济川煎。"《德集·五十卷·新方八阵》云："凡病涉虚损而大便闭结不通，则硝、黄等剂必不可用，若势有不得不通者，宜此主之，此用通于补之剂也。最妙，最妙。当归三五钱，牛膝二钱，肉苁蓉（酒洗去咸）二三钱，泽泻一钱半，升麻五七分或一钱，枳壳一钱，虚甚者不必用。水一钟半，煎七八分，食前服。如气虚者，但加人参无碍；如有火加黄芩；若肾虚加熟地。"

本方具有温肾益精、润肠通便的作用，主治虚秘、产后便秘、气瘕等。本方证多由肾虚开合失司所致。肾主五液，司开合。肾阳不足，气化无力，津液不布，故小便清长；肠失濡润，传导不利，故大便不通；肾虚精亏，故腰膝酸软；清窍失养，则头目眩晕；肾阳亏损，故舌淡苔白、脉象沉迟。方中肉苁蓉味甘咸性温，功能温肾益精，暖腰润肠，为君药。当归补血润燥，润肠通便；牛膝补益肝肾，壮腰膝，性善下行，共为臣药。枳壳下气宽肠而助通便；泽泻渗利小便而泄肾浊；妙用升麻以升清阳，清阳升则浊阴自降，相反相成，以助通便之效，以上共为佐药。诸药合用，既可温肾益精治其本，又能润肠通便以治标。清代王旭高《退思集类方选注》云："济川煎、玉女煎二方，一寓通于补，一寓补于清，皆景岳超出之方也。通灵活变，足可为法。"何秀山《重订通俗伤寒论》云："夫济川煎，注重肝肾，以肾主二便，故君以苁蓉、牛膝滋肾阴以通便也。肝主疏泄，故臣以当归、枳壳，一则辛润肝阴，一则苦泄肝气。妙在升麻升清气以输脾，泽泻降浊气以输膀胱，佐蓉、膝以成润利之功。"《金匮启钥》对其主治有所发挥，始载"小儿大便闭结，虽实证不可辄下，可用济川煎与蜜煎导法主之"，用以治疗"小儿便秘"。顾锡的《银海指南》（即《眼科大成》）另载"稍涉虚者，如景岳济川煎，亦可采用。凡目病在肺经者，治其大肠，以其表里相应，所谓上病治下也"，亦扩大了济川煎的治疗范围至"目病在肺"。

现代临床报道本方主要用于治疗慢传输型便秘、习惯性便秘、老年性便秘、糖尿病合并便秘、心衰性便秘、产后便秘、药物所致便秘、肿瘤患者便秘、单纯性大便黏腻症等诸多肾虚津亏肠燥证。其他报道也用于前列腺肥大致小便点滴不出、产后尿潴留、慢性肾炎肾功能不全、大面积烧伤患者胃肠功能紊乱、偏头痛、眩晕、耳鸣、腰椎骨质增生症、高龄骨质疏松性胸腰椎骨折等属于肾精亏虚者。

中医名家许勉斋先生曾用本方治疗产后便秘,获效良好。余治一妇,素禀虚弱,年届不惑,生产一儿,恶露稀少,未几即止,大便艰难,努力始得解下,按其脉沉而弱。以脉症论之,所谓产后恶露秘结,良由阴液不足而然。譬如江河水涸,搁舟碍行,济以人力推引,亦不能顺流而驶。若疑便结而用药导之,要知通利之药,类皆破气导滞,克伐本元。此症之纯虚无他,凭其脉症可信矣,理宜养血以润肠,则便自顺,灌水以浮舟,则舟自行。宗景岳济川煎加减。全当归30克,大熟地30克,淡蓉、枸杞子、怀牛膝、福泽泻各9克,火麻仁6克,炙甘草3克。服2剂,大便通适自如。后疏大补元煎一方,嘱服10剂,经月而康。(《中医历代医话精选》)

陈老师认为药有四气五味、升降浮沉开阖之性,而为医者,当须熟知其理而顺其性,组方选药方可与病机丝丝入扣。济川煎一方,选药甚为精当。肉苁蓉配牛膝,肉苁蓉味甘气温,能养五脏益精气,补肾强阴而性柔润;牛膝味甘性微寒,能滋肾柔肝,强筋壮骨而性主下泄。两者合用,相辅相成,以图根本。当归配枳壳,一辛润以补肝,一辛散以泄肝;升麻配泽泻,一升一降,升清降浊。其配伍构思甚为精巧。陈老师临床上仿张景岳之意,体会本方可适当加减,如气虚者,加党参、黄芪等;如有火,加黄芩、栀子等;如肾虚,加熟地、山茱萸等;虚甚者,枳壳不必用。

陈老师亦常用济川煎治疗肾虚肠燥津亏者。治如沈某,女,50岁。便秘半月余,大便干结,5～6日一行,面色萎黄,神疲乏力,咽喉异物感,口干,胃脘不适,腰酸,舌嫩红,苔薄腻,脉弦细。诊断:便秘,证属肾虚津亏。处方:炒当归12克,川牛膝10克,肉苁蓉15克,泽泻10克,炙升麻10克,枳实10克,生白芍30克,杏仁10克,生白术30克,火麻仁30克,木蝴蝶6克,生黄芪30克,冬瓜子30克,炒决明子30克,大枣30克。7剂。每日1剂,水煎服。复诊时大便二三日一行,咽喉转舒,时有腹胀,上方去木蝴蝶、冬瓜子、决明子,改徐长卿15克,佛手10克,郁李仁15克。再进7剂。患者便结好转,两日一行,胃脘胀满明显减轻。患者首诊以济川煎加黄芪、生白术重在补中益气,冬瓜子、决明子、火麻仁、杏仁润肠通便。

(许 琳 杨益萍)

玉女煎

玉女煎出自张景岳的《景岳全书·卷之四十九·新方八阵·寒阵》，其云："治水亏火盛，六脉浮洪滑大，少阴不足，阳明有余，烦热干渴，头痛牙疼，失血等证，如神，如神！若大便溏泄者，乃非所宜。生石膏三五钱，熟地三五钱或一两，麦冬二钱，知母、牛膝各钱半。水一盅半，煎七分。温服或冷服。如火之盛极者，加栀子、地骨皮之属亦可。如多汗多渴者，加北五味十四粒。如小水不利，或火不能降者，加泽泻一钱五分，或茯苓亦可。如金水俱亏，因精损气者，加人参二三钱尤妙。"

本方主要功效清胃滋阴，主治少阴不足、阳明有余所致的病证。方中君以石膏泻胃火之有余，臣以熟地滋肾水之不足，二药合用，法取清胃火而壮肾水，虚实兼顾。佐以苦寒质润的知母，协石膏以泻火清胃，甘寒的麦冬，助熟地滋养肾阴。使以牛膝导热下行，以降上炎之火势。本方清热与滋阴共进，标本兼顾，以清为主，胃热得清，肾阴得补，则诸症自愈。后世医家对本方评价，颇多分歧。有人认为本方的药物配伍甚是精当。如徐玉台《医学举要》曰："景岳玉女煎养阴而兼清火。盖白虎汤治阳明而不及少阴，六味地黄汤治少阴而不及阳明。是方石膏清胃，佐知母以泻肺气，实则泻其子也；熟地滋肾，佐麦冬以清治节，虚则补其母也；牛膝入络通经，能交和中下，尤为八阵中最上之方。"也有医家认为本方的药物配伍甚不合理。如叶天士《景岳全书发挥》说："既云水亏火盛，竟宜滋阴降火，不必用石膏。少阴不足，是肾虚火亢，当补肾为主。至若阳明有余，乃胃中之实火，当清胃火。病属两途，岂可石膏、熟地同用乎？认病不真，立方悖谬。若真阴亏损而用石膏，害人不浅。"而陈修园则抨击更甚。但王孟英、唐容川根据自己运用玉女煎的临证经验对陈修园的看法提出反驳意见。如王孟英《温热经纬》说："陈修园力辟此方之谬，然用治阴虚胃火炽盛之齿痛，颇有捷效。"唐氏《血证论》指出："陈修园力辟此方之谬，然修园之所以短于血证者即此……方用石膏、知母以清阳明之热，用牛膝以折上逆之气，熟地以滋胞宫之阴，使阳明之燥平，冲脉之气息，亢逆之证乃愈矣。"陈老师颇为赞同孟英之说。

玉女煎被现代临床广泛应用于治疗牙痛、口腔溃疡、痤疮以及糖尿病、闭经、药疹、低热等各种疾病。其中糖尿病证属胃火炽盛者，乃气耗津伤，以气阴两虚为本，燥热为标者，用玉女煎加减以清胃泻火，益气养阴，常有良效。

如儿科名家董廷瑶曾治紫龈案。毕某，女，9岁。初诊：9月1日。主诉：上下牙龈发紫多年，西医检查原因不明。诊查：面色晦黯，唇色滞，胃纳一般，大便日行，小溲通长，夜梦惊叫，口气臭浊，时有鼻衄，舌淡，苔少，脉象弦急，家长觉得近二年来患儿生长缓慢。辨证：上述诸症，实属阳明瘀热，兼有肾气不足。治法：先拟玉女煎加味以清胃热为主。处方：生石膏(先煎)30克,大生地12克,怀牛膝12克,知母6克,麦冬9克,山茱萸6克,藕节9克,白茅根30克,牡丹皮9克,黑栀子9克。7剂。二诊：9月8日。药后牙龈较润,口气仍臭,舌质淡红,胃纳仍差,二便均调。前方尚合,原法为主。处方：生石膏(先煎)20克,怀牛膝10克,知母6克,麦冬9克,大生地12克,茯苓9克,白茅根30克,炒藕节9克,清甘草3克,糯稻根9克,浮小麦9克。7剂。二诊后牙龈颜色转润。(《中国现代名中医医案精华》)

陈老师临证体会,凡肾阴不足,胃火亢盛之证,皆可用本方加减治疗。若舌干起裂,阴伤过甚,可加沙参、百合、石斛；若阴虚肝旺,血热上壅,头痛面赤,脉弦长有力,可加白芍、夏枯草、生栀子；若胃热恶心,酌加蒲公英、姜竹茹、白英；若偏于阴亏,而脚心发烫者,宜加入女贞子、墨旱莲、山茱萸,以加强补肾滋阴的作用。《温病条辨》将此方去牛膝加玄参,熟地黄改为鲜生地,治太阴温病气血两燔,口渴、脉数、舌绛之证。

陈老师曾以此方治一痤疮患者。某男,39岁。颜面痤疮,以口周及下巴为主,色红,自诉大便先干后稀,食后欲便,舌尖偏红,苔薄白,脉弦。辨为阴亏胃火,脾虚气滞,予以玉女煎加味：生地30克,炒知母10克,炒麦冬15克,生石膏30克,川牛膝10克,炒山药30克,炒党参18克,茯苓15克,紫草10克,陈皮10克,炒白术30克,干姜3克,甘草6克,大枣30克,炒薏苡仁30克。处方以玉女煎清泻胃火养阴；紫草凉血透疹；党参、茯苓、山药、白术、陈皮健脾益气,加少量干姜防寒凉伤脾。7剂后患者口周、下巴痤疮明显消退,舌质转淡。

陈老师特别指出,在使用本方治疗各种疾病的过程中,须遵循以下三点基本原则：① 玉女煎是针对胃热阴虚的主方,胃热是使用本方的先决条件。② 本方在原书中有"若大便溏者,乃非所宜"的记载,因大便溏泄由脾胃虚弱所致,故本方应慎重使用。③ 若胃火旺盛,则熟地改用生地。

(任　莉　杨益萍)

暖肝煎

暖肝煎出自《景岳全书》，其中"新方八阵"的"热阵"云："治肝肾阴寒，小腹疼痛，疝气等证。当归二三钱，枸杞三钱，茯苓二钱，小茴香二钱，肉桂一二钱，乌药二钱，沉香（或木香亦可）一钱。水一盅半，加生姜三五片，煎七分，食远温服。如寒甚者，加吴茱萸、干姜；再甚者，加附子。"此外，《景岳全书·杂证谟·疝气》言："疝之暴痛或痛甚者，必以气逆……非有实邪而寒胜者，宜暖肝煎主之。"《景岳全书·妇人规下·癥瘕类》云："若肝肾寒滞，小腹气逆而痛者，必暖肝煎以温之。"

暖肝煎是主治肝肾阴寒的代表方剂，功效温肾祛寒，养肝理气，主治肝肾不足，寒滞肝脉证。诊见小腹疼痛，或睾丸冷痛，或疝气痛，或痛经，畏寒喜暖，舌淡，苔白，脉沉迟等。清代医家针对暖肝煎多有论述，如徐玉台所著《医学举要》中言："此治阴寒疝气之方，疝属肝病，而阴寒为虚，故用当归、枸杞以补真阴之虚，茯苓以泄经腑之滞，肉桂补火以镇浊阴，乌药利气而疏邪逆，小茴、沉香为疝家本药，生姜为引，辛以散之，如寒甚者，吴萸、附子、干姜亦可加入。"对其组方作了解释。

现代临床报道本方可以用于治疗不稳定型心绞痛、老年萎缩性胃炎、溃疡性结肠炎、慢性阑尾炎、肋间神经痛、失眠症、糖尿病神经源性膀胱、疝气、尿路感染、尿路结石、男性不育症、鞘膜积液、精索神经痛、精索静脉曲张、慢性前列腺炎、阴囊湿疹、痛经、经行泄泻等多种疾病。

清代医家任贤斗常用暖肝煎来治疗疝气，其所著的《瞻山医案》中记载："吉黄伟，病疝，脐下左旁痛甚，乍痛乍止，痛时如刀刺，喜按不作胀，腿膝无力，脉濡五至，饮食精神如常。不作胀，无湿邪也；脉濡者，阳虚也；喜按者，亦虚也；肝主筋，肝虚则筋弱，故腿膝无力也；乍痛乍止者，乃正气虚不能主持，致虚气往来也；痛如刀刺者，寒甚也，寒甚亦阳虚之所致，即气不足便是寒也。此属肝经本病，与他脏无涉，治宜补肝化气，并助筋骨之阳。与暖肝煎加杜仲、故纸、附片，十余剂疝痛痊愈，腿膝亦健。"

名老中医焦树德常用此方加炒橘核9克，炒川楝子9~12克，炒荔枝核9克，青皮6~9克，吴茱萸6克，去沉香加广木香6~9克，腹痛明显者再加白芍9~15克，用于治疗慢性睾丸炎，经中医辨证属肝肾虚寒、下焦气滞者，每取良效。他认为，只要辨证准确，不要因有"炎"字而不敢用温肾暖肝、行气治疝之品。对于妇女行经时伴有少腹、小腹攻窜疼痛者，可以再加香附、延胡索等，也有良效。（《方剂心得十讲》）

陈老师临床喜用本方，认为只要有肝肾虚寒、气机阻滞之征象，即可运用。方中肉桂辛甘大热，功可暖肝温肾，祛寒止痛；小茴香味辛性温，效能暖肝散寒，理气止痛。二药并用,共同暖肝温肾,散寒止痛。当归辛甘性温,有养血补肝之效;枸杞子味甘性平,行补肝益肾之功。两药同施,可以补肝肾之不足。乌药、沉香,均为辛温之品,可以散寒行气止痛。茯苓甘淡,渗湿健脾;生姜辛温,散寒和胃。诸药合用,共奏温补肝肾、行气止痛之效。

陈老师体会本方证的病机关键为肝肾亏虚,寒凝肝脉,气机不通,临床应用以小腹疼痛,寒则加剧,暖则缓解,舌淡,苔白,脉沉迟为主要表现,男子可有睾丸冷痛,女子可伴有痛经。具体临床运用时,可随症加味,若寒甚者,可加吴茱萸、干姜、附子等以强温中祛寒之力;腹痛甚者,可加香附、木香、芍药甘草汤等行气缓急止痛;睾丸痛甚者,可加青皮、橘核、荔枝核等疏肝理气止痛;痛经甚者,可加川芎、延胡索、红花、益母草等活血行气止痛。

笔者曾用本方治疗女子胁痛伴小腹疼痛,取得一定疗效。潘某,女,35 岁。2023 年 7 月 30 日就诊:患者平素体质较弱,喜暖畏寒,3 年前怀孕生产后,出现间歇性右胁下及右侧小腹疼痛,得温则舒。情绪不佳,自诉有过抑郁症状,未曾服药,之后有所缓解。胃纳尚可,夜寐易醒,大便偏干。舌淡,苔薄白略腻,脉沉。辨为肝肾寒滞,少阳失舒。予以暖肝煎、小柴胡汤合甘麦大枣汤加减,处方:乌药 9 克,桂枝 12 克,当归 12 克,茯苓 15 克,生姜 6 克,小茴香 6 克,橘核 12 克,肉苁蓉 15 克,柴胡 9 克,姜半夏 12 克,党参 12 克,生甘草 9 克,炒黄芩 9 克,大枣 12 克,生白芍 12 克,淮小麦 40 克。7 剂。药后患者右胁下及右侧小腹疼痛有所缓解,情绪略有好转,大便较前顺畅。药已中的,即以上方为基础,消息施治。

(马凤岐)

毓麟珠

毓麟珠出自《景岳全书·卷五十一》，其载："毓麟珠十四，治妇人气血俱虚，经脉不调，或断续，或带浊，或腹痛，或腰酸，或饮食不甘，瘦弱不孕，服一二斤即可受胎。凡种子诸方，无以加此。人参、白术（土炒）、茯苓、芍药（酒炒）各二两，川芎、炙甘草各一两，当归、熟地（蒸捣）各四两，菟丝子（制）四两，杜仲（酒炒）、鹿角霜、川椒各二两。上为末，炼蜜丸，弹子大。每空心嚼服一二丸，用酒或白汤送下，或为小丸吞服亦可。如男子制服，宜加枸杞、胡桃肉、鹿角胶、山药、山茱萸、巴戟肉各二两。如女人经迟腹痛，宜加酒炒破故、肉桂各一两，甚者再加吴茱萸五钱，汤泡一宿炒用。如带多，腹痛，加破故一两，北五味五钱，或加龙骨一两，醋煅用。如子宫寒甚，或泄或痛，加制附子、炮干姜随宜。如多郁怒，气有不顺，而为胀为滞者，宜加酒炒香附二两，或甚者再加沉香五钱。如血热多火，经早内热者，加川续断、地骨皮各二两，或另以汤剂暂清其火，而后服此，或以汤引酌宜送下亦可。"

张景岳创制毓麟珠是秉承重视脾肾、命门学说的产物，以肾气虚损，气血不足，冲任虚衰，不能摄精成孕为立足点，肾气虚中又侧重肾阳虚衰，同时兼顾后天之本脾的不足。本方是治疗不孕症的经典方剂，功能补气养血，调经种子，主治肾虚气血不足证。诊见禀赋不足，素体亏虚，或经流产，伤损冲任，而致不孕。其多见月经错后衍期，或先后不定期，经期延长，经量少而颜色淡，或经停数日又来潮，平素腰膝酸软，小腹冷痛，性欲淡漠，夜间尿频，体形消瘦，面色晦黯或无华。甚则见所愿不遂，常多悲善感，舌淡，苔薄白，脉沉细等。清代陈修园指出毓麟珠治疗妇女身瘦不孕有极好的疗效，在其著作《女科要旨·种子》中写道："一则身体过于羸瘦，子宫无血而精不聚也，景岳有毓麟珠极效。"

现代临床报道本方可以用于治疗排卵障碍性闭经及不孕症、黄体功能不全不孕症、子宫内膜过薄不孕症、女性性功能障碍、多囊卵巢综合征、卵巢早衰等多种疾病，以及在辅助生殖取卵前调理和胚胎移植后安胎等方面进行治疗。

陈老师临床喜用本方，认为只要有肾虚气血不足征象，即可用之。原方实由八珍汤加菟丝子、杜仲、鹿角霜、川椒组成，而八珍汤又是四君子汤和四物汤的组合。方中四君子汤（人参、白术、茯苓、甘草）益气健脾；四物汤（熟地、当归、白芍、川芎）养血活血，调补结合，养血而不滞血，行血而不伤血，《神农本草经》谓川芎治"妇人血闭无子"，川芎性最疏通，走而不守，上能达巅顶，下能通四末，其疏通走窜之行，有利于成熟卵泡破裂促排。该方温而不燥，补而不峻。陈老师认为临床若见偏于肾阳虚明显者，宜用鹿角片或鹿角胶易鹿角霜，增其温补肝肾、益精养血之力；菟丝子守而能走，平补肾阴肾阳；杜仲补肾，虽温而不助火；川椒入脾、胃、肾经，补命门而壮阳，若阳虚不甚，可删。全方温补先天肾气以化肾精，培补后天脾气以化气血,致精足血充,任通充盛,月事调达,胎孕乃成。

本方的辨证要点为初潮迟,形偏瘦,月经不调,月经稀发,闭经,月经颜色淡,量少,带下绵绵,性欲淡漠,腰脊酸楚,头晕目眩,倦怠乏力,眼眶黯黑,舌质淡红,苔薄白,脉细等。具体临床运用时,可随症加味,如经前后半期,可加越鞠丸增养血理气疏肝之力;若多囊卵巢综合征、未破裂卵泡黄素化症见舌有瘀点或舌质偏黯者,加红花、莪术、桃仁等;黄体功能不全者,加淫羊藿、川断、桑寄生等;血催乳素升高者,可倍加芍药、甘草,重用炒麦芽;子宫内膜菲薄或子宫发育不良者,宜加香附、紫河车等。

笔者采用本方主要治疗妇科疾病,若肾虚气血不足辨证明确,则疗效可期。如曾治齐某,女,22岁。初诊日期:2023年6月22日。主诉:停经64日。诊见:患者13岁月经初潮,既往月经基本规律,周期30日左右,经期5~7日,经量中等,无痛经。前次月经(PMP):3月中旬,末次月经(LMP):2023年4月19日至4月25日,经量中等,血块不多,无腹痛,腰酸不明显,经前无乳胀。否认性生活史。患者身高161厘米,体重45千克。形体偏瘦,面色欠华,神倦乏力,脱发明显,近期见少量透明带。胃纳尚可,夜寐较晚,排便欠通畅。舌质淡红,苔薄,脉细。当日腹部B超提示:子宫附件无殊,内膜厚度:8毫米。此为气血不足兼有肾虚之月经后期,治宜补养气血,调理冲任。方用毓麟珠加减。中药配方颗粒处方:党参15克,生白芍12克,生白术15克,茯苓15克,炙甘草6克,当归12克,川芎9克,熟地黄10克,砂仁5克,盐杜仲15克,菟丝子15克,鸡血藤24克,鹿角霜10克,川牛膝12克,丹参30克,炒苍术9克,佛手12克,制香附12克。12剂。每日1剂。每次1包,每日2次冲服。嘱经期亦可服用。随访患者,7月初月经来潮,量色如常,无明显不适。本案患者月经衍期,结合四诊征象,证属气血不足兼有肾虚,方以毓麟珠加减,因阳虚不明显,故去川椒之味,丹参、鸡血藤、川牛膝、制香附均有补血活血之力,故加之以补血调冲,通利血脉;所用毓麟珠调补之力甚,故加苍术、佛手促进脾胃运化,使其补而不滞。全方合用,共奏先后天同补之效,以达精足血充,任通充盛,月事调达之功。

(杨益萍)

达原饮

达原饮出自明代吴有性所著《温疫论》,其载:"瘟疫初起,先憎寒而后发热,日后但热而无憎寒也。初得之二三日,其脉不浮不沉而数,昼夜发热,日晡益甚,头疼身痛。其时邪在夹脊之前,肠胃之后。虽有头疼身痛,此邪热浮越于经,不可认为伤寒表证,辄用麻黄、桂枝之类强发其汗。此邪不在经,汗之徒伤表气,热亦不减。又不可下,此邪不在里,下之徒伤胃气,其渴愈甚。宜达原饮。达原饮:槟榔二钱,厚朴一钱,草果仁五分,知母一钱,芍药一钱,黄芩一钱,甘草五分。上用水二盅,煎八分,午后温服。"吴氏又对达原饮进行了解释:"槟榔能消能磨,除伏邪,为疏利之药,又除岭南瘴气;厚朴破戾气所结;草果辛烈气雄,除伏邪盘踞。三味协力,直达其巢穴,使邪气溃败,速离膜原,是以为达原也。热伤津液,加知母以滋阴;热伤营气,加白芍以和血;黄芩清燥热之余;甘草为和中之用。以后四品,乃调和之剂,如渴与饮,非拔病之药也。"

达原饮是治疗温病邪伏膜原证的代表方剂,功用开达膜原,辟秽化浊,主治湿郁膜原证。诊见憎寒壮热、发无定时,胸闷、呕恶,头痛,烦躁,舌红,苔垢腻,或如积粉,脉弦数等。清代张秉成《成方便读》中载:"此方以槟榔、厚朴能消能磨、疏利宣散之品,以破其伏邪,使其速化;更以草果辛烈气雄之物,直达伏邪盘结之处而搜逐之;然邪既盛于里,自必郁而成热,故以黄芩清上焦,芍药清中焦,知母清下焦,且能预保津液于未伤之时;加甘草者,以济前三味之猛,以缓后三味之寒也。合观此方,以之治伏邪初起者甚宜,似觉治瘟疫为未当耳。"

现代临床报道本方可以用于治疗慢性胆囊炎、慢性胃炎、病毒性肝炎、流行性感冒、类风湿关节炎、痛风性关节炎、疟疾、钩端螺旋体病、高热、传染性非典型肺炎等多种疾病。

名老中医吴佩衡曾用本方治疗小儿热极抽风证。郑某之子,2岁。1921年5月,因邻居患时疫而被传染,某医以祛风解表治之,愈进愈危,延余诊视。时高热已六日,壮热渴饮,唇赤而焦,舌苔黄燥,指纹粗而色紫,脉沉数。大便已三四日不解,小便短赤,饮食不进,角弓反张之状,时而瘛疭抽掣,喘挣不已,视其症状颇危。此系疫邪传里与阳明燥气相合,热甚伤阴之证,复被祛风解表,更耗散阴血,以致津枯液涸,血不荣筋,血虚筋急风动,遂成是状,所谓热极生风之证也。乃拟达原饮去草果加石膏、大黄,清热下结,输转达邪治之。杭芍13克,黄芩6克,榔片6克,知母6克,甘草3克,生石膏(碎,布包)13克,大黄(泡水兑入)6克。服1剂,二便通利,病退四五,抽掣筋急已止。再服1剂,则病退七八。继以生脉散加生地、当归、杭芍、石膏,连进2剂而愈。(《吴佩衡医案》)

陈老师临床擅用本方,认为只要有气机不畅、湿热蕴结征象,即可用之。达原饮最大的特色在于"达郁",也就是宣畅气机,如此则湿热自除,秽浊自散。方中槟榔辛散湿邪,化痰破结为君。厚朴芳香化浊,理气祛湿;草果辛香化浊,辟秽止呕。两者宣透伏邪为臣。佐以白芍养血敛阴,知母滋阴润燥,黄芩清热燥湿。以甘草为使,清热解毒,调和诸药。全方共奏开达膜原、辟秽化浊、清热解毒之效。临床运用时,常随症加减。若口苦者,加焦栀子、炒黄连等;若腹胀、舌苔厚腻者,加藿香、佩兰等;若腹泻者,加煨葛根、马齿苋等。

陈老师常用本方治疗多种消化系统疾病。如曾治孙某,男,35岁。平素偶有胃脘不适,此次因饮冰啤酒及吃烧烤后出现明显胃脘胀痛、干呕、纳差1周。电子胃镜检查示:慢性浅表性胃炎。诊见面色萎黄,神疲倦怠,脘痛,胃胀,纳呆,干呕烦闷,大便黏滞不爽,小便色黄,夜寐一般,舌质红,舌苔白厚中间略黄腻,脉象滑数。西医诊断:慢性浅表性胃炎。中医诊断:胃痛。证属湿阻于中,热伏于里,气机不畅。治拟宣畅气机,燥湿和胃,开达膜原。方选达原饮加减:槟榔15克,知母10克,黄芩10克,草果10克,枳壳10克,生白芍15克,厚朴12克,连翘10克,栀子6克,佩兰10克,蒲公英30克,广陈皮10克,炒鸡内金24克,生甘草6克,土茯苓30克。7剂。1日1剂,水煎服。患者7剂后症状明显减轻。再以前方去栀子、土茯苓,加白术15克、茯苓15克,以健脾助运善后。本案患者饮食不洁,过贪凉腻,以致湿阻胃肠,气机阻滞不畅,积而化热。湿阻于中,热伏于里,气机不畅是病机关键,故用达原饮行气化湿,清热和胃,以使气畅湿化热去,则胃脘安和。

(范天田　林雨琪)

龙胆泻肝汤

龙胆泻肝汤在金元四大家之一李东垣所著的《兰室秘藏》以及清代医家汪昂所著的《医方集解》中均有记载。目前临床多用《医方集解》所载之方，该书之方引自《局方》，如载："龙胆泻肝汤（肝胆火，《局方》）。治肝胆经实火湿热，胁痛耳聋，胆溢口苦，筋痿阴汗，阴肿阴痛，白浊溲血……龙胆草（酒炒）、黄芩（炒）、栀子（酒炒）、泽泻、木通、车前子、当归（酒洗）、生地黄（酒炒）、柴胡、甘草（生用）。此足厥阴、少阳药也。龙胆泻厥阴之热（肝），柴胡平少阳之热（胆），黄芩、栀子清肺与三焦之热以佐之；泽泻泻肾经之湿，木通、车前泻小肠、膀胱之湿以佐之；然皆苦寒下泻之药，故用归、地以养血而补肝，用甘草以缓中而不使伤肠胃，为臣使也。"

龙胆泻肝汤是清肝利胆、清化湿热的代表方剂，功效清泻肝胆实火，清利肝经湿热，主治肝胆实火上炎证或肝经湿热下注证。诊见头痛目赤，胁痛，口苦，耳聋，耳肿，舌红，苔黄，脉弦数有力；或阴肿，阴痒，筋痿，阴汗，小便淋浊，或妇女带下黄臭等，舌红，苔黄腻，脉弦滑。清代医家吴谦在《医宗金鉴》中对其方义作了解释，其云："胁痛口苦，耳聋耳肿，乃胆经之为病也；筋痿阴湿，热痒阴肿，白浊溲血，乃肝经之为病也。故用龙胆草泻肝胆之火，以柴胡为肝使，以甘草缓肝急，佐以芩、栀、通、泽、车前辈大利前阴，使诸湿热有所从出也。然皆泻肝之品，若使病尽去，恐肝亦伤矣，故又加当归、生地补血以养肝。盖肝为藏血之脏，补血即所以补肝也。而妙在泻肝之剂，反作补肝之用，寓有战胜抚绥之义矣。"此言较为切合临床实用。

现代临床报道龙胆泻肝汤可以用于治疗顽固性偏头痛、头部湿疹、高血压病、急性结膜炎、虹膜睫状体炎、外耳道疖肿、鼻炎、急性黄疸型肝炎、急性胆囊炎、急性肾盂肾炎、急性膀胱炎、尿道炎、外阴炎、睾丸炎、腹股沟淋巴腺炎、急性盆腔炎、带状疱疹等疾病。

名老中医焦树德曾用本方治疗带状疱疹，取效颇佳。如治一中年妇女，半个多月以来，左胁肋部起红色疱疹，从左乳外下方向左腋下及肩胛下蔓延，起疱疹处有的约 2 厘米宽，有的 4~5 厘米宽，烧灼疼痛，影响饮食及睡眠。舌苔略黄，脉弦，小便短赤，大便略干。证属肝胆湿热，蕴成毒火，发为缠腰蛇病。治以清利肝胆湿热，泻火解毒，龙胆泻肝汤加减。龙胆草 3 克，黄芩 9 克，泽泻 21 克，车前子（包煎）9 克，木通 9 克，柴胡 9 克，生地 12 克，当归尾 6 克，蒲公英 24 克，连翘 15 克，苦参 15 克，白鲜皮 15 克，竹叶 6 克，忍冬藤 30 克。3 剂。水煎温服。二诊时疼痛大减，夜间已能睡，食纳亦转佳，起床时很快即能起身下地，大便偏干。患处已有 1/3 干瘪生痂。上方去竹叶，加酒大黄 4.5 克，青黛（包煎）6 克，又进 5 剂而痊愈。（《焦树德临床经验辑要》）

陈老师临床喜用本方,认为只要有肝胆实火或湿热征象,即可用之。方中龙胆草大苦大寒,既能泻肝胆实火,又能利肝经湿热,泻火除湿,两擅其功,切中病机;黄芩、栀子苦寒泻火,燥湿清热,加强君药泻火除湿之力;泽泻、木通、车前子渗湿泄热,导湿热从水道而去;当归、生地养血滋阴,使邪去而阴血不伤;柴胡疏畅肝胆之气,并引诸药归于肝胆之经;甘草调和诸药,护胃安中。陈老师指出,木通有川木通和关木通之分,川木通一般无毒性,而关木通含有马兜铃酸,长期服用易致肾损伤,在临床上运用时不易区分,故多用通草代替。

陈老师体会本方证的病机关键为肝胆实火上炎,湿热下注,临床应用以口苦溺赤,舌红苔黄,脉弦数有力为主要表现。具体临床运用时,可随症加减,如肝胆实火较盛者,可去木通、车前子,加大黄、黄连以助泻火之力;湿盛热轻者,可去黄芩、生地,加滑石、薏苡仁以增利湿之效;若玉茎生疮或便结痔疮,以及阴囊肿痛红热甚者,加连翘、黄柏以强解毒之功。

陈老师常用本方治疗肝胆病、情志病、妇科病等常见病。如曾治莫某,男,72岁。患者以反复口苦半年余为主诉,伴有牙痛,时有头痛,两目红赤,口干欲饮,小便短赤,舌质红,苔腻花剥,脉弦滑。原有胃溃疡、高血压病史。诊为高血压病,证属肝胆湿热,治以清利肝胆湿热,予以龙胆泻肝汤加减。处方:龙胆草6克,生地30克,车前子15克,泽泻10克,酒当归12克,炒柴胡10克,炒黄芩10克,甘草6克,焦栀子6克,通草6克,炒黄连9克,吴茱萸3克,炒麦冬15克,蒲公英30克,大枣30克。7剂。每日1剂,水煎温服。药后患者口苦、口干缓解,牙痛、头痛亦轻,效不更方,继以原方再进7剂而善后。

(范天田 马凤岐)

麦味地黄丸

麦味地黄丸,原名八味地黄丸,出自清代陈梦雷《医部全录》卷三三一引《体仁汇编》,其云:"八味地黄丸,滋补之功甚奇,勿轻视之。熟地黄(酒蒸)、山茱萸(酒浸去核,取净肉)各八钱,丹皮、泽泻(小便多以益智仁代)各二钱,白茯神(去皮木)、山药(蒸)各四钱,五味(去梗)、麦冬(去心)各五钱。上为细末,炼蜜为丸,每日空心白汤下七十丸,冬天酒下亦宜。"

一般认为麦味地黄丸是滋养肺肾之阴的常用方剂,功能滋肾养肺,敛肺止咳,主治肾阴不足,火烁肺金,喘咳劳热,或有鼻衄、鼻渊。诊见气喘,咳嗽,颧红潮热,舌红苔少,脉细数。清代郑钦安《医理真传》曾载其治疗下消:"心包之火挟肝风而搅动海水,肾气不能收摄,遂饮一溲二而为下消,以大剂麦味地黄汤治之。"方中熟地黄滋肾益精,养血补肝,为君药;山药培补肺、脾、肾之气,山茱萸益肝肾,涩精气,共为臣药;泽泻淡渗利水,茯苓健脾渗湿,牡丹皮清泄肝火,三者共为佐使药;麦冬清肺润燥,益胃生津;五味子收敛固涩,益气生津。八药合用,共奏滋肾养肺之效。

现代临床报道本方可以用于治疗慢性阻塞性肺疾病、肺结核、肺源性心脏病、放射性肺炎、咳嗽、变异性哮喘、盗汗、眩晕、慢性肾炎、高血压病、糖尿病、甲状腺功能亢进、中心性视网膜炎、子宫卵巢发育不良、围绝经期综合征等。

韦硕硕等在 2022 年《江苏中医药》撰文,记载了名老中医张绚邦运用麦味地黄丸治疗心悸,疗效较好。马某,女,63 岁。1978 年 7 月 18 日初诊。主诉:心慌不适反复发作 1 年,加重 1 周。患者 1 年前出现心慌不适,心脏下沉感,伴有胸闷气短,劳累或受风后症状加重。3 日前查心电图示窦性心动过速合并频发室性期前收缩,心脏彩超未见异常。于当地医院行中西医结合治疗,不但耳鸣、心悸未减,反增神疲易惊。刻诊:心慌不适,心脏下沉感,神疲乏力,善恐易惊,双耳耳鸣,偶有胸闷气短,失眠多梦,舌质红少津,苔少,脉六部细数,双尺沉小。血压 131/76 毫米汞柱。既往有胆囊炎病史。西医诊断:窦性心动过速合并频发室性期前收缩。中医诊断:心悸(肾阴亏虚、心失所养证)。治以滋阴益肾,养心和络。方选麦味地黄丸加减。7 日后电话随诊,患者诉心悸渐平,耳鸣亦减,精神转佳,继用麦味地黄丸 1 个月善后。随访半年,患者心慌不适、心脏下沉感未再发作。

陈老师临床喜用本方,认为麦味地黄丸可滋补肺、肝、肾三脏。本方组方为六味地黄丸加麦冬和五味子,六味地黄丸有补肝肾之功,配以麦冬清养肺阴止咳,解热除烦,滋养强壮,五味子滋肾养阴,敛收肺气止咳。对于熟地,若患者肝肾阴虚有热,常将熟地黄易生地黄。若患者兼夜寐不安,茯苓可改为茯神增强安神之功。八种药物相互配伍组合,共奏滋肾阴、补肝阴、养肺阴之效。

陈老师体会本方辨证要点为潮热盗汗,咽干咳血,腰膝酸软,耳鸣耳聋,夜寐不安,咽干口渴等。具体临床应用时,可随症加味。若见盗汗自汗,加麻黄根、浮小麦、糯稻根等;见腰痛,加桑寄生、狗脊、木瓜等;见夜尿频,加覆盆子、乌药、益智仁等。

陈老师常用此方治疗肺系病、脾胃病、神志病、汗证、妇科病、糖尿病等。如曾治郑某,男,54岁。主诉:胃脘不适,时有烘热1月余。诊见:胃脘胀闷不适,时有烘热,善太息,口干,夜有口苦,夜寐不安,纳差,大便略干,舌嫩红,苔薄白,脉细。西医诊断:慢性胃炎。中医诊断:脘痞。证属肝肾阴亏,治当益肾养肝,滋阴降火。方拟麦味地黄丸加味。处方:炒麦冬15克,五味子6克,生地黄30克,山茱萸12克,炒牡丹皮10克,山药30克,茯神15克,泽泻10克,炒知母10克,炒黄柏10克,瓜蒌皮15克,淡豆豉10克,焦栀子10克,合欢皮15克,大枣30克,甘草6克。14剂。1日1剂,水煎服。复诊,患者诉药后烘热、口干等症状明显好转,其余症状也有所缓解,效不更方,再服14剂以善后。本案患者时值更年,胃脘不适日久,脾胃亏虚,累及肝肾,而致肝肾阴亏,虚热内生,煎灼津液,则见烘热、口干口苦、大便偏干。《素问·逆调论》有言"胃不和则卧不安",临床中有脾胃病的患者常伴有寐差的症状。故施用麦味地黄丸培补肝肾之阴,为基础方,合用栀子豉汤(淡豆豉、焦栀子)、合欢皮等清热除烦,宁心安神,增炒知母、炒黄柏等强清虚热、补肝肾之功,加瓜蒌皮清热理气,润燥通便,甘麦大枣汤(麦冬代淮小麦)益气和中,养阴宁神,顾护脾胃。

(林雨琪)

止嗽散

止嗽散出自清代程国彭所著的《医学心悟》,如载:"止嗽散,治诸般咳嗽。桔梗(炒)、荆芥、紫菀(蒸)、百部(蒸)、白前(蒸)各二斤,甘草(炒)十二两,陈皮(水洗,去白)一斤。共为末,每服三钱,开水调下,食后、临卧服。初感风寒,生姜汤调下……本方温润和平,不寒不热,既无攻击过当之虞,大有启门驱贼之势,是以客邪易散,肺气安宁。"

止嗽散是能够治疗诸般咳嗽的经典方剂,功效宣利肺气,疏风止咳,主治风邪犯肺证。诊见咳嗽咽痒,咯痰不爽,或微有恶风发热,舌苔薄白,脉浮缓等。程国彭在《医学心悟》中对此方从医理上作了注解,但未明言各药之功。清代医家唐容川在其所著《血证论》中根据注解对本方作了解释,如云:"普明子制此方,并论注其妙,而未明指药之治法,余因即其注而增损之曰:肺体属金,畏火者也,遇热则咳,用紫菀、百部以清热;金性刚燥,恶冷者也,遇寒则咳,用白前、陈皮以治寒;且肺为娇脏,外主皮毛,最易受邪,不行表散则邪气流连而不解,故用荆芥以散表;肺有二窍,一在鼻,一在喉,鼻窍贵开而不贵闭,喉窍贵闭而不贵开,今鼻窍不通,则喉窍启而为咳,故用桔梗以开鼻窍。此方温润和平,不寒不热,肺气安宁。"

现代临床经常以本方为基础方,加减而成为汤剂,用来治疗由上呼吸道感染、急慢性支气管炎、肺炎、支气管扩张、慢性阻塞性肺疾病、哮喘等呼吸系统感染性疾病引起的咳嗽症状,如果辨证得当,往往能收到较好的治疗效果。

名老中医董廷瑶曾用本方加味治疗小儿咳嗽,收效颇佳。王某,女,2岁。1981年9月30日就诊。患儿常发咳逆之症,今逢秋又作。风寒初感,咳嗽较多,痰吐不爽,有时音哑,胃纳较少,二便如常,舌苔薄白。为外邪新受,肺失宣肃,止嗽散加味。荆芥4.5克,苏叶梗、白前、紫菀各9克,百部10克,桔梗、橘红、甘草各3克,杏仁、象贝各6克。3剂。服后咳和痰爽,但喉有痰声,遂以二陈加味治之渐平。此因感凉而咳多,故用止嗽散主之。加苏叶梗祛风散寒,杏、贝止咳化痰,以增其效。(《董廷瑶幼科撷要》)

陈老师临床习用本方,认为对于新久咳嗽,无论外感还是内伤,只要有肺气不宣、风痰阻肺的征象,即可用之。方中紫菀、百部为君,两药味苦都入肺经,其性温而不热,润而不寒,皆可止咳化痰,对于新久咳嗽都能使用。桔梗、白前亦入肺经,桔梗味苦辛,善于开宣肺气;白前味辛甘,长于降气化痰,两者协同,一宣一降以复肺气之宣降,增强君药止咳化痰之力,为臣药。荆芥辛而微温,疏风解表利咽,以除在表之余邪,陈皮理气化痰,均为佐药;甘草缓急和中,调和诸药,合桔梗、荆芥又有利咽止咳之功,是为佐使之用。全方具有温而不燥、润而不腻、散寒不助热、解表不伤正的特点。

陈老师体会本方证的病机关键为风痰阻肺,宣降失司,临床应用以咳嗽咯痰,痰吐不爽,咽痒不适,舌苔薄白,脉缓为主要表现。具体临床运用时,可随症加味,伴有喘鸣者,可加炙麻黄、苦杏仁平喘止咳;咳嗽剧烈者,可加矮地茶、天浆壳、炙枇杷叶、旋覆花祛痰止咳;咽痒者,可加牛蒡子、蝉蜕祛风止痒;鼻塞声重者,可加辛夷、苍耳子宣通鼻窍;痰黏苔腻者,可加厚朴、竹沥半夏燥湿化痰;痰黄稠者,可加桑白皮、黄芩清热化痰;热甚者,可加石膏、知母清肺泄热;咽痛、声嘶者,可加玄参、射干清热利咽;咯血者,可加白茅根、茜草、黛蛤散凉血止血等。

笔者在学习陈老师经验的过程中收获很大,在临床中常以本方为主治疗新久咳嗽,效果不错。4年前曾治一60余岁女性,其每年同一季节会咳嗽反复,短则1月余,长则数月,甚时咳至小便失禁,非常痛苦,已持续数年。曾到多家医院就诊,服用中西药治疗,但均收效不著,不能根治。诊见咳嗽,痰少,咽痒,无鼻塞、流涕,无胸闷气促,二便调,睡眠可,舌淡红,苔薄白,脉稍浮。胸部CT检查未见明显异常。辨为风邪致咳,予疏风宣肺止咳,方用止嗽散加味:百部12克,紫菀9克,白前9克,荆芥9克,桔梗9克,陈皮9克,炙甘草6克,浙贝母12克,防风9克,炙麻黄9克,蝉蜕9克。7剂。患者诉服用3剂后症状基本消失,服完后至今4年未再复发。对于顽固性咳嗽要从风邪考虑,虽当时外感似去,但风邪入里,这往往是咳嗽不愈之因,所以治疗时祛风不可少,而且要加强运用祛风药。上方虽然药味不多,但荆芥、防风、蝉蜕、麻黄等均有祛风作用。陈老师尤其喜用虫类祛风药蝉蜕,使肺气得宣,风邪得祛,咳嗽自止。

(傅海斌　马凤岐)

阳和汤

阳和汤出自清代王洪绪所著《外科证治全生集》，其载阳和汤："治鹤膝风，贴骨疽，及一切阴疽。如治乳癖乳岩，加土贝五钱。熟地一两，肉桂（去皮研粉）一钱，麻黄五分，鹿角胶三钱，白芥子二钱，姜炭五分，生甘草一钱。煎服。"

阳和汤是温阳化滞的代表方，功能温阳补血，散寒通滞，主治阴疽，如贴骨疽、脱疽、流注、痰核、鹤膝风、乳癖、乳岩等。诊见患处漫肿无头，色白或黯，不红不热，酸痛无热，口中不渴，舌淡苔白，脉沉或脉细。清代医家张秉成《成方便读》讲到："病因于血分者，仍必从血而求之。故以熟地大补阴血之药为君；恐草木无情，力难充足，又以鹿角胶有形精血之属以赞助之；但既虚且寒，又非平补之性可收速效，再以炮姜之温中散寒，能入血分者，引领熟地、鹿角胶直入其地，以成其功；白芥子能祛皮里膜外之痰，桂枝入营，麻黄达卫，共成解散之勋，以宣熟地、鹿角胶之滞；甘草不特协和诸药，且赖其为九土之精英，百毒遇土而化耳。"

现代临床报道本方可以用于治疗黄褐斑、变应性鼻炎、痤疮、痄腮、哮喘、支气管扩张、慢性淋巴细胞性甲状腺炎、缓慢性心律失常、房室传导阻滞、乳腺癌、乳腺炎、乳腺增生症、十二指肠球部溃疡、克罗恩病、膝骨性关节炎、创伤性骨髓炎、脊柱结核、强直性脊柱炎、风湿性关节炎、盆腔炎、慢性荨麻疹、糖尿病周围神经病变、糖尿病足等多种疾病。

近代名老中医张菊人曾用阳和汤治疗乘凉致痛痹，收效颇佳，其案收录于《菊人医话》。王左，年廿四，入房后乘凉露宿，内伤肾真，外贪夜爽，周身疼痛，不能转侧，日夜呼号，前医投以独活寄生汤无效。脉象浮紧而涩，沉取无力。按：浮为风，紧为寒，涩为精液耗伤。风寒交搏，经络不和，肌肉不仁，乃致痛彻骨髓。此症乃属痛痹变异，殊少见闻，自非另寻途径不可。故以大剂阳和汤救治，于填补精髓中兼通经络。处方：大熟地一两，炙甘草一钱，麻黄一钱，鹿角胶三钱，白芥子二钱，安南桂一钱，干姜五分。服上方得汗痛减，更服一剂，痛减过半，已能转侧。三诊去麻黄，加虎骨（编者注：虎骨现已禁用）五钱，胃口顿开，痛为止，身能动，只腰尚无力。四诊再去白芥子，加狗脊、杜仲各四钱，连服三贴痊愈。

此方为治疗阴疽所设，阴疽为病，多由寒凝引起，血滞而痹，发为肌肤肿而酸痛，皮肤不温。陈老师认为临证见有痈疽但肿势弥漫，皮色不变，痛而不热，并伴有全身虚寒症状，就可用阳和汤驱散阴霾，温和全身。原方中主用熟地、鹿角胶补益人之精血，肉桂、炮姜炭入血分，通血脉，除痹阻，白芥子温化寒痰，散结通络，佐以少量麻黄，辛散达表，宣通毛窍。

对于阳和汤的组合，陈老师体会其配伍颇具特点，主要体现在动静结合、阴阳和合上。

方中熟地、鹿角填补精血,其性属静,而肉桂、麻黄、姜炭、白芥子温散寒结,善于走窜,为动药。其中熟地滋补阴血,鹿角温壮阳气,如此阴阳和合,相辅相成,又动中有静,静中有动,有助温散久凝之肿块。陈老师认为,本方除治疗各种疮疡、痈疽、骨结核、关节疾病外,对乳腺炎症、结节、增生、肿瘤等也有良效。陈老师临证时根据病情加味,因寒邪常与风邪、湿邪夹杂,痹阻经脉,风邪偏胜者,加防风、羌活、独活;湿邪偏胜者,加苍术、薏苡仁、防己;寒邪较盛者,加附子、高良姜、细辛等。若病久血瘀阻络者,可加桃仁、红花、全蝎、蜈蚣等;若肝肾亏虚者,加天丝饮(巴戟天、菟丝子)、杜仲、续断等;若脾胃虚弱者,加党参、白术、陈皮、砂仁等;若颈项肿块难消者,加牡蛎、川贝母、海藻、昆布等。

阳和汤不仅可用于温化肿块结节等实性病邪,亦可用于治疗气血不畅导致的月经不调等妇科疾病。如笔者曾治方某,女,35岁。患者顺产1胎,流产3次,月经基本正常。2年前行人工流产手术后出现下腹痛、腰骶酸痛、低热症状,间断发作,服消炎药可缓解症状。劳累、同房及月经前后症状发作严重。就诊时患者下腹隐痛明显,喜温喜按,夜间痛甚,伴腰骶部酸坠,带下量多、黏稠、色白,神倦力乏,四肢不温,大便稀溏,舌质黯淡边有齿痕,苔薄白,脉沉细。妇科检查:阴道内白色分泌物较多,宫颈有抬举痛,子宫轻压痛,可触及小结节,双附件区增厚,轻压痛。B超提示盆腔积液2.0厘米×2.2厘米,子宫附件无殊。诊断为慢性盆腔炎,证属寒凝血瘀,治以温阳散寒,活血止痛,方拟阳和汤化裁。药用:熟地30克,鹿角胶10克,桂枝10克,白芥子6克,炮姜6克,甘草6克,浙贝母10克,当归12克,制附子10克,炒白术15克,炒党参15克,炒薏苡仁30克,败酱草15克,皂角刺15克,赤芍10克。7剂。水煎500毫升,早晚饭后各服200毫升,100毫升保留灌肠。复诊时患者带下明显减少,腰骶酸痛减轻,腹痛好转。舌淡黯,苔薄,脉沉细。以上方加减,调治3个月经周期,诸症明显好转,B超复查未见明显盆腔积液,妇科检查无明显疼痛。

(杨益萍 陈金旭)

一贯煎

一贯煎由清代名医魏玉璜创制,记载于《续名医类案》《柳洲医话》。魏玉璜在高鼓峰、吕东庄治疗胃痛医案的按语中说:"此病外间多用四磨、五香、六郁、逍遥,新病亦效,久服则杀人矣。"又说:"高、吕二案,持论略同,而俱用滋水生肝饮。予早年亦尝用此,却不甚应,乃自创一方,名一贯煎,用北沙参、麦冬、地黄、当归、杞子、川楝六味,出入加减,投之应如桴鼓。口苦燥者,加酒连尤捷。可统治胁痛、吞酸、吐酸、疝瘕、一切肝病。"王孟英所辑的《柳洲医话》中亦载有此方。

本方主要功效滋阴疏肝,主治肝肾阴虚、肝气不舒证。诊见胸脘胁痛,吞酸吐苦,咽干口燥,舌红津少,脉细弱或虚弦。方中君药生地主养肝肾之阴,兼以凉血;臣以枸杞、当归,一方面增益补肝肾之力,另一方面于补肝(肾)之中寓疏达之力;佐以麦冬、北沙参养心、肺、胃之阴,川楝子疏肝泄热,行气止痛。全方配伍上,补中有行,使滋阴养血而不遏滞气机,疏肝理气而不耗伤阴血。重在滋阴养血,以柔肝之法而达疏肝之目的。本方用一味川楝子以调肝木之横逆,配入大队养阴药之中,寓疏于补。历代医家认为,胆附于肝,有经脉互相络属,构成表里关系。因此肝胆在病理生理上密切相关,肝病常及胆,胆病也常波及肝,终致肝胆同病。张山雷《中风斠诠》曰:"柳洲此方,虽是从固本丸、集灵膏二方脱化而来,独加一味川楝,以调肝气之横逆,顺其条达之性,是为涵养肝阴第一良药。凡血液不充,络脉窒滞,肝胆不驯,而变生诸病者,皆可用之。"陈老师认为,一贯煎肝肾同治,是滋阴养肝、疏肝开郁的常用方,既符合肝肾同源的医理,又暗含滋水涵木的契机。本方也有滋养胃阴的作用,养胃阴中疏通肝气。

现代临床报道本方常用于治疗慢性乙型肝炎、肝硬化、胆囊切除术后胆道动力障碍、胁痛、慢性萎缩性胃炎、消化性溃疡、胆汁反流性胃炎、糖尿病胃轻瘫等消化系统疾病,以及围绝经期综合征、妊娠高血压、干燥综合征、银屑病、复发性口腔溃疡、带状疱疹神经痛、不宁腿综合征、脑卒中后抑郁、失眠症、干眼症、帕金森病、慢性咽炎、支气管扩张、腰椎间盘突出症等疾病。

陈老师曾跟随国医大师何任先生抄方,发现何老习用此方治疗慢性胃炎,获效良好。患某,男,67岁。胃脘隐痛反复发作2年余,当地医院胃镜检查,诊为慢性浅表性胃炎。服多种胃药均无显效,症状渐之加重。空腹隐痛尤为明显,口干咽燥,舌红中裂,脉弦细。以一贯煎加味:北沙参15克,麦冬15克,当归12克,生地黄15克,枸杞子15克,白芍15克,川楝子9克,炙甘草9克,蒲公英15克。予上方服21剂,诸症消失。续服1月,疗效巩固,未再发。何老析阴虚胃痛临床并不少见,若治以香燥理气常无显效。患者隐痛饥时为甚，口咽干，舌红中裂，此证属郁热伤津，胃阴亏虚。方以一贯煎养阴和胃，佐白芍、甘草酸甘化阴，缓急止痛；辅以蒲公英清热和胃。

　　陈老师运用一贯煎时，以为生地黄用量须大，川楝子剂量当小。体会用方要点有三：一者口干，二者大便干结，三者胁肋不适，此三者任一者再加上舌边红苔少有裂纹，脉弦细数。肝藏血，主疏泄，木生于水而生火，故肝体阴而用阳。舌两边主肝，舌边红苔少有裂纹是肝阴亏虚之象，阴虚之脉见细数，脉弦细数亦是肝阴虚损之证。肝之体阴亏虚，则其阳用必将受限，即肝之疏泄功能减弱。故木不疏土，导致脾失健运，脾气不升，则津液不能上承，而出现口干之症。脾气不升则胃气不降，而大肠与胃同属阳明经，故胃气不降，则大肠传导受限，大便在肠中燥化太过而干结难解。肝经贯膈布胁肋，肝阴亏虚，则经脉失养，且肝阴虚又导致其疏泄不及，出现肝气郁结，故临床可见胁肋隐痛、胸胁胀满等不适。当然临床上不可拘泥于此三方面主症，只要辨证为阴虚肝郁者，皆可选用一贯煎加减治疗。

　　陈老师临证常用一贯煎治疗肝肾阴虚，血燥气滞，变生诸症者。病虽不同，但辨证均属肝肾阴虚气滞，体现了中医"异病同治"的观点。如治某女，47岁。胃脘疼痛半年，隐痛为主，口干，纳可，舌质红，苔薄白，脉细。予以一贯煎加味：北沙参15克，麦冬15克，当归12克，生地黄30克，枸杞子30克，川楝子6克，白芍30克，炙甘草10克，白花蛇舌草30克，女贞子30克，白毛藤30克，无花果30克，羊乳15克，炒蜂房10克，大枣30克。服药7剂后胃脘隐痛好转。

　　陈老师运用本方常根据病情进行加减。如阴亏较甚者，加百合、玉竹、石斛；口苦而干者，加黄连、吴茱萸、玄参；大便秘结者，加瓜蒌仁、杏仁、火麻仁；虚热多汗者，加地骨皮、知母、桑叶；痰多者，加浙贝母、竹沥半夏、蝉蜕；腹痛者，加白芍、甘草、延胡索；胁痛者，加炒柴胡、制香附、徐长卿；气滞明显者，加佛手、乌药、绿萼梅。

（任　莉）

下气汤

下气汤出自清代黄元御所著《四圣心源》，书中云："下气汤：甘草二钱，半夏三钱，五味一钱，茯苓三钱，杏仁（泡，去皮尖）三钱，贝母（去心）二钱，芍药三钱，橘皮二钱。煎大半杯，温服。治滞在胸膈右肋者。"黄元御认为"凡痞闷嗳喘，吐衄痰嗽之证，皆源于肺气不降"。

下气汤为调气降逆的名方，专为中上焦气滞不降所设，具有清降肺胃逆气、调和上下气机的功效，主治肺胃之气不降，气滞胸膈胁肋所致嗳气、呕吐、痞满、咳嗽、哮喘、痰饮、衄血等病症。下气汤以"简易名方"二陈汤为基本结构，方中半夏辛温性燥，善降气止咳，且又和胃止呕；橘皮既可降逆气，又能燥湿化痰；茯苓健脾渗湿，主胸胁逆气，降胃止呕；杏仁归肺、大肠经，肃降肺气，最利胸膈，主咳逆上气；贝母苦寒，清热泻肺，降浊化痰；五味子补益肺肾，收敛固涩，可敛肺气以止喘咳，以防气脱；芍药养血敛阴，柔肝止痛，甘草健脾和中，两者相配成芍药甘草汤，具有酸甘化阴、缓急止痛的功效。诸药合用，则肺胃之气降，而肝脾之气升。

现代临床报道下气汤被广泛运用到各个系统疾病的治疗中，如胃肠功能紊乱、消化不良、慢性胃炎、胃食管反流病、肺部感染、慢性阻塞性肺疾病、慢性支气管炎、肺癌、眩晕、围绝经期综合征、癔症等。

名老中医麻瑞亭曾用该方治疗慢性肾盂肾炎，收效满意。关某，女，74岁。1986年9月6日初诊。自诉尿频，尿急，反复发作2年。近一月又犯病，查尿常规不正常，腰痛，午后胃脘阵发不适，夜寐不安，舌苔白腻，脉细濡、稍弦、革、关寸大。诊断：慢性肾盂肾炎。辨证：中气不足，脾湿肝郁，肺胃不降，膀胱热涩。治法：健脾疏肝，清降肺胃，清利膀胱湿热。处以下气汤加减：广橘红12克，炒杏仁9克，云茯苓12克，法半夏9克，炒杭芍12克，建泽泻9克，粉丹皮9克，桂枝木6克，炒杜仲12克，苏泽兰20克，生蒲黄12克，车前草12克，瞿麦9克，焦栀子6克，半枝莲12克。5剂，水煎温服。9月13日复诊：药后无明显变化，仍尿频，尿急，全身不适，午后心慌，纳食尚可，血压：140/100毫米汞柱，舌苔白腻，脉细濡、稍弦、关尺较大。上方加桉树叶2克，6剂，水煎温服。9月20日三诊：药后诸症略有减轻，血压：130/90毫米汞柱，舌苔白腻，脉细濡、关寸较大。上方继服6剂，水煎温服。上方服50余剂，诸症消失，血压正常，尿检正常。随访3年，未复发。（《麻瑞亭治验集》）

陈老师临床擅用本方治疗脾胃病、肺系病等，认为本方证的病机关键为中气失健，肺胃上逆，肝胆郁滞，以致肺胃不和，肝胆失调。方中半夏、陈皮、茯苓、甘草相配成二陈汤，理气健脾,燥湿化痰;其中半夏常选用姜半夏,见痰多者则用竹沥半夏;若症见夜寐不安者,茯苓可用茯神替代。苦杏仁降肺气,理胸膈。对于贝母,则选用浙贝母,更侧重于清肺热,理肺气;若患者出现反酸、烧心等症状,又可添海螵蛸组成乌贝散,制酸和胃。芍药一般选择白芍,与甘草配成芍药甘草汤,缓急止痛。在具体临床运用时,常随症加减。若见胃脘疼痛,口干,口苦,加黄连、吴茱萸等;见烧心,反酸,加煅瓦楞子、海螵蛸等;见恶心,呕吐,加竹茹、生姜等;见纳食不香,饮食难消,加炒麦芽、焦山楂等;见大便干结不畅,加瓜蒌子、冬瓜子等。

笔者曾治张某,女,38岁。间断性胃胀3年。曾在多家医院求治,疗效时好时坏。诊见胃胀、按之不痛,伴反酸、烧心,腹胀,时有嗳气,口干,纳少,夜眠不安,二便尚可,形体困倦,舌质淡黯,苔薄微黄,脉弦。西医诊断:慢性胃炎。中医诊断:痞满,证型:气郁化热。治宜下气和胃,散热开郁,方用下气汤加味,方药如下:茯苓15克,姜半夏9克,陈皮9克,杏仁6克,浙贝母10克,生白芍15克,五味子6克,甘草6克,煅瓦楞子15克,海螵蛸15克,丝瓜络12克,当归12克,莲子心9克,炒鸡内金12克。7剂。每日1剂,水煎服,早晚温服。复诊:患者诉胃胀明显缓解,纳食增加,反酸、烧心较前缓解,但仍有腹胀,守上方加厚朴9克以理气消痞,续服。后随症加减服药,1月而病愈。

脾胃气机不畅,胃气上逆,肺失宣降,肺胃之气结而不散,可致脘膈痞闷不适。本案患者脾胃运化失常,清阳不升,浊阴不降,中焦气机阻滞,升降失司出现胃痞。下气汤具有清降肺胃、调和上下气机之功,如此则浊阴降而清阳升,肺胃紊乱之气机,因而复其升降之常。故本案以下气汤疏理气机,下气和胃,并辅以煅瓦楞子、海螵蛸制酸和胃,丝瓜络理气通络,当归和血养血,莲子心清热养心安神,如此则症状缓解。

(任 莉)

银翘散

银翘散出自《温病条辨·上焦篇》:"太阴风温、温热、温疫、冬温,初起……但热不恶寒而渴者,辛凉平剂银翘散主之。温毒、暑温、湿温、温疟,不在此例……银翘散方:连翘一两,银花一两,苦桔梗六钱,薄荷六钱,竹叶四钱,生甘草五钱,芥穗四钱,淡豆豉五钱,牛蒡子六钱。上杵为散,每服六钱,鲜苇根汤煎,香气大出,即取服,勿过煎。肺药取轻清,过煎则味厚而入中焦矣。病重者,约二时一服,日三服,夜一服;轻者三时一服,日二服,夜一服;病不解者,作再服。盖肺位最高,药过重,则过病所,少用又有病重药轻之患,故从普济消毒饮时时清扬法。"

银翘散乃"辛凉平剂",是辛凉解表的代表方剂,功效辛凉透表,清热解毒,主治外感风热之证。诊见发热,微恶风寒,无汗或有汗不畅,头痛口渴,咳嗽咽痛,舌尖红,苔薄白或薄黄,脉浮数等。吴鞠通在《温病条辨》中对其如何组方作了详细描述:"本方谨遵《内经》'风淫于内,治以辛凉,佐以苦甘;热淫于内,治以咸寒,佐以甘苦'之训;又宗喻嘉言芳香逐秽之说,用东垣清心凉膈散,辛凉苦甘。病初起,且去入里之黄芩,勿犯中焦;加银花辛凉,芥穗芳香,散热解毒;牛蒡子辛平润肺,解热散结,除风利咽,皆手太阴药也……病温者,精气先虚,此方之妙,预护其虚,纯然清肃上焦,不犯中下,无开门揖盗之弊,有轻以去实之能。"清代医家张秉成在《成方便读》中称银翘散为"吴氏《温病条辨》之首方",又说"此淮阴吴氏特开客气温邪之一端,实前人所未发耳",对其作了很高的评价。

现代临床报道银翘散可以用于治疗急性发热性疾病的初起阶段,如流行性感冒、急性扁桃体炎、上呼吸道感染、肺炎、麻疹、流行性脑膜炎、乙型脑炎、腮腺炎等;皮肤病如风疹、荨麻疹、疮痈疔肿等,亦多用之。

名老中医董建华曾用本方治疗小儿风温,疗效颇好。刘某,男,7岁。1960年3月15日初诊。初起微有恶寒,旋即发烧,体温高达40.6℃,头痛无汗,微咳,口渴喜饮,饮食不振。舌苔边白中微黄,脉象浮数。辨证:温邪初感,卫气不宣。立法:辛凉透表,清热解毒。方药:金银花10克,连翘10克,竹叶10克,荆芥5克,牛蒡子6克,薄荷(后下)3克,豆豉10克,甘草1.5克,桔梗5克,芦根10克,栀子5克。2剂。复诊:服药后微微汗出,热势降至37.4℃,口渴,不思食,微咳,舌苔薄少津,脉缓。余热未尽,肺胃津伤,再以清热生津为治。金银花6克,薄荷(后下)1.5克,杏仁6克,甘草1.5克,石斛10克,连翘6克,炒谷芽10克,炒麦芽10克。服1剂,病告愈。(《临证治验》)

陈老师临床喜用本方,认为只要有外感风热征象,即可用之。方中金银花、连翘气味芳香,既能疏散风热,清热解毒,又可辟秽化浊,在透散卫分表邪的同时,兼顾温热病邪易蕴结成毒及多夹秽浊之气的特点。薄荷、牛蒡子辛凉,疏散风热,清利头目,且可解毒利咽。荆芥穗、淡豆豉辛而微温,解表散邪,此二者虽属辛温,但辛而不烈,温而不燥,配入辛凉解表方中,增强辛散透表之力,是为去性取用之法。芦根、竹叶清热生津;桔梗开宣肺气而止咳利咽。甘草既可调和药性,护胃安中,又合桔梗以利咽止咳。

陈老师体会本方证的病机关键为风热袭表,卫分热盛,临床应用以发热,微恶寒,咽痛,口渴,脉浮数为主要表现。具体临床运用时,可随症加味,如渴甚者,为伤津较甚,加天花粉、麦冬生津止渴;项肿咽痛者,系热毒较甚,加射干、玄参清热解毒,利咽消肿;衄者,由热伤血络,去荆芥穗、淡豆豉,加白茅根、侧柏炭、栀子炭凉血止血;咳者,是肺气不利,加杏仁苦降肃肺以加强止咳之功;胸膈闷者,乃夹湿邪秽浊之气,加藿香、郁金芳香化湿,辟秽祛浊。

陈老师常用本方治疗风热感冒,咽喉疾病,以及风疹、荨麻疹等皮肤病。如曾治郭某,男,39岁。2019年7月28日就诊。主诉:咽喉疼痛2日,咽干有痰、脘腹胀满7日。现病史:患者7日前出现咽干有痰,脘腹胀满,2日前咽喉开始疼痛,大便尚可,胃纳一般。舌嫩红,苔薄,脉弦。原有慢性咽炎病史。此为风热上扰,治以疏风散热,利咽化痰。方拟银翘散加味。处方:金银花15克,连翘9克,淡竹叶9克,荆芥9克,牛蒡子9克,淡豆豉12克,薄荷(后下)6克,桔梗9克,甘草6克,芦根15克,桑叶9克,蝉蜕6克,玄参15克,炒黄芩9克,大枣30克。7剂。每日1剂,水煎温服。7剂后咽喉疼痛大为好转,嘱多喝水,又进3剂而愈。

(范天田)

清营汤

清营汤出自《温病条辨·上焦篇》,如载:"脉虚,夜寐不安,烦渴,舌赤,时有谵语,目常开不闭,或喜闭不开,暑入手厥阴也。手厥阴暑温,清营汤主之。舌白滑者,不可与也。夜寐不安,心神虚而阳不得入阴也。烦渴,舌赤,心用恣而心体亏也。时有谵语,神明欲乱也。目常开不闭,目为火户,火性急,常欲开以泄其火,且阳不下交于阴也;或喜闭不喜开者,阴为亢阳所损,阴损则恶见阳光也。故以清营汤急清营中之热,而保离中之虚也。若舌白滑,不惟热重,湿亦重矣,湿重忌柔润药,当于湿温例中求之,故曰不可与清营汤也。清营汤方(咸寒苦甘法):犀角三钱,生地五钱,元参三钱,竹叶心一钱,麦冬三钱,丹参二钱,黄连一钱五分,银花三钱,连翘(连心用)二钱。水八杯,煮取三杯,日三服。"

清营汤是清营透热的代表方剂,功效清营解毒,透热养阴,主治热入营分证。诊见身热夜甚,神烦不眠,时有谵语,口渴或不渴,斑疹隐隐,舌色绛,或有裂纹,脉细数。清代张秉成在其所著《成方便读》中对本方作了详解,如言:"方中犀角、黄连,皆入心而清火。犀角有清灵之性,能解夫疫毒;黄连具苦降之质,可燥乎湿邪,二味为治温之正药。热犯心包,营阴受灼,故以生地、元参滋肾水,麦冬养肺金,而以丹参领之入心,皆得遂其增液救焚之助。连翘、银花、竹叶三味,皆能内彻于心,外通于表,辛凉轻解,自可神安热退,邪自不留耳。"对于方中每味药的功用分析得鞭辟入里,符合临床实际。

现代临床报道清营汤可以用于治疗脓毒症、急性高热病、慢性酒精中毒性脑病、病毒性脑炎、慢性咽炎、急性肺炎、心力衰竭、重症急性胰腺炎、肝硬化、放射性直肠炎、糖尿病肾病、尿毒症、过敏性紫癜、败血症、寻常型银屑病、激素依赖性皮炎、急性湿疹、药物性皮疹、荨麻疹等疾病。

名老中医张菊人曾用本方加味治疗小儿壮热,取效迅速。1921年,张氏治疗一未满10岁的男孩,壮热一二日,舌即绛色,满舌大红点如黍粒状,约百余粒。张氏自觉经治邪热入营的患者甚多,从未见舌绛而有红点者,意必营热之中兼有秽浊之热毒在内,或即叶天士所谓"热毒乘心"。于是仿其方义,亟以清营汤加玳瑁、金汁等出入为治,取其作用如下:玳瑁镇心神,行气血,功同犀角;金汁以甘寒泄五脏实火兼解热毒。连服3剂,舌上绛色渐退,红点始消;再服小剂清营汤,病即痊愈。方为:二花三钱,细生地六钱,紫丹参一钱半,小川连三钱,连心连翘三钱,麦冬三钱,乌犀角五分,玳瑁三钱,竹叶卷心三钱,连心元参五钱,金汁一两。雪水煎最妙。(《菊人医话》)

陈老师临床喜用本方,认为只要有高热烦躁、舌绛而干等营分见症者,即可用之。《素问·至真要大论》言:"热淫于内,治以咸寒,佐以甘苦。"吴鞠通在《温病条辨》中此方之后亦写到"咸寒苦甘法",可见吴氏推崇经典,组方遣药宗《黄帝内经》之法。方中犀角味咸、性寒,凉血清心而解热毒,使火平热降,毒解心宁。生地黄味甘苦、性寒,功专凉血滋阴;玄参(即元参)味甘苦咸、性微寒,长于滋阴解毒;麦冬味甘微苦、性微寒,清热养阴生津,三药相合乃增液汤,是为热甚伤阴者设,且助犀角清营凉血解毒。金银花味甘、性寒,连翘味苦、性凉,两者轻宣透热,兼以解毒,使营分之邪从气分透出而解。竹叶味甘淡、性寒,用其心者,专清心热;黄连味苦、性寒,直入心经,清心泻火;丹参味苦、性微寒,清心凉血活血,可防热与血结。诸药合用,共奏清营解毒、透热养阴之效。陈老师指出,现代临床上犀角已经禁用,可用水牛角代替,并且用量要大,方有效果,一般30克起步。

陈老师体会本方证的病机关键为热入营分,耗伤营阴,扰乱心神。临床应用以身热烦渴,或反不渴,时有谵言,烦躁不安,少寐不眠,斑疹隐隐,舌色红绛,少津甚或干裂,脉细数为主要表现。具体临床运用时,可随证加味,如气分热盛者,可重用金银花、连翘、黄连,或加入石膏、知母等;营分热盛者,可重用水牛角、生地黄、玄参,或加入紫草、牡丹皮等;兼有热痰者,可加竹沥、天竺黄、川贝母等以清热涤痰;神昏谵语较重者,可与安宫牛黄丸、紫雪丹合用;热盛动风以致痉厥抽搐者,可加钩藤、地龙等以息风止痉。

陈老师曾用本方治疗痤疮,疗效较为满意。如治邵某,男,31岁。主诉:反复面部及背部痤疮。刻下诊见满脸痤疮,结血痂,形体壮实,晨起有咽痰,口气较重,口干欲饮,胃纳尚可,大便干结,时有关节痛,舌色嫩红有星点,苔薄腻微糙少津,脉细数。诊断为痤疮,辨证为热入营分,热盛伤阴,治以清热解毒,养阴生津,方以清营汤加味治疗。处方:水牛角(先煎)30克,生地黄15克,金银花12克,连翘9克,玄参15克,炒黄连6克,淡竹叶9克,丹参9克,炒麦冬12克,大枣30克,陈皮9克,竹沥半夏9克,蝉蜕3克,紫草6克,甘草6克。14剂。每日1剂,水煎温服。药后患者痤疮减轻,口干亦轻,大便较前顺畅,续以前方化裁施治,诸症向愈。

(马凤岐)

三仁汤

三仁汤出自清代吴鞠通《温病条辨》卷一："头痛恶寒,身重疼痛,舌白不渴,脉弦细而濡,面色淡黄,胸闷不饥,午后身热,状若阴虚,病难速已,名曰湿温。汗之则神昏耳聋,甚则目瞑不欲言,下之则洞泄,润之则病深不解。长夏深秋冬日同法,三仁汤主之。"三仁汤组成:"杏仁五钱,飞滑石六钱,白通草二钱,白蔻仁二钱,竹叶二钱,厚朴二钱,生薏仁六钱,半夏五钱。"

本方是治疗湿温初起,邪在气分,湿重于热的常用方剂。《温热经纬》中薛生白言:"太阴内伤,湿饮停聚,客邪再至,内外相引,故病湿热。"其病因一为外感时令湿热之邪;一为湿饮内停,再感外邪,内外合邪,酿成湿温。卫阳为湿邪遏阻,见头痛恶寒;湿性重浊,故身重疼痛、肢体倦怠;湿热蕴于脾胃,运化失司,气机不畅,则见胸闷不饥;湿为阴邪,旺于申酉,邪正交争,故午后身热。但是湿温的证候与他证有很多相似,容易误治,所以吴鞠通《温病条辨》中提出"三戒":一者,不可见其头痛恶寒,以为伤寒而汗之,汗伤心阳,则神昏耳聋,甚则目瞑不欲言;二者,不可见其中满不饥,以为停滞而下之,下伤脾胃,湿邪乘势下注,则为洞泄;三者,不可见其午后身热,以为阴虚而用柔药润之,湿为胶滞阴邪,再加柔润阴药,两阴相合,则有锢结不解之势。故治疗之法,宜宣畅气机,清热利湿。方中杏仁宣利上焦肺气,气行则湿化;白豆蔻芳香化湿,行气宽中,畅中焦之脾气;薏苡仁甘淡性寒,渗湿利水而健脾,使湿热从下焦而去。"三仁"合用,宣上、畅中、利下,三焦分消,是为君药。滑石、通草、竹叶甘寒,淡渗于下,使湿邪从小便而去,加强君药利湿清热之功,是为臣药。半夏、厚朴行气化湿,散结除满,是为佐药。

现代临床报道本方可治疗伤寒、副伤寒、慢性阻塞性肺疾病、肺源性心脏病、急性黄疸型肝炎、急性肾炎、肾盂肾炎、泌尿系结石、关节炎、眼科疾病、皮肤病等以湿热为主的疾病。

名老中医张震曾用本方治愈癃闭一例。丁某,男,62岁。因肾绞痛入院,经治后疼痛缓解,但出现尿闭。4日来仅涓滴3次,每次不满10毫升,经多方治疗仍然无尿。诊查:体温38℃左右,面肢水肿,腹部胀满,口苦纳呆,恶心欲呕,口咽干燥,渴不欲饮,便秘色黑。脉滑数,左弦,舌质黯红,苔黄厚腻。辨证为湿热郁闭,三焦失宣之证。治拟利湿清热、宣畅三焦。处方:杏仁10克,白豆蔻10克,薏苡仁15克,厚朴10克,法半夏10克,通草5克,滑石20克,淡竹叶3克,泽泻12克。复诊:次日大便已行,尿量仍少,腰部胀痛,两下肢及阴囊水肿,口苦恶心,呕吐较频,舌质紫黯,气滞湿阻血瘀之象已更加显露,当加强除湿、理气活血,兼以清热。处方:杏仁12克,薏苡仁20克,茯苓30克,猪苓20克,泽泻18克,木通6克,车前子12克,木香5克,红花10克,赤芍10克,法半夏10克,枳实10克。三诊:服上方药2剂后,尿量略增,病情渐有好转。服至7剂后,尿量每日在200毫升以上,并自动排出豌豆大之砂粒状结石1枚。持续治疗2周,尿转清长,症状完全消失。本案患者为湿热郁闭三焦,致决渎失司,症见水肿少尿或无尿等,用三仁汤加减分消三焦湿热之邪。(《中国现代名中医医案精粹》)

　　陈老师在临证中常以三仁汤治疗头痛、痞满、围绝经期综合征等以湿热为主的病症。其中以"脘腹胀满"诊断为"痞满"的患者最多,痞满以自觉胀满、触之无形、按之柔软、压之无痛为临床特点,病因虚者责之于脾胃虚弱,实者责之于外邪内陷、痰湿阻滞、肝郁气滞等,临床以气滞湿阻为多见。如治徐某,女,47岁。脘腹胀满1月,纳差,时便溏,口咽干燥不适,神疲乏倦,午后潮热,舌嫩红,苔腻,脉弦滑。胃镜显示:慢性浅表萎缩性胃炎伴糜烂。病理报告:(胃窦)慢性浅表萎缩性胃炎。诊断为痞满,证属湿热内阻。治宜除湿清热,宣畅气机。方用三仁汤为主加减,佐以益气健脾及芳香醒脾之品。处方:杏仁10克,白豆蔻6克,薏苡仁30克,厚朴10克,姜半夏10克,淡竹叶9克,通草6克,太子参15克,炒白术30克,茯苓皮15克,陈皮10克,木香10克,砂仁(后下)3克,大枣30克,甘草6克。7剂。每日1剂,水煎服。复诊时患者自诉小便增多,脘腹胀好转,身热缓解,仍感乏力,大便如常。续以前方加减,患者复诊四次,症状基本消失。本案患者湿饮内停,郁而化热,湿热结于胃脘,阻塞中焦气机,升降失司,致三焦气化受阻,遂成痞满;气化受阻,故津液无以上承口咽,故口咽反而干燥;湿性重浊,故肢体倦怠乏力;湿为阴邪,旺于申酉,故午后身热。治疗当以宣畅气机而解除湿热,三焦并调。本案患者午后潮热,需要与阴虚内热鉴别,不宜用百合、熟地、麦冬等养阴的药物,以免湿邪留滞。此外具体临床运用时,还可随症加味,如湿重气滞明显而苔厚腻者,加藿香、紫苏叶、枳壳等;伴湿浊上扰清阳而头晕者,加荷叶、天麻、葛根等;中焦气逆见恶心、泛酸者,加姜竹茹、海螵蛸、浙贝母等。

(许　琳)

青蒿鳖甲汤

青蒿鳖甲汤源自清代温病学家吴鞠通《温病条辨·下焦篇》，原文记载："夜热早凉，热退无汗，热自阴来者，青蒿鳖甲汤主之。"青蒿鳖甲汤组成："青蒿二钱，鳖甲五钱，细生地四钱，知母二钱，丹皮三钱。水五杯，煮取二杯，日再服。"吴鞠通自释："此方有先入后出之妙，青蒿不能直入阴分，有鳖甲领之入也；鳖甲不能独出阳分，有青蒿领之出也。"

吴鞠通以为温病后期，阴虚邪伏，然邪热伏于阴分，非清透不能外达；阴亏无以作汗，非滋补无以恢复，青蒿鳖甲汤旨在使伏于阴分之邪热透于阳分而解。既为邪伏阴分，而非壮火，故既不能纯用养阴，更不可任用苦燥。创青蒿鳖甲汤以滋阴清热，入络搜邪，透邪外出。方中鳖甲乃血肉有情之品，性善入阴分养阴液，且鳖为蠕动之物，入络剔邪，青蒿芳香质轻，可透邪外达。鳖甲先煎而青蒿后下，更有先入后出之妙，先入阴搜邪，后引邪出表。又配伍生地滋阴凉血，牡丹皮、知母清泻阴分伏火，而共成滋阴清热、透邪外出之功。

现代在临床上青蒿鳖甲汤用于多种疾病的治疗，取得一定的效果。常用于外科手术后如骨折术后、脾切除术后、乳腺癌术后出现低热；肿瘤化疗后食欲减退、虚弱、心悸、出汗、睡眠障碍等不适；急性髓系白血病缓解期、慢性特发性血小板减少性紫癜、面部激素依赖性皮炎、丘疹性荨麻疹、日光性皮炎、青春期后痤疮、肝炎肝硬化持续低热、亚急性甲状腺炎、系统性红斑狼疮、成人 Still 病、白塞综合征和 Wissler-Fanconi 综合征、烦热不寐、老年肺炎、围绝经期综合征、崩漏、妇人腹痛、产后发热、面部色素沉着、糖尿病、口腔溃疡、热性病后期、小儿夏季热、肺结核、肾结核、肾盂肾炎等。

国医大师郭子光在准确辨证基础上不拘泥于青蒿鳖甲汤原方滋阴清热透邪之用，而是以"青蒿鳖甲"药对随证组方，但取其搜剔伏邪之意，疗效显著。邢某，女，56岁，工人。2000年4月11日初诊。低热1年余，体温37.5~38℃，至夜半自汗出而热解，多家医院不能确诊，疑为"不明原因发热"。曾用补中益气汤、知柏地黄丸等治疗罔效。慕名求治。现症见低热如故，常自汗出，汗后微恶风，神疲乏力懈怠，动则汗出。自觉手足背发热，食可食之不香，口干不思饮，血红蛋白90克/升，白细胞 3.5×10^9/升。唇甲淡白，舌淡，苔白润，脉浮细缓。中医诊断：血虚气弱，营卫不和。方用青蒿鳖甲汤合桂枝汤、当归补血汤：青蒿20克，制鳖甲30克，生地15克，牡丹皮15克，地骨皮20克，桂枝20克，白芍20克，生姜15克，大枣15克，川芎15克，当归15克，黄芪30克，炒稻芽30克，炙甘草10克。1日1剂，4剂。服2剂后热退身凉，体温正常，诸症若失，患者坚持服完4剂。后以四物汤数剂收功。(《郭子光伤寒临证精要》)

陈老师认为青蒿鳖甲汤的运用，临证应紧抓"热自阴来，夜热早凉"病机，临床表现为午后至夜晚热甚,清晨体温下降,津液耗伤,兼有内热,加减运用往往能获得良好的疗效。如治俞某,男,74岁。2023年6月6日因"反复头晕3月余"就诊。患者自诉反复头晕,2月前查脑CT未见异常。自觉身上气堵,体温反复在37.2℃左右,夜寐欠安,纳食不香,大便不畅。刻诊:形体消瘦,精神憔悴,情绪焦虑,舌质绛红,舌面几乎无苔、少津,脉象浮滑。脉症合参,显系肾阴不足,虚火上越。治以滋阴补肾,潜阳安神。方取青蒿鳖甲汤加味。青蒿9克,鳖甲(先煎30分钟)15克,炒知母9克,牡丹皮9克,生地15克,玉竹15克,黄精15克,葛根30克,柏子仁30克,炒决明子30克,炒赤芍15克,炒白芍15克,甘草6克,川芎9克,炒川牛膝9克,炒酸枣仁6克,炒谷芽30克,炒麦芽30克。7剂。水煎服。复诊:上方继续服用7剂,未再为体温问题烦扰。三诊:患者对纳食不香、大便不畅较为焦虑,前方去赤芍、白芍、川芎,加炒鸡内金24克、桃仁9克、生白术30克,健脾益气助运化。7剂。四诊:大便已通畅,每日一行。头晕、精神略有好转。心情亦较稳定。继服7剂。陈老师认为,该患者乃劳心过度,耗伤肾阴所致。故取青蒿鳖甲汤滋肾养阴,清解内热,阴液足则热可伏。川牛膝与知母、鳖甲配伍,可使上浮之阳下潜于肾,加上酸枣仁的养心安神,全方以青蒿鳖甲汤滋阴清热为本。舌质绛红,脾胃阴津耗损,玉竹、黄精、葛根相伍以益胃生津。

陈老师以为青蒿鳖甲汤在运用过程中,不能忽视具体病患的兼夹症候,临证时还需仔细斟酌辨证、灵活加减。如兼阴亏痰热者,加麦冬、沙参、黄芩、浙贝母等;兼肝郁气滞者,加绿萼梅、玫瑰花、佛手花、炒麦芽等;兼心神失养者,加酸枣仁、柏子仁、五味子、合欢皮等。

(李秀月)

蒿芩清胆汤

蒿芩清胆汤出自清代绍派伤寒名家何秀山所著《重订通俗伤寒论》,为绍派伤寒大家俞根初的经验方,如言:"蒿芩清胆汤,和解胆经法,俞氏经验方。青蒿脑钱半至二钱,淡竹茹三钱,仙半夏钱半,赤茯苓三钱,青子芩钱半至三钱,生枳壳钱半,陈广皮钱半,碧玉散(包)三钱。"

蒿芩清胆汤为清化少阳湿热的代表方剂,功效清胆利湿,和胃化痰,主治少阳湿热证。诊见寒热如疟,寒轻热重,口苦膈闷,吐酸苦水,或呕黄涎而黏,甚则干呕呃逆,胸胁胀疼,小便黄少,舌红苔白腻,间现杂色,脉数而右滑左弦等。何氏在本方之后作了按语,对其方义进行了解释:"足少阳胆与手少阳三焦合为一经,其气化一寄于胆中以化水谷,一发于三焦以行腠理。若受湿遏热郁,则三焦之气机不畅,胆中之相火乃炽。故以蒿、芩、竹茹为君,以清泄胆火;胆火炽,必犯胃而液郁为痰,故臣以枳壳、二陈和胃化痰;然必下焦之气机通畅,斯胆中之相火清和,故又佐以碧玉,引相火下泄;使以赤苓,俾湿热下出,均从膀胱而去。此为和解胆经之良方,凡胸痞作呕,寒热如疟者,投无不效。"

现代临床报道蒿芩清胆汤可以用于治疗疟疾、肠伤寒、抑郁症、社区老年获得性肺炎、胃食管反流病、慢性萎缩性胃炎、胆汁反流性胃炎、急性胆囊炎、胆囊结石、急性黄疸型肝炎、急性梗阻性化脓性胆管炎、肾盂肾炎、盆腔炎、钩端螺旋体病、儿童疱疹性咽峡炎等疾病。

新安医派名老中医王仲奇曾用本方治疗胃痛呕吐。患者,男,53岁。胃病10年余,纳少,胃痛隐隐,痛剧则呕,吐后痛减。因与家人争吵,夜间突发呕吐,呕吐物为咖啡色清稀水液,次日就诊于某医院急诊,予甲氧氯普胺、颠茄片无效。现仍呕吐频作,食入即吐。胃镜检查:慢性重度浅表性胃炎,十二指肠球部溃疡。刻下见:面黄肌瘦,精神倦怠,舌红,苔薄白,脉弦。此乃郁怒伤肝,肝失疏泄,气机阻滞,胃气上逆,治以疏肝理气,和胃降逆。青蒿15克,黄芩10克,枳实10克,竹茹10克,陈皮10克,半夏10克,茯苓30克,苏梗10克,木香10克。服药4剂。腹胀消,纳食佳,精神振,诸症平。遂以香砂六君子汤善后。后复查胃镜:慢性浅表性胃炎,十二指肠球部溃疡愈合。(《王仲奇医案》)

陈老师临床喜用本方,认为只要有少阳湿热、痰浊内阻征象,即可用之。他指出,此方由温胆汤去大枣、炙甘草,加青蒿、黄芩、碧玉散组成。所加青蒿、黄芩二味,则由小柴胡汤化裁而来。小柴胡汤证乃寒邪侵袭足少阳半表半里,故以苦辛之柴胡疏散半表之寒邪,而以黄芩清泄半里之郁热。蒿芩清胆汤证是湿热邪气为患,若以柴胡和解少阳,则有鼓动湿热升腾弥漫之虞,二证病位虽同而病性有异,故以苦寒芳香、轻宣透泄之青蒿易苦辛燥烈之柴胡,既有苦寒清热之性,又有芳香化湿、轻宣透热之功。黄芩配半夏,苦辛通降,祛除在里之湿热,既有和解足少阳胆腑之功,又有通利手少阳三焦之效。蒿、芩、夏三药共施,是不用小柴胡汤之方而又遵小柴胡汤之法。

陈老师体会本方证的病机关键为湿热蕴于少阳胆经和三焦经,临床应用以寒热如疟,寒轻热重,胸胁胀疼,吐酸苦水,舌红,苔腻,脉弦滑数为主要表现。具体运用时,可随症加味,如呕哕甚者,加黄连、苏叶以清热止呕;湿邪重者,加苍术、藿香、薏苡仁、白豆蔻以化湿祛浊;小便不利者,加车前子、泽泻、通草以通利小便。

陈老师曾用本方治疗胆管癌术后反复发热,取效较好。如曾治和某,男,75岁。2014年9月3日就诊。患者因持续腹痛、皮肤巩膜黄染,于2014年4月在某医院诊治,实验室检查提示肝功能异常,腹部CT考虑胆管恶性肿瘤,伴肝内胆管扩张、胆囊结石。行经内镜逆行胰胆管造影术＋十二指肠乳头切口术＋胆道支架成形术,术后诊断符合胆管恶性狭窄,考虑肝内胆管癌Bismuth Ⅰ型。经胆汁及胆管刷片细胞学检查,均提示可疑癌细胞。于5月26日入某医院住院治疗,6月18日行全麻下半肝切除术,病理提示胆总管低分化腺癌。6月27日CT复查示:肝门部胆管癌切除＋胆肠吻合术后改变,部分肝内胆管少许积气,Glisson鞘积液,少量腹水。附见双侧胸腔少量积液及右下肺膨胀不全。出院诊断:胆管癌,梗阻性黄疸,肝内胆管结石。主诉术后2月余,反复发热4次,体温超过38℃,每次持续3~5日,需用抗生素输液治疗。近2日又发热,怕冷,体温37.8℃。诊见:形体偏瘦,面色不华,神情显疲,胸胁不舒,脘腹胀满,饱食尤甚,纳食不香,时有嗳气,晨起口苦,偶泛酸水,夜尿2次,大便偏干。舌质红边紫黯,舌下脉络瘀滞,苔白腻花剥,脉弦滑略弱。此为湿热郁阻少阳,开合枢机失利,胆气出入不畅,三焦升降失常。治当手足少阳并重,以蒿芩清胆汤加减。处方:青蒿梗10克,炒黄芩10克,姜竹茹10克,姜半夏10克,云茯苓15克,炒枳壳10克,广陈皮10克,金沸草(包)15克,金钱草30克,炒川连6克,吴茱萸2克,白英30克,炒麦冬15克,生鸡内金15克,生甘草10克。14剂。每日1剂,水煎温服,日服2次。9月17日复诊:患者告知服药2剂,热已退去,精神转振,纳食亦增,口苦泛酸消失。

(范天田　马凤岐)

血府逐瘀汤

血府逐瘀汤出自清代王清任《医林改错·方叙》,其言"立血府逐瘀汤治胸中血府血瘀之症"。并记载血府逐瘀汤可治"胸痛""自汗""盗汗""心里热(名曰灯笼病)""瞀闷""急躁""夜睡梦多""呃逆(俗称打咯忒)""饮水即呛""不眠""小儿夜啼""心跳心忙""肝气病""干呕""晚发一阵热"等。"血府逐瘀汤方:当归三钱,生地三钱,桃仁四钱,红花三钱,枳壳二钱,赤芍二钱,柴胡一钱,甘草二钱,桔梗一钱半,川芎一钱半,牛膝三钱。水煎服"。

血府逐瘀汤为治疗瘀血内阻、气机郁滞所致诸症的良方,具有活血化瘀、行气止痛之效。临床常见胸痛,头痛,痛如针刺固定不移,迁延不愈,或呃逆不止,或心悸怔忡,失眠多梦,舌质黯红,或舌有瘀斑、瘀点,或舌下瘀滞,脉涩或弦紧。

现代常用该方治疗心绞痛、冠心病、慢性心力衰竭、缺血性脑卒中、脑梗死、颅脑损伤、头痛、酒精性肝炎、肝癌、糖尿病肾病、下肢血栓性静脉炎、膝骨关节炎、股骨头坏死、下肢静脉曲张、顽固性失眠症、焦虑症、抑郁症、慢性盆腔炎、子宫内膜异位症、子宫肌瘤、继发性闭经、带状疱疹后遗神经痛等多种疾病。

王清任曾用该方治"头痛""胸不任物""胸任重物""夜不安"等,《医林改错》中载"查患头痛者,无表症,无里症,无气虚痰饮等症,忽犯忽好,百方不效,用此方一剂而愈"。又"江西巡抚阿霖公,年七十四,夜卧露胸可睡,盖一层布压则不能睡,已经七年。召余诊之,此方五付痊愈"。又"一女二十二岁,夜卧令仆妇坐于胸方睡,已经二年,余亦用此方,三付而愈"。又"夜不安者,将卧则起,坐未稳,又欲睡,一夜无宁刻。重者满床乱滚,此血府血瘀。此方服十余付,可除根"。

名老中医颜德馨曾运用血府逐瘀汤治疗顽固性遗尿,收效颇丰。某女,17岁。自诉从小遗尿,至今已11年,每晚遗尿一二次,心烦易怒,入暮低热,多梦纷纭,口干不欲饮,经前腹痛,量少而色紫,巩膜瘀斑累累,舌紫红,苔薄白,脉细弦。此为肝气郁结,瘀滞肝经,累及膀胱,以致膀胱开合失司,三焦水道失调而遗尿。此宜疏肝理气,活血化瘀。方用血府逐瘀汤化裁:柴胡4.5克,红花9克,桃仁12克,赤芍18克,牛膝4.5克,生地黄12克,当归9克,枳壳4.5克,桔梗4.5克,川芎4.5克,升麻4.5克,白(蚕)茧壳5只,韭菜子12克,生甘草3克。21剂。服药3个月后,遗尿愈。(《颜德馨临床经验辑要》)

陈老师认为,该方不单治"胸中血府血瘀之症",还可用于治疗有血瘀证的各类临床疾病。方由桃红四物汤合四逆散、桔梗甘草汤加牛膝而成。方中桃仁、红花、川芎、赤芍活血化瘀,见血滞者,白芍、赤芍各半且改为炒用。当归一般酒制,增强通窍活血之力,生地凉血清热,与当归相合使瘀去而不伤血,也可生地、熟地各半,滋阴润燥。柴胡、枳壳宜炒用,疏肝理气,气行则血行。牛膝破瘀通经,引血下行。桔梗载药上行,理气宽胸。甘草缓急,调和诸药。

陈老师体会到本方的辨证要点在于气血运行不畅,胸痛,头痛,痛有定处,舌黯红,脉涩。兼有胸闷、心悸、干呕、反酸、嗳气、失眠、痛经等。临床运用时,可随症加味。见反酸者,加乌贝散(海螵蛸、贝母)、煅瓦楞子等;见干呕者,加姜竹茹、姜半夏等;见入睡困难者,加珍珠母、煅龙骨、煅牡蛎、酸枣仁等;见脾胃虚弱、纳食不佳、神疲力乏者,加黄芪、党参、白术、炒鸡内金等。

血府逐瘀汤主要用于治疗胸中血瘀证,但也可治疗诸多杂病。如陈老师曾治王某,男,75岁。2023年5月9日初诊。主诉:时有嗳气1月余。现病史:时有嗳气,清晨明显,纳食尚可,咽喉异物感,神疲力乏,时有心悸,舌黯红,苔薄腻,脉弦。既往有慢性萎缩性胃炎伴糜烂、高血压病。中医诊断:嗳气,证型:气滞血瘀,治法:疏肝理气,活血化瘀。方药:炒柴胡9克,炒白芍15克,炒赤芍15克,炒枳壳9克,炙甘草6克,酒当归12克,生地黄15克,熟地黄15克,桃仁9克,红花9克,桔梗9克,川芎9克,川牛膝9克,姜竹茹15克,姜半夏9克,瓜蒌皮15克。14剂。每日1剂,分2次服用,早晚温服。本案患者年事已高,且患慢性萎缩性胃炎、高血压病多年。久病者,易气机郁滞,气滞则血行不畅。《临证指南医案》亦载"初为气结在经,久则血伤入络"。结合患者有心悸、舌黯红、脉弦等表现,为肝郁气滞血瘀之象,故用血府逐瘀汤化裁以疏肝理气,活血化瘀。患者清晨嗳气明显,肝郁犯胃,胃失和降,胃气上逆,且有咽喉异物感,为痰气郁结之故,加姜竹茹、姜半夏、瓜蒌皮等化痰和胃降逆。

(林雨琪)

补阳还五汤

补阳还五汤出自清代王清任所著《医林改错》，其云："此方治半身不遂，口眼歪斜，语言謇涩，口角流涎，大便干燥，小便频数，遗尿不禁。黄芪（生）四两，归尾二钱，赤芍钱半，地龙（去土）一钱，川芎一钱，桃仁一钱，红花一钱。水煎服。"

一般认为补阳还五汤为益气活血法之代表方，又是治疗中风后遗症之常用方。功能补气活血通络，主治气虚血瘀之中风。诊见半身不遂，口眼㖞斜，语言謇涩，口角流涎，小便频数或遗尿不禁，舌黯淡，苔白，脉缓无力。清代陆懋修《世补斋医书》对本方作出解释，其言："方以黄芪为君，当归为臣，若例以古法当归补血汤，黄芪五倍于当归，则二钱之归宜君以一两之芪，若四两之芪即当臣以八钱之归。今则芪且二十倍于归矣，大约欲以还五成之亏，有必需乎四两之多者。"清代张锡纯《医学衷中参西录》载："至清中叶王勋臣出，对于此证专以气虚立论，谓人之元气，全体原十分，有时损去五分，所余五分，虽不能充体，犹可支持全身。而气虚者，经络必虚，有时气从经络虚处透过，并于一边，彼无气之边，即成偏枯。爰立补阳还五汤，方中重用黄芪四两，以峻补气分，此即东垣主气之说也。然王氏书中，未言脉象何如，若遇脉之虚而无力者，用其方原可见效。若其脉象实而有力，其人脑中多患充血，而复用黄芪之温而升补者，以助其血愈上行，必至凶危立见，此固不可不慎也。"张锡纯补充补阳还五汤证的脉诊，并指出本方适应证的鉴别，对临床有指导意义。

现代临床报道此方常用于治疗脑血管意外后遗症、冠心病、小儿麻痹后遗症，其他原因引起的偏瘫、截瘫，或单侧上肢、下肢痿软，眼科疾病如青光眼、糖尿病视网膜病变、眼外肌麻痹等属气虚血瘀者。

国医大师邓铁涛曾用本方治一例严重截瘫女子，后能不用扶杖跛行，恢复工作，结婚后产1子。曾某，女，时年22岁，就诊时已截瘫卧床半年，两腿消瘦，自膝下只余皮包骨头，需人挽扶起坐，坐亦不能久，面目虚浮，月经3个月未行，唇舌色黯，苔白，脉细涩。乃予补阳还五汤，黄芪用至120克，家人见方，初不敢服，后试配半剂，服后月经得通，始有信心，连服10多剂。二诊时自觉精神较好，月经已净，腰部稍有力。再开处方为：黄芪200克，全当归30克，川芎10克，赤芍13克，桃仁13克，红花5克，地龙10克，桂枝10克，黑老虎13克。水煎服。该方服10剂后，已能自动起坐，胃纳甚佳，面色虚浮而转红活，上半身转胖，腿肉稍长。照方再服10多剂，能下床稍站一会。嘱其注意锻炼学站，进而扶双拐杖学步。照上方加减，服药8个多月，并经艰苦锻炼，已能扶一拐杖缓慢行进，1年多后参加教学工作，已能丢掉手杖跛行。（《国医大师邓铁涛经验良方赏析》）

陈老师认为，补阳还五汤的临床应用十分广泛，不只局限于中风后遗症半身不遂、口眼歪斜的治疗,只要辨证为"气虚血瘀"者均可用之。本方重用生黄芪,补益元气,意在气旺则血行,瘀去络通,为君药。当归一般酒制,活血通络而不伤血,用为臣药。赤芍、川芎、桃仁、红花协同当归以活血祛瘀;地龙通经活络,力专善走,周行全身,以行药力,亦为佐药。具体临床运用常随证加减,气虚甚者,加党参、红景天、白术等;兼阴虚者,加浙石斛、生地黄、墨旱莲等;兼水湿者,加茯苓、薏苡仁、泽泻等;兼痰浊者,加蝉蜕、远志、石菖蒲等。

  陈老师运用该方加减治疗眩晕、麻痹性震颤、糖尿病并发症、月经病、产后缺乳,以及一些肿瘤术后发热等多种疾病。如曾治周某,女,84岁。2019年12月15日就诊。患者平素有眩晕病史,血压偶见偏高。头晕眼胀10余日,曾于外院西医对症治疗改善不明显,故来诊。12月9日头颅MR平扫检查显示:左侧侧脑室旁陈旧性腔梗灶,脑白质缺血性改变,基底节区缺血或梗死灶,老年性脑萎缩。诊见头晕眼胀,无恶心呕吐,视物模糊,神倦乏力,肢麻,胃纳一般,夜寐尚安,大便易溏,小便正常。舌质黯,苔薄腻,脉细涩。血压150/85毫米汞柱。诊断:眩晕。证属气虚血瘀,治拟补气活血,祛风定眩,方用补阳还五汤加味。药用:黄芪30克,赤芍15克,桃仁10克,红花10克,地龙10克,当归尾12克,川芎10克,川牛膝12克,天麻10克,鬼箭羽15克,豨莶草30克,蜈蚣1条,炒山楂15克,炒薏苡仁30克。7剂。每日1剂,水煎分服。药后患者眩晕明显减轻。效不更方,嘱患者按原方续服14剂。随访患者自觉身体尚安,血压130/80毫米汞柱。本案以气虚血瘀为主要病机,故方选补阳还五汤,加天麻祛风定眩,添鬼箭羽、蜈蚣、豨莶草通经络、利关节,增炒山楂、炒薏苡仁健脾和中。陈老师还特别指出,临床上难治之病,如中风后遗症、眩晕等,总是患病时间长,缠绵难愈,势必久而耗气,气虚则致血瘀,故应用补阳还五汤,便可药证相符而获效。

(林雨琪)

镇肝熄风汤

镇肝熄风汤出自清代张锡纯所著《医学衷中参西录》，其载："治内中风证（亦名类中风，即西人所谓脑充血证），其脉弦长有力（即西医所谓血压过高），或上盛下虚，头目时常眩晕，或脑中时常作疼发热，或目胀耳鸣，或心中烦热，或时常噫气，或肢体渐觉不利，或口眼渐形歪斜，或面色如醉，甚或眩晕，至于颠仆，昏不知人，移时始醒，或醒后不能撤消，精神短少，或肢体痿废，或成偏枯。怀牛膝一两，生赭石（轧细）一两，生龙骨（捣碎）五钱，生牡蛎（捣碎）五钱，生龟板（捣碎）五钱，生杭芍五钱，玄参五钱，天冬五钱，川楝子（捣碎）二钱，生麦芽二钱，茵陈二钱，甘草钱半。心中热甚者，加生石膏一两。痰多者，加胆星二钱。尺脉重按虚者，加熟地黄八钱、净萸肉五钱。大便不实者，去龟板、赭石，加赤石脂（喻嘉言谓石脂可代赭石）一两。"

镇肝熄风汤为治疗类中风证属阴虚阳亢、肝风内动的常用方，具有镇肝息风、滋阴潜阳的功效。临床常见头晕目眩，脑胀，心中烦热，脉弦长有力等。张锡纯《医学衷中参西录》言镇肝熄风汤"是以方中重用牛膝以引血下行，此为治标之主药。而复深究病之本源，用龙骨、牡蛎、龟板、芍药以镇熄肝风，赭石以降胃降冲。玄参、天冬以清肺气，肺中清肃之气下行，自能镇制肝木。至其脉之两尺虚者，当系肾脏真阴虚损，不能与真阳相维系。其真阳脱而上奔，并挟气血以上冲脑部，故又加熟地、萸肉以补肾敛肾。从前所拟之方，原止此数味，后因用此方效者固多，间有初次将药服下转觉气血上攻而病加剧者，于斯加生麦芽、茵陈、川楝子即无斯弊。盖肝为将军之官，其性刚果，若但用药强制，或转激发其反动之力。茵陈为青蒿之嫩者，得初春少阳生发之气，与肝木同气相求，泻肝热兼疏肝郁，实能将顺肝木之性。麦芽为谷之萌芽，生用之亦善将顺肝木之性，使不抑郁。川楝子善引肝气下达，又能折其反动之力。方中加此三味，而后用此方者，自无他虞也。心中热甚者，当有外感，伏气化热，故加石膏。有痰者，恐痰阻气化之升降，故加胆星也"。

现代临床常用镇肝熄风汤治疗高血压病、帕金森病、血管神经性头痛、三叉神经痛、癫痫、脑动脉硬化、脑梗死、脑卒中、舞蹈症、高血压脑出血、脑缺血、面肌痉挛、眩晕、失眠症、冠心病、心绞痛、顽固性呃逆、小儿多动症、围绝经期综合征等辨证属肝阳上亢或肝阳化风者。

名老中医门纯德用该方治疗高血压病，疗效较好。王某，男，46岁。形丰，近日常头昏脑胀，夜不能寐，自觉行走时上重下轻，血压200/100毫米汞柱，脉沉而弦长。曾服利血平等类药，无显著疗效。遂予镇肝熄风汤加麦冬18克、五味子6克、钩藤12克。2剂后头昏顿减，寐安。(《名方广用》)

陈老师认为镇肝熄风汤中重用牛膝，引上逆之血下行，又具补益肝肾之功。恰如张锡纯所言"牛膝，原为补益之品，而善引气血下注，是以用药欲其下行者，恒以之为引经"。代赭石、生龙骨、生牡蛎、龟甲重镇降逆，宁肝息风。如遇患者有反酸、自汗、盗汗等症状时，龙骨、牡蛎常煅用。茵陈泻肝热，疏肝郁，与川楝子合用，引肝气下达。天冬、玄参、芍药滋阴柔肝息风。麦芽宜生用，升发肝气，使全方升降相宜。甘草调和诸药，和胃调中。具体临证时可随症加减。见善太息、胸胁胀痛等肝郁甚者，加香附、柴胡、郁金等疏肝解郁；见纳食不佳者，加神曲、炒谷芽、炒莱菔子等消食开胃；见舌黯红、有瘀斑等血瘀之象者，加当归、赤芍、地鳖虫等活血化瘀通络之品。如治王某，男，48 岁。2023 年 5 月 23 日初诊。主诉：夜寐不安、时有神疲 1 月余。现病史：夜寐不安，容易惊醒，时有神疲，咽喉痰滞，纳食一般，面色欠华，形体偏瘦，手易抖动，舌黯红、有瘀点，苔薄白腻，脉弦。既往史：肺大疱，肺气肿，慢性胃炎，甲状腺结节，腰椎间盘突出症。中医诊断：不寐，证型：肝肾不足，肝风上扰。治法：滋补肝肾，补中安胃，处方：怀牛膝 15 克，煅龙骨 30 克，煅牡蛎 30 克，醋龟甲 15 克，炒白芍 30 克，玄参 15 克，天冬 15 克，茵陈 9 克，川楝子 6 克，炙甘草 6 克，生麦芽 30 克，黄芪 30 克，酒当归 9 克，天麻 9 克，生白术 30 克，酒地龙 6 克。7 剂。每日 1 剂，分 2 次早晚温服。后经随访，患者诉服药后夜寐转安，力气有增，诸症向安。本案患者为中年男性，素体虚弱，神疲力乏，纳食一般，先后天皆不足，又平日里忧思颇多，肝郁化火，煎灼阴血，阳不入阴，日久则肝肾阴虚，故见夜寐不安、舌黯红、脉弦。镇肝熄风汤虽多治疗肝风内动所致疾病，然患者肝肾阴虚，肝风上扰心神，故用镇肝熄风汤加味滋补肝肾，镇肝息风，安神和中，见舌有瘀点，加酒当归、酒地龙活血通络。

（林雨琪）

自订验方

金竹利焦汤

金竹利焦汤是陈老师自订验方。

用药：金沸草（包）15克，姜竹茹15克，蒲公英30克，陈皮9克，炒枳壳9克，竹沥半夏9克，茯苓15克，炒黄连6克，吴茱萸2克，生甘草6克。

服法：每日1剂，加入适量清水煎，分上午及下午各1次服用。

功能：通利三焦气机，清化脾胃湿热，安胆宁心祛痰。

适应证：咽异感症、胃食管反流病、反流性食管炎、慢性胃炎、慢性胆囊炎、肠易激综合征等消化系统疾病，证属气机不利，中焦湿热，痰火内扰者。诊见咽喉异物感，咽喉痰滞、咯之不爽，时有干咳，或嗳气，泛酸，恶心，口苦，或胸骨后不适，如阻塞感、灼热感、刺痛感等，胃脘烧心不适，背胀，可伴有两胁胀闷不适，大便不调，焦虑，心悸，惊恐，失眠，舌偏红，苔薄腻，脉弦滑。

陈老师临证体会，金竹利焦汤具有三大功能，一是疏理气机，通利三焦，如金沸草畅利三焦，降逆和胃，陈皮、枳实理气导滞，竹茹、吴茱萸降逆止呕，黄连、半夏辛开苦降，茯苓上安心神，中健脾土，下渗湿浊。二是清化湿热，调和脾胃，如半夏燥脾湿，黄连、蒲公英清胃热，甘草调和脾胃。三是化痰清火，安胆宁心，如竹茹、金沸草化痰浊，安胆腑，黄连清火邪，宁心宫，以定悸安神。

胃食管反流病的主要临床表现是烧心、泛酸、胸骨后疼痛、嘈杂、口苦等，这些主症也是脾胃病的常见病证。《黄帝内经》中提到，此类病证与少阳经及胆、胃有关，如《素问·至真要大论》云："少阳之胜，热客于胃，烦心，心痛，目赤，欲呕，呕酸，善饥。"《灵枢·四时气》云："善呕，呕有苦，长太息，心中憺憺……邪在胆，逆在胃，胆液泄则口苦，胃气逆则呕苦，故曰呕胆。"认为呕酸、善饥、口苦、长太息等，是由邪犯少阳，胆气不利，三焦气机不畅，或肝胆郁热，横逆犯胃，而胃失和降，胃气上逆所致。对于泛酸、嘈杂、烧心、恶心等症，明代医家张景岳在《景岳全书》中有具体生动描述："凡喉间嗳噫，即有酸水如醋浸心，嘈杂不堪者，是名吞酸。""此病在上脘最高之处，不时见酸，而泛泛不宁者是也；其次则非如吞酸之近，不在上脘，而在中焦胃脘之间，时多呕恶，所吐皆酸，即名吐酸。""又其次者，则本无吞酸吐酸等症，惟或偶因呕吐所出，或酸或苦，及诸不堪之味，此皆肠胃中痰饮积聚所化，气味每有浊恶如此，此又在中脘之下者也。但其顺而下行，则人所不觉，逆而上出，则喉口难堪耳。"陈老师认为，少阳失和，三焦上下气机调节障碍，痰热上扰，胃气不降，是"呕泛类"脾胃病或"咽喉-食管病"的主要病机，金竹利焦汤通利三焦气机为主，正是为治疗此类病证所设。

陈老师指出，金竹利焦汤在临床除用来治疗消化系统疾病外，还可以用于治疗精神疾病、神经系统疾病、心脑血管系统疾病、内分泌代谢疾病、呼吸系统疾病、妇科杂病等。临证时应掌握三方面辨证要点，一是气机不畅，尤其是中焦升降失司，胃气上逆，表现为脘腹胁肋疼痛，嗳气，泛酸，恶心，呕吐，善太息等。二是湿热阻滞，交织不化，表现为胃脘灼热，头胀肢困，午后潮热，小便短黄，大便溏黏，口苦，口干不欲多饮，舌苔厚腻而糙或黄腻等。三是痰火上扰，心胆受惊，表现为心烦易怒，担惊受怕，心悸怔忡，夜寐不安，噩梦纷扰，眩晕，舌边尖红等。如治秦某，男，55岁。2019年5月就诊。患者有反流性食管炎、慢性非萎缩性胃炎伴糜烂、慢性胆囊炎、心动过速病史，近咽喉异物感3月余。诊见：咽喉异物感，晨起咽喉痰滞明显，咯吐不出，右胁不适，情绪波动时明显，胸骨后时有灼烧感，背胀，食后胃脘胀满不适，纳食尚可，嗳气，嘈杂，口干不欲饮，口苦，大便欠畅，心烦易怒，时有心悸不安，夜寐早醒，舌边红，苔中厚腻微黄，脉弦略数。病为梅核气、痞满。此为气郁化火，痰热内扰，气机不利，胃失和降。治拟清化痰热，通利三焦气机，降逆利咽，金竹利焦汤加味。处方：金沸草（包）15克，姜竹茹15克，蒲公英30克，炒黄连6克，竹沥半夏9克，陈皮9克，茯苓15克，生甘草6克，吴茱萸2克，炒枳实12克，北秫米（包）30克，炒白芍24克，厚朴9克，苏梗9克。每日1剂。清水煎，分上下午2次温服。服药7剂后，咽喉异物感明显缓解，右胁不适消失，时有脘胀，口干，寐差，舌苔转薄。上方去白芍、厚朴，加厚朴花9克，远志6克，大枣30克。7剂。三诊时，胃脘尚舒服，夜能安睡，余症亦失。以前方再进7剂善后。

陈老师教导，消化系统疾病的症状多样，病机复杂，采用金竹利焦汤进行治疗时，要注意随症加减，灵活施治。如咽中异物感明显，咯吐不出，吞咽不下，胸膈满闷者，加厚朴、紫苏等，取半夏厚朴汤之意；如胸脘痞闷明显，按之则痛，咳痰黄稠者，加瓜蒌皮等，取小陷胸汤之意；如泛酸明显，嘈杂似饥，胃脘疼痛者，加海螵蛸、浙贝母等，取乌贝散之意；如脘胁隐痛不适，加芍药等，取芍药甘草汤意；如寐差，苔腻者，加北秫米，取半夏秫米汤意。对于黄连和吴茱萸的用法，比例常为3∶1，一般情况下，黄连6克，吴茱萸2克；若症情较重者，则改为黄连9克，吴茱萸3克。

（白　钰　马凤岐）

双英乳果煎

双英乳果煎是陈老师自订验方。

用药：蒲公英 30 克，白英 30 克，羊乳 15 克，无花果 30 克，麦冬 15 克，石斛 12 克，杏仁 9 克，枳壳 9 克。

服法：每日 1 剂，加入适量清水煎，分上午及下午各 1 次服用。

功能：清胃养阴，行气和中。

适应证：胃食管病，如慢性浅表性胃炎、慢性糜烂性胃炎、慢性萎缩性胃炎、胃息肉、胃息肉术后、胃间质瘤、胃癌术后、胃癌化疗后、胃溃疡、十二指肠溃疡、十二指肠炎、反流性食管炎、食管糜烂、Barrett 食管、食管裂孔疝、胃食管反流病、贲门炎等，而证属胃热阴亏，气滞肠结者。常见胃脘隐痛，脘腹胀满，胃脘或胸骨后有热灼感，嗳气，恶心，嘈杂不适，似饥而不欲食，咽干口燥，口渴思饮，形体消瘦，或五心烦热，大便偏干结，舌质偏红、有裂纹，苔薄津少或薄腻糙，脉弦细或细数等。

双英乳果煎中，蒲公英清热解毒，消痈散结，兼能健胃，白英又名白毛藤，清热利湿，解毒消肿，兼具养阴，两药同为君药。羊乳又名山海螺、四叶参，益气养阴，温润补虚，兼具解毒，无花果养阴生津，健脾开胃，兼具清热，两药助君药增强养阴护胃之力，为臣药。麦冬、石斛益胃生津，滋阴清热，为佐药。杏仁降逆润肠，枳壳行气宽中，同为使药。诸药相伍，共奏清热养阴、理气消痞、和胃止痛之功。

陈老师认为，部分胃食管病表现为口干咽燥，嗳气泛酸，脘痛腹胀，烧心嘈杂，大便偏干，舌红苔糙，其基本病机是胃热气滞，阴亏肠结。如胃脘隐隐作痛，胃热则胃络受扰，阴亏则胃失濡养，不荣则痛，气滞则不通则痛。明代医家张景岳《景岳全书》提出"痛徐而缓莫得其处者多虚"。至于治疗，清代医家高士宗《医学真传》指出"所痛之部，有气血阴阳之不同，若概以行气消导为治，漫云通则不痛。夫通则不痛，理也，但通之法，各有不同……虚者助之使通"。基于对这类胃食管病的病机和辨证的认识，陈老师考虑其治疗思路时，认为可包括以下三个方面，一是清胃热，清除侵蚀胃络的病邪，药用蒲公英、白英之类；二是养胃阴，保障胃体的阴津濡养，药用羊乳、无花果、麦冬、石斛之类；三是理胃气，保持中焦气机的上下畅通，药用杏仁、枳壳之类。概言之，清热养阴，行气和胃，以达消痞止痛之目的。

双英乳果煎针对患者阴津亏虚、胃热气滞的病变机制，以清胃养阴行气之法治疗胃食管病，证之临床，确能取得较为满意效果。如陈老师治王某，女，72 岁。主诉：反复胃脘部不适 3 月余。自言 3 月前出现胃脘部不适，兼见脘腹胀满，嗳气频繁，神疲力乏，易发焦虑,夜寐尚安,胃纳尚可,大便干结。诊查:倦容貌,形体偏瘦,神情焦虑,心肺无殊,剑突下稍有触痛,舌质红干裂,苔薄腻,脉弦细。2 年前胃镜检查报告显示:慢性非萎缩性胃炎伴糜烂。既往有焦虑病史。辨证:胃热阴亏,脾虚气滞。治法:清胃养阴,健脾理气,化痰除痞。以双英乳果煎加味治之。处方:蒲公英 30 克,白英 30 克,无花果 30 克,羊乳 15 克,炒麦冬 24 克,北沙参 15 克,生地 15 克,太子参 30 克,茯苓 15 克,生白术 30 克,石斛 12 克,炒枳壳 9 克,姜半夏 9 克,姜竹茹 15 克,杏仁 9 克,甘草 6 克。7 剂。每日 1 剂,水煎分 2 次温服。复诊:脘腹胀满不适缓解,嗳气频率减少,喉间有痰,大便较前通畅,舌质偏红,苔薄,脉细。上方去生地、茯苓、姜竹茹,加蝉蜕 6 克、百合 24 克、乌药 9 克。再进 7 剂。药后诸症基本消失。

　　陈老师提醒,此类胃食管病辨证,临床当分虚实两类。实证则胃热气滞为主,多胀痛急而拒按,治疗较易收效;虚证阴亏气虚为主,多胀痛缓而喜按,病情缠绵难愈,这是辨证的关键。采用双英乳果煎治疗胃脘胀痛,主要基于患者胃热气滞阴亏的虚实兼夹的情况,在具体处方用药时,需结合临床症状多样性,注意仔细辨证,灵活施治。陈老师强调,一是苦寒清热,要避免伤胃,多选用一些质地相对温和的清热之品,如蒲公英、羊乳、连翘、蛇舌草等。二是理气而不伤阴,可选用花类本草,取其轻宣舒润、芳香平和之特性,如加用绿萼梅、玫瑰花、玳玳花、佛手花等。三是胃热气滞阴亏与肝脾功能失调密切相关,若肝郁化火,嘈杂吐酸者,宜加用黄连、吴茱萸、浙贝母、海螵蛸等;脾失健运,纳食不香者,宜加用党参、白术、炒鸡内金、神曲等。

(吴黎艳　白　钰)

三花百草饮

三花百草饮是陈老师自订验方。

用药：绿萼梅6克,玫瑰花6克,玳玳花6克,百合24克,乌药9克,广陈皮9克,缩砂仁6克,白芍24克,淮小麦30克,大枣30克,甘草6克。

服法：每日1剂,加入适量清水煎,分上午及下午各1次服用。

功能：芳香悦神,清润宣通,疏和气血,甦脾开胃。

适应证：慢性胃肠病。主要病机为气血怫郁,临床表现除脘腹隐痛,胃纳呆滞,饮食不香,口中黏腻,时觉微苦等胃肠症状外,还有形体偏瘦,面色萎黄,精神萎靡,情绪低落,哭笑不得,肢倦力乏,夜寐不安,眠浅易醒,口干咽燥,全身酸楚之类,舌淡苔薄,脉弦或细。症状反复,迁延不愈。

三花百草饮中,绿萼梅疏肝理气,玫瑰花调气理血,玳玳花畅中行气,三花轻和灵动,疏宣气血;百合、乌药组合源于陈修园百合汤,以百合之甘润微寒,与乌药的辛温行气配合,一凉一温,润而不滞,恢复气血流通顺畅;甘草、淮小麦、大枣同用蕴含《金匮要略》甘麦大枣汤之意,能甘润平补,调气养阴;白芍合甘草即芍药甘草汤,调和肝脾,缓急止痛;再加陈皮、砂仁,理气化滞,顾护胃气。全方以清润平和之品,疏宣气血,解决气血怫郁的关键病机,以治疗慢性胃肠病患者错综复杂的临床症状。

对于慢性胃肠病患者,陈老师认为,一方面是症状繁多、虚实夹杂的临床表现,另一方面是长期患病而引起的情绪忧郁的情况。此类患者,由于脾胃功能受损严重,运化乏力,升降失司,生化气血不足,气机紊乱,血行不畅,以致产生湿浊、痰饮、瘀毒、郁火等病理产物,形成虚实兼具、寒热并存的夹杂局面,出现涉及心身的系列症状。治疗方面,进补则碍胃,温阳易上火,消导则伤正,即使阴阳并调,诸法同进,还是诸症蜂起,顾此失彼,治疗颇为棘手。陈老师经过反复实践摸索,提出尽管患者虚实夹杂,病情复杂,但辨识要抓住气血怫郁而通行不畅这一病机关键。如何治疗,陈老师借用清代医家王孟英"轻可去实"原则,不用重剂理气活血,而以芳化轻宣为主,流通气血,使之条达。王氏在《温热经纬》中强调"重病有轻取之法",指出:"气贵流通,而邪气挠之,则周行窒滞,失其清虚灵动之机,反觉实矣。惟剂以轻清,则正气宣布,邪气潜消,而窒滞者自通。误投重药,不但已过病所,病不能去,而无病之地,反先遭其克伐。"王氏又说:"惟五气外侵,或七情内扰,气机窒塞,疾病乃生。故虽在极虚之人,既病即为虚中有实,总宜按证而施宣通消解之法,一味蛮补,愈阂气机,重者即危,轻者成锢。"(《医砭》)组方当以芳香平和之品为主,三花百草饮轻灵和润,看似平常之物,然患者服后舒坦,常收意外之效。

三花百草饮主要针对气血怫郁所致的慢性胃肠病,如慢性胃炎、慢性肠炎以及胃肠道手术后恢复不佳的患者。如治倪某,女,68岁,浙江东阳人。2015年9月5日就诊。主诉:胃间质瘤术后5月余。患者术后反复胃脘隐隐作痛,腹部平软,无压痛,不思饮食,食则饱胀,嗳气时作,晨起口微苦,咽喉觉燥,大便量少,形体偏瘦,面色不华,神疲力乏,顾虑重重,夜半早醒,舌瘦小边黯红,苔薄净而微糙,脉细涩。患者用过多种中西药物,症状未见改善。此乃情志抑郁,脾胃受损,气血滞而不畅,形神失调。陈老师考虑应针对患者气血怫郁,治以芳化轻宣,用三花百草饮加味。处方:绿萼梅5克,玫瑰花5克,玳玳花5克,合欢花10克,扁豆花10克,百合30克,台乌药10克,广陈皮10克,缩砂仁(后下)5克,炒白芍30克,生甘草10克,淮小麦30克,焦鸡内金20克,干荷叶10克,奎红枣30克。每日1剂。水煎温服,日服2次。服药1周,脘痛几失,胃纳渐开,精神大为振作。效不更方,上方再进2周,诸症消失。之后以三花百草饮为基础,间用紫苏梗、佛手花、怀山药、炒麦冬等,共服药6周,自觉并无不适,寐食如常。

陈老师指出,消化道肿瘤术后患者亦属于慢性胃肠病的范畴。此类患者原来就有情志怫郁的缘由,手术之后,不良的情绪影响仍旧持续,而消化道器官创伤,脾胃功能受损严重,运化乏力,升降失司,生化气血不足,气机紊乱,血行不畅,以致产生湿浊、瘀毒等病理产物,病机上形成虚实兼具、寒热并存的复杂情况,出现涉及全身上下的多种临床表现。治疗时,以芳化轻宣立法,旨在疏和清润,使气血灵动起来,唤醒困滞之脾胃,并增强其运化活力。脾运复,胃口开,痛楚遁,神志安,形神自调矣。此外,陈老师指出,由于本方的着力点为气血怫郁,适用范围不仅局限于胃肠病,对于其他病症如抑郁、焦虑等情志病,围绝经期综合征、月经不调等妇科病,均有不错疗效,临证应用时只要抓准病机,便可放胆用之。

(白　钰)

六君香佛饮

六君香佛饮是陈老师自订验方。

用药：党参 30 克,炒白术 30 克,陈皮 9 克,茯苓 15 克,姜半夏 9 克,甘草 6 克,香附 9 克,佛手 9 克,苏梗 9 克,砂仁 6 克,浙贝母 9 克,炒鸡内金 24 克。

服法：每日 1 剂,加入适量清水煎,分上午及下午各 1 次服用。

功能：健脾益气,燥湿化痰,理气和中。

适应证：脾胃病、肺系病和肝胆病而证属脾虚气滞湿阻者。诊见脘腹胀满或疼痛,不思饮食,嗳气频繁,恶心呕吐,大便不实,精神倦怠,四肢乏力,或咽喉痰滞,咳嗽有痰,胸闷气急,或胸胁不适,面色萎黄,舌质胖大或淡,或边有齿痕,苔薄白或薄白腻,脉弦细或滑或偏弱。

六君香佛饮,实为四君子汤合二陈汤成"六君",加上香附、佛手、苏梗、砂仁、贝母和鸡内金 6 味中药。四君子汤和二陈汤均出自宋代的《太平惠民和剂局方》。陈老师在其主编的《简易名方临证备要》中说四君子汤有"益气健脾"之功,认为"人参为君,甘温益气,健脾养胃;臣以苦温之白术,健脾燥湿,加强益气助运之力;佐以甘淡茯苓,健脾渗湿,苓、术相配,则健脾祛湿之功益著;使以炙甘草,益气和中,调和诸药"。而二陈汤(陈皮、半夏、茯苓、甘草)侧重燥湿化痰,陈皮与半夏配,燥湿化痰,理气和胃;陈皮与茯苓伍,理气化痰,健脾渗湿。故"六君"已具备健脾益气、燥湿化痰、理气和中的功能。另加香附、佛手,梳理肝胃之气;苏梗、砂仁,芳香化湿降逆;浙贝母、鸡内金,化痰消积开胃。陈老师认为,"六君"加"六药"燥湿而不伤阴,理气而不破气,益气而助运,补中不碍胃,药性相对温和,能收到健脾行气化湿的满意效果。

陈老师通过对脾胃病的病机分析,认为脾胃虚弱是病理基础,气滞湿阻是病变关键。素体虚弱,或劳倦伤脾,或久病伤中,而致脾胃虚弱;情志所伤,肝气郁结,木郁及土,脾胃气滞,中焦气机逆乱;饮食所伤,脾失健运,运化乏力,水谷留滞,久而成湿成痰。如此而显嗳气恶心、脘腹胀满、大便溏软诸症。同样,脾虚气滞湿阻可导致肺系病之咳嗽,肝胆病之胁胀,妇科病之带下等,故治疗思路一是健脾益气,二是理气和胃,三是燥湿化痰,而六君香佛饮正因此而设。

六君香佛饮针对脾胃气虚、气滞湿阻中焦的病变机制,以益气健脾、理肝和胃、祛湿化痰为组方依据,药证相符。证之临床,以本方为基础灵活化裁治疗脾胃肝胆肺系诸疾,确能取得较为满意疗效。如陈老师治疗郑某,女,39 岁。2023 年 2 月 7 日就诊。主诉:胃脘部胀满不适 2 周余。自言 2 周余前出现脘腹胀满不适,嗳气频繁,神疲力乏,无口苦口臭,无恶心呕吐,纳食不香,大便尚调,便质偏软,夜寐尚安。诊查:倦容貌,形体适中,面色偏萎黄,舌质淡红,舌体胖大、边有深齿痕,苔薄白,脉细。辨证:脾胃气虚,气滞不畅,湿阻中焦。治法:健脾和胃,理气化湿。以六君香佛饮加减治之。处方:太子参30克,茯苓15克,麸炒白术30克,甘草6克,姜半夏9克,陈皮9克,佛手9克,醋香附9克,紫苏梗9克,麸炒枳壳9克,砂仁(后下)6克,炒鸡内金24克,神曲30克,沉香曲6克,连翘10克,大枣30克。7剂。每日1剂,水煎温服。复诊:胃脘部胀满不适较前缓解,嗳气频数减少,饱食后胃脘部仍存胀满,胃纳一般,舌质稍有转红。上方略作增损,再进14剂。药后上述胃脘不适诸症基本消失。

陈老师提醒,采用六君香佛饮针对治疗脾胃气虚、气滞湿阻中焦之肺胃诸疾,在具体投方用药时,需要仔细辨证,灵活施治。陈老师强调,肺喜清肃,肺气宜肃降通畅,肺气上逆则咳则喘,治疗当以通降为顺。胃为水谷之腑,以通为用,以降为顺,胃降则和,不降则滞,反升则逆。故治疗着眼于一个"通"字。如胃痛明显,可合用芍药甘草汤、金铃子散(延胡索、川楝子);如嗳气较频者,宜加用姜竹茹、沉香曲、金沸草等;如嘈杂吐酸者,宜加用黄连、吴茱萸、海螵蛸等;如脘腹胀满,宜加用枳壳、枸橘李、八月札等;如咳喘气急,可加用杏仁、葶苈子、百部等;如咽喉痰滞,可加用蝉蜕、桑叶、木蝴蝶等;若胁肋胀痛,可加用炒柴胡、徐长卿、绿萼梅等。

(吴黎艳 白 钰)

黄芪理中汤

黄芪理中汤是陈老师自订验方。

用药：黄芪30克，党参30克，干姜6克，白术30克，甘草6克。

服法：每日1剂，加入适量清水煎，分上午及下午各1次服用。

功能：益气健脾，温中祛寒。

适应证：气虚不足，中焦虚寒所致诸症。诊见腹痛喜温喜按，泄泻清稀，呕吐食少，口泛清涎，四肢不温，或胸痹，神倦力乏，少气懒言，心下痞满，脘腹胀满，舌质淡，苔白，脉细弱或濡缓等。

黄芪理中汤由理中丸加黄芪而成。理中丸是《伤寒论》中太阴病的主方，又作汤剂。理中丸又治"霍乱，头痛发热，身疼痛"而"寒多不用水者"。《伤寒论》第396条载："大病差后，喜唾，久不了了，胸上有寒，当以丸药温之，宜理中丸。"《金匮要略》中名"人参汤"，可治"胸痹，心中痞，留气结在胸，胸满，胁下逆抢心"。理中丸中干姜温中祛寒，为主药，使邪去正复；人参补气健脾以益扶正，为辅药，正复则邪易除；脾恶湿，急食苦以燥之，故又佐以苦温之白术，健脾燥湿；脾欲缓，急食甘以缓之，故使以甘平之甘草，缓急止痛，并调和诸药。如是则中焦得温，寒邪去而腹痛自除；脾胃得以健运，升降复常而吐泻亦止。陈老师在长期的临床实践中体会到，有些患者脾胃虚弱，元气不足明显，加上黄芪则能明显改善气亏状况，故成黄芪理中汤，旨在大补元气，鼓舞脾阳，增强益气扶元之力。

《脾胃论》曰"百病皆由脾胃衰而生也"。脾胃位于中焦，脾为脏，胃为腑，脾与胃相为表里。脾和胃同属消化系统的主要脏器，其中脾更是主导。因脾具有主运化、升清和统摄血液的功能，人体气血津液生化调节有赖脾的生理作用正常发挥，脾对机体生命活动的持续起到至关重要的作用。脾胃正气受损，元气更虚，以致抗邪能力下降，阴阳失调，脏腑功能紊乱，即会出现一系列不适症状。脾胃为后天之本，治病疗疾当不忘扶正固本。李中梓《医宗必读》中指出"善为医者，必责根本"，而"后天之本在脾，脾为中宫之土，土为万物之母"。张介宾在《景岳全书》中强调"脾为土脏，灌溉四旁，是以五脏中皆有脾气"。显然，脾是全身各生命系统中的核心脏器，其在人体脏器中的地位由此可见一斑，毕竟脾是人体气血的生化之源。本方应用着眼点在于气虚不足、太阴虚寒（中焦脾胃虚寒）证。《伤寒论》所谓"理中者，理中焦"，即蕴此意。陈老师指出，黄芪理中汤中黄芪一味，显得颇为重要，黄芪补气之力宏大，又专注中焦，能强健脾气，助运脾阳，而干姜则是一枚妙棋，临证活用干姜，或温阳健中，或和胃止吐，或散寒止痛，或化湿止泻等。

黄芪理中汤针对气虚不足、中焦虚寒的病变机制，以益气健脾、温阳祛寒为组方依据，药证相符。证之临床,以本方为基础随证灵活化裁,不仅可用于治疗胃肠病证,还可用于内科各个系统以及儿科、妇科、男科、外科、皮肤科、五官科等病证的治疗,确实能取得较为满意的效果。如陈老师治赵某,男,77岁。2014年9月30日就诊。结肠癌术后3月,行第4次化疗住院,在使用化疗药物第4日始,大便溏稀,日行10余次,邀陈老师会诊。诊见:形体消瘦,面色黯滞不华,手足不温,神疲力乏,少气懒言,头晕目花,寐差梦劣,不思饮食,口干无味,脘腹胀满,稍食尤甚,大便溏稀,泻下频频。舌胖大中横裂,苔薄腻,脉细带弦。实验室检查显示白细胞计数偏低,尚有慢性萎缩性糜烂性胃炎伴胃角、胃窦重度肠上皮化生病史。此为药毒败胃,脾阳不振,气阴偏亏,浊毒留滞。治拟扶助脾阳,化浊导滞,兼养气阴,并建议停用化疗。处方:生黄芪30克,太子参30克,干姜6克,炒白术30克,白花蛇舌草30克,地锦草30克,紫苏梗10克,炒枳壳10克,台乌药10克,炙甘草10克,地骷髅10克,八月札15克,合欢皮15克,百合20克,炒鸡内金20克。7剂。每日1剂,水煎温服,日服2次。服药2剂后,腹泻势头得到遏制,减为日行五六次。服完7剂,大便转实,日行2次,胃纳转醒,精神亦振,复查白细胞计数上升至正常范围。随即出院,门诊中药调理3周,身体逐渐康复。

  本案消化道肿瘤患者,先行手术,再加化疗,药毒败胃,损伤气血,大便频频水泻,说明毒副反应明显,究其关键是损伤人体的阳气,其中脾阳首当其冲。脾阳被伤被遏,运化失司,中州寒湿留滞,气机不畅,升降失调,气血生化乏源,患者虚实夹杂,诸症蜂起。陈老师认为此时要急扶脾阳,用黄芪理中汤投入,以激发、温运和壮大脾之阳气。故处方以黄芪理中汤温运脾阳,百合汤(百合、乌药)兼顾胃阴,苏梗、枳壳、地骷髅理气渗湿导滞,白花蛇舌草、八月札、地锦草化浊解毒止泻,合欢皮、鸡内金宁神和中开胃。

  陈老师提醒,本方药性温热,若脾胃实热,或阴虚内热之证,当属禁忌。同时,陈老师指出,本方中因有干姜一味,其味辛性温,有人虑其温散动血,不敢将其用于血证,但临床只要用之得法,则有止血良效。血证者,虽属阴虚血热者颇多,但对于出血日久,气随血脱,气虚夹寒者亦不少,此时若误用寒凉,则易致血凝气阻而生变证。陈老师体会,用其治血证,干姜可改为炮姜或姜炭,既有温脾之功,又增摄血之效。陈老师在临床治疗出血性胃炎、十二指肠溃疡、溃疡性结肠炎、痔疮等出血性消化系统疾病时,针对辨证属气虚不足,中焦虚寒者,常以本方增减治之而获效。

(白　钰　杨益萍)

六合舒困煎

六合舒困煎是陈老师自订验方。

用药：百合 24 克，乌药 9 克，延胡索 9 克，川楝子 6 克，高良姜 6 克，制香附 9 克，炒白芍 24 克，甘草 6 克，黄连 6 克，吴茱萸 2 克，丹参 12 克，檀香（后下）3 克，砂仁（后下）6 克。

服法：每日 1 剂，加入适量清水煎，分上午及下午各 1 次服用。

功能：燮理寒热，调和气血。

适应证：反流性食管炎、胆汁反流性胃炎、胃溃疡、十二指肠溃疡、慢性胃炎、胃肠神经症、慢性肝炎、慢性胆囊炎等消化系统疾病，证属肝郁化火，胃寒失温，阴血不足，气滞血瘀者。

陈老师指出，此方由百合汤、金铃子散、良附丸、芍药甘草汤、左金丸和丹参饮 6 首"简易名方"和合而成，其中百合汤"百合与乌药相配，一燥一润，一温一凉，柔中有刚，润而不滞，共奏清润行气之效"；金铃子散（延胡索、川楝子）疏肝泄热，善治肝郁气滞化火诸痛；良附丸中"高良姜得香附，则可除寒祛邪，香附得高良姜，则行气散寒，最终寒散气通，气行痛止"；芍药甘草汤调和肝脾，缓急止痛；左金丸（黄连、吴茱萸）清泻肝火，降逆止呕；丹参饮（丹参、檀香、砂仁）活血化瘀，行气止痛，是治疗气滞血瘀痛症的有效之方。药物组成寒热并用，通补兼施，药性总体较为平和；且功可燮理寒热，调和气血，故名"六合"。陈老师临证体会，六合舒困煎有两大功效，其一，燮理肝热胃寒，针对肝郁化火，胃寒失温，药用川楝子、黄连清泻肝热，乌药、高良姜、吴茱萸、砂仁温散胃寒；其二，调和气郁血瘀，针对气机不调，血行不畅，药用乌药、制香附、檀香行气散郁，延胡索、丹参活血祛瘀。此外，本方中百合、炒白芍、甘草等酸甘化阴之品，对于阴血不足所致的脘腹胁痛等有良好的疗效；高良姜、吴茱萸等温中降逆之品，则有助于治疗胃气上逆导致的恶心、嗳气、呕吐等病症。陈老师指出，对于脾胃病患者表现为局部隐痛不适为主，胃肠症状重叠、反复，病情缠绵，诸治不效者，投用本方，有时可取意外之效，能舒解多年的病痛困扰，故言"舒困"。

如陈老师治韩某，女，62 岁。患者 6 年多来，脘腹部或胸胁部或肩背部反复隐痛，嘈杂不舒，胃纳时呆时振，大便时干时溏，几乎用过所有种类的消化科西药，也服用过多种中药成药及煎剂，但疼痛东走西窜、时重时轻，始终不能停歇。曾行胃肠镜检查多次，可排除胃肠部恶性肿瘤。诊见：患者形体偏瘦，面色萎黄不华，神疲力乏，夜寐欠沉，焦虑多言，气短声怯，大便偏软，纳食一般，晨起时有恶心，嗳气偶作，有时口苦，自诉心窝口（胃脘部）反复隐隐作痛，有时痛及两胁，或胸背隐痛不适，喜温喜按，但重按则痛甚，稍食胃脘胀闷不适，稍饥则嘈杂不舒，舌体瘦小、边偏黯，苔薄微糙，脉细涩。查半年前的胃镜报告，提示慢性非萎缩性胃炎伴糜烂,病理检查提示胃窦慢性重度浅表性胃炎,幽门螺杆菌阴性。肠镜报告提示结肠黏膜未见明显异常。查其他血液检验结果,提示基本正常。病为胃脘痛,此为久病津亏,气滞血瘀,寒热错杂,湿浊未净所致,法当生津散郁,理气活血,寒热并调,和中止痛,拟六合舒困煎加味治之。处方:百合24克,乌药9克,高良姜6克,制香附9克,紫丹参9克,檀香(后下)3克,缩砂仁(后下)6克,延胡索9克,川楝子6克,炒黄连6克,吴茱萸2克,炒白芍15克,炒赤芍15克,生甘草6克,大枣30克。每日1剂。加入清水煎煮2次,上下午各服1次,饭后1小时左右服用。嘱放松情绪,忌饮酒,饮食避免生冷硬腻、烧烤煎炸和过辣过酸过咸。复诊:服完上方7剂后,自觉精神尚佳,大便转实,恶心、嗳气、口苦消失,胃痛时止时作。寒湿已去大半,中焦气血失调,仍以上方为主。药用:百合24克,乌药9克,炒黄连6克,吴茱萸2克,紫丹参9克,檀香(后下)3克,缩砂仁(后下)6克,炒白芍15克,炒赤芍15克,延胡索9克,川楝子6克,玫瑰花6克,路路通15克,生甘草6克,炒酸枣仁30克。7剂。每日1剂,水煎温服。三诊:服上方后,自觉胃脘隐痛明显缓解。守原法,上方再进7剂。四诊:药后胃脘舒适,痛未再作,夜寐较安,纳食转振,舌边仍黯,苔转薄净,脉细涩。继续理气活血,调和脾胃善后。

  陈老师提醒,六合舒困煎可广泛应用于各类消化系统疾病,临证时可根据实际情况对方中的6个"简易名方"以及其中的药物用量作出适当调整,可以模块化拆解整合,以辨别病机为核心,注意病情、症状的变化进行组合,如瘀血阻络不明显,可删丹参饮,如无疼痛症状,可弃用金铃子散,如兼有脾胃气虚,可合用四君子汤,如湿阻苔腻,可合用平胃散等,目的是能够更好地治疗各种病症,提高临床疗效。

(马凤岐 白 钰)

三梗调肠汤

三梗调肠汤是陈老师自订验方。

用药：紫苏梗9克，玉桔梗9克，青蒿梗9克，炒枳壳9克，醋柴胡9克，炒白芍24克，甘草6克，延胡索9克，川楝子6克。

服法：每日1剂，加入适量清水煎，分上午及下午各1次服用。

功能：理气止痛，调肠止泻。

适应证：功能性肠病，如肠易激综合征、功能性腹胀、功能性腹泻、功能性腹痛、功能性肛门直肠痛等。诊见大便溏软或黏液便，日行一二次或多次，或腹泻、便秘交替出现，腹痛，腹胀，肠鸣，或腹部不适与腹泻伴随出现，排便后腹部不适缓解，或肛门下坠感、滞胀感、疼痛感、大便不净感，里急后重，可伴有咽喉异物感，嗳气，恶心，口苦，纳差，胸胁不适，肩背疼痛，焦虑不安，夜寐易醒，抑郁消沉，神疲力乏，心慌心悸，自汗盗汗，面色不华，舌嫩红，苔薄，脉弦。

三梗调肠汤中，桔梗上理肺气，苏梗行气畅中，青蒿梗善清下焦湿浊。三梗同用，调畅上中下气机，为方中主药。炒枳壳、柴胡、白芍和甘草四味取《伤寒论》四逆散之意，起到调和肝脾、疏肝解郁、宣畅气机、缓急止痛的功效。延胡索、川楝子（又名金铃子）合用，为金铃子散，能够理气止痛。明代医家李时珍认为延胡索能和一身上下诸痛，体会"用之中的，妙不可言"。清代医家王子接在《绛雪园古方选注》中谓金铃子散一泄气分之热，一行血分之滞。陈老师在《简易名方临证备要》中指出：金铃子散"对气滞郁热之疼痛，确有良效"。诸药合用，共奏疏和肝脾、理肺调肠之功。

陈老师认为，以腹痛、泄泻为主要临床表现的肠易激综合征等功能性肠病患者，气机失调是主要病机，而气机失调不仅仅局限于肠腑，根据中医学整体观的理论，肺与大肠相表里，肝脾对气机的调节也有重要作用。因此，此类肠易激综合征的气机失调主要涉及的脏腑有肺、肝、脾及胃、肠。在治疗上，陈老师以取类比象的思路，取"梗"类药材多质轻中空能疏通畅达的特点，兼顾上、中、下，疏理气机，同时针对肝脾气郁，气滞致痛的病机关键，合用古方对证治疗，每每能起到药到病除的效果。

三梗调肠汤针对以腹痛、腹泻为主要表现的肠易激综合征等患者，在临证应用时，要根据患者的具体情况灵活化裁，方能起到理想疗效。如陈老师治沈某，男，27岁。主诉：反复大便软烂伴腹痛2年余，近1月来，症状加重。患者2年前曾做肠镜检查，提示未见明显异常。也服用过多种西药，如地衣芽孢杆菌活菌胶囊、匹维溴铵片、蒙脱石散等，症状时现时止，病情反复，精神紧张，情绪波动，顾虑重重。要求服用中药治疗。初诊：2011年

4月19日。诊见：大便溏薄，日行二三次，未夹黏液和血丝。白天腹部时觉隐痛，入夜脐旁两侧及下腹隐痛更重，如厕则腹痛缓解。查体腹部平软，无压痛，未触及肿块。神情焦虑，形体偏瘦，面色不华，夜寐不安，较多噩梦。舌嫩红，苔薄，脉弦滑。西医诊断为肠易激综合征。诊为泄泻，此为情志抑郁，心神不宁，心肺治节失调，影响及肠，肠道气机紊乱，传导不固所致，治当理气机，宁心神。方拟三梗调肠汤加宁心安神之品。处方：紫苏梗10克，玉桔梗10克，青蒿梗10克，炒枳壳10克，醋柴胡10克，炒白芍30克，生甘草10克，延胡索10克，川楝子6克，灵芝30克，远志5克，五味子5克，炒酸枣仁30克，合欢皮15克，夜交藤30克。每日1剂。加入清水煎煮2次，上下午各服用1次，饭后1小时左右服用。7剂。嘱精神放松。复诊：2011年4月26日。上药服完7剂后，腹痛基本消失，夜寐已无噩梦，但大便仍溏软，治守前法续进。处方：紫苏梗10克，玉桔梗10克，青蒿梗10克，炒枳壳10克，醋柴胡10克，炒白芍30克，生甘草10克，延胡索10克，川楝子6克，煨木香10克，煨诃子10克，芡实30克，灵芝30克，五味子5克，合欢皮15克，青龙齿（先煎）30克。每日1剂。水煎温服。7剂。之后，以上方为主，稍作加减，服药半月后，大便转实，日行一二次，心情亦畅。

陈老师提醒，肠易激综合征等患者，除了腹痛、腹泻的主要症状，还要考虑其他发病因素，随证治之，才能获得最佳疗效。如临床常见肠易激综合征患者伴有心神不宁的情况。心神不宁，肺气失宣，又心与小肠，肺与大肠相表里，心肺治节失调，影响及肠，导致肠道气机紊乱，腹痛、腹泻的情况就会加重，可谓是恶性循环。针对这种情况，陈老师在运用三梗调肠汤调理气机的基础上，还会辅以宁心安神法，临证常选灵芝、酸枣仁、合欢皮、远志、五味子、夜交藤、灯心草、茯神、青龙齿、牡蛎、珍珠母、磁石、紫石英、代赭石等。另外，此类肠易激综合征可归属于中医学"泄泻"范畴，根据《黄帝内经》"湿胜则濡泻"，对于肠道湿热较重的患者，陈老师多加用地锦草、败酱草、蒲公英、石榴皮、炒黄连、炒木香、马齿苋、秦皮、白头翁、车前草等清利湿热；对于湿盛脾虚明显者，宜加炒党参、炒白术、炒苍术、炒山药、莲子、芡实、炒薏苡仁、炒白扁豆、茯苓等健脾祛湿；对于风滞而肠鸣明显者，宜加炒防风、陈皮、荆芥、羌活、地肤子等祛风行气。

（白　钰）

滋脾润肠饮

滋脾润肠饮是陈老师自订验方。

用药：黄芪 30 克,生白术 30 克,怀山药 30 克,杏仁 9 克,太子参 30 克,当归 12 克,肉苁蓉 30 克,升麻 9 克,广陈皮 6 克,女贞子 30 克,白扁豆 30 克,厚朴花 6 克。

服法：每日 1 剂,加入适量清水煎,分上午及下午各 1 次服用。

功能：健脾益气,养血润肠。

适应证：便秘。脾虚血亏,气滞肠结证。如老人、小儿便秘,妇女产后便秘,肿瘤病人便秘,外科术后便秘等。诊见大便干结,数日未行,或大便尚软,但排便黏滞不畅,或排便无力,肛门坠胀,大便不净感,腹部胀满,或腹痛隐隐,自觉有气在腹内窜行。兼见面色不华,神疲力乏,纳差,恶心,舌偏胖,苔薄白或薄腻,脉细。

滋脾润肠饮中,可分三组药物,一组是扶脾,黄芪、太子参益气健脾,白术、山药、白扁豆滋养脾阴,白术生用尚有通便作用,升麻升清降浊,合之则补脾气,滋脾阴,升脾气;二组是柔肝,当归柔肝养血,女贞子滋阴养血,肉苁蓉滋精润肠,合之柔肝体,养肝血;三组是行气,杏仁宣肺润肠,陈皮理气和胃,厚朴花行气疏肝,合之行气机,通三焦。诸药相伍,起到滋脾益气、柔肝养血、行气润肠的作用。

便秘一病,是消化系统的常见疾病。便秘作为症状,可出现在各种急慢性疾病之中。便秘即肠道传导功能失调,排便周期延长,或粪便干结,排便困难,或粪质不硬,而排出不畅。《素问·灵兰秘典论》云："大肠者,传导之官,变化出焉。"《灵枢·营卫生会》又云："水谷者,常并居于胃中,成糟粕而俱下于大肠。"显然,糟粕的传导排泄虽在肛肠中进行,但其排便的正常与否与脾胃功能的健全密切相关。陈老师认为,从生理上看,肛肠与脾胃直接相连外,尚与肝相关联。肝脾与肛肠生理相通,功能相系。《素问·六节藏象论》云："脾、胃、大肠、小肠……仓廪之本……通于土气。"《素问·宝命全形论》云："土得木而达。"显然,脾、肠与肝则是土与木的关系,两者生理上可以互助,而病理上可以相克。《脾胃论》提到"大肠、小肠受胃之营气",指出肠道之营养由脾胃化生滋养。《素问·五脏别论》说"魄门亦为五脏使"。《普济方·卷三十九·大便秘涩不通》又说"大肠者,诸气之道路也"。魄门即肛门,指出肛肠的功能受五脏的影响,而肝脾在人体气血生化中占主导地位,是气机运转的关键。肝脾疏泄与运化互用、藏血与统血协调,共同调控全身气血津液运行。气血津液充足,布扬有序,则肠道传导通顺,魄门开合正常。

从病理看,肝脾不和是肛肠功能失常的关键病机。陈老师认为,便秘大致可分为实秘和虚秘,实秘如火热、痰浊、瘀血之结,虚秘如气弱、血亏、津枯之虚。实秘可以攻下通腑,取效较捷;虚秘则宜滋养润肠,见效较缓。对于虚秘,尤要关注肝脾的功能,一是肝脾偏亏,气血不足。脾气虚弱,运化失司,大肠传导无力,如厕努挣而难以排出;肝血不足,津液缺少,肠道干涩失润,大便欲泄而干结难下。一是肝脾不调,气血不畅。清代医家周学海在《读医随笔》中写道:"脾者,升发所由之径;肝者,升降发始之根也。"而缪希雍在《先醒斋医学广笔记》中指出"人身之气不调,则肠胃失其所传输"。今肝脾不和,可直接影响气机运转,致肠腑气机紊乱,肠道传导受阻,而便结难出。

陈老师基于对虚秘主责肝脾虚弱、气血不足和肝脾不和、气血不畅的病机认识,提出益脾气、柔肝血、调气机的治疗大法,滋脾润肠饮正是为此而组方,意在补气养血,调和肝脾,而达润肠通便之效。陈老师体会,对虚秘的治疗,要以滋润为主,久久为功,不可急功近利。《景岳全书》说:"秘结证,凡属老人、虚人、阴脏人及产后、病后、多汗后,或小水过多,或亡血失血、大吐大泻之后,多有病为燥结者,盖此非气血之亏,即津液之耗。凡此之类,皆须详察虚实,不可轻用芒硝、大黄、巴豆、牵牛、芫花、大戟等药,及承气、神芎等剂。虽今日暂得通快,而重虚其虚,以致根本日竭,则明日之结必将更甚,愈无可用药矣。"陈老师对张景岳之说颇为认同。

笔者以此方临证治疗虚秘,如赵某,73岁,男。多发性骨髓瘤病史。使用雷那度胺口服化疗中出现大便不畅,3~4日一行,量少,质地干硬。自觉腹部胀满,偶感腹痛,痛时自觉有气在腹内窜行,神疲,纳差,稍恶心,无呕吐,舌偏胖,苔薄腻,脉弦细。患者脾肾亏虚,气血不足,气机不利,大肠传导不畅。治拟健脾益气,养血和胃,理气润肠。予滋脾润肠饮加味,处方:炙黄芪30克,生白术30克,怀山药30克,杏仁9克,太子参30克,炒当归12克,肉苁蓉30克,炙升麻9克,广陈皮6克,女贞子30克,白扁豆30克,厚朴花6克,姜半夏12克,木香6克。7剂。水煎温服。患者服2剂后大便已解,量偏少,自觉腹痛减轻,矢气多。续服7剂,大便每日1次,量多,大便逐渐变软,腹胀痛均消。

(任 莉 白 钰)

地锦乌白煎

地锦乌白煎是陈老师自订验方。

用药：地锦草 30 克，蒲公英 30 克，乌梅炭 9 克，白及 9 克，仙鹤草 15 克，藕节炭 30 克。

服法：每日 1 剂，加入适量清水煎，分上午及下午各 1 次服用。

功能：清热解毒理肠，化瘀凉血止血。

适应证：热毒损伤，瘀滞肠络诸症如溃疡性结肠炎急性发作期、急性出血性肠炎以及其他消化系统疾病的急性发作期。诊见腹痛明显，泄痢次数增多，下痢赤白脓血，赤多白少，或纯下赤冻，大便黄褐而臭，肛门灼热，小便短赤，烦渴喜冷饮，舌质红，苔薄黄或微腻，脉滑数或浮数。

地锦乌白煎中，地锦草味苦辛、性平，归肝、大肠经，功效清热解毒，凉血止血，《嘉祐本草》称地锦草"主通流血脉，亦可用治气"，说明地锦草还有理血治气之效；蒲公英味苦、性寒，归肝、胃经，功效清热解毒，消肿散结。两者相合，增强清热解毒理肠之效。乌梅功效敛肺涩肠，生津安蛔，炒炭可疗便血、崩漏等血证；白及功效收敛止血，消肿生肌；仙鹤草有收敛止血、止痢解毒之功；藕节炭既能收敛止血，又能消散瘀血，具有止血不留瘀的特点。四药相合，重在止血凉血，化瘀解毒。全方合用，能清热解毒理肠，化瘀凉血止血。

陈老师认为，诸多消化道疾病病因多由饮食所伤、外邪侵袭或者体质因素等，初起病机多为湿热内蕴，气血郁滞，传导失司，阻滞大肠，壅滞气机，蕴热成毒，损膜伤络，故下利赤白脓血；泄痢日久最易伤脾，脾气虚弱，气虚伤阳，久病不愈，土虚木乘，同时气血的慢性耗损渐甚，气虚则行血无力，血虚则血流涩滞难行，则致瘀血化热，焦灼伤津阻络，疾病反复发作。遵循"急则治其标，缓则治其本"原则，并宗叶天士"入血就恐耗血动血，直须凉血散血"之意，针对热毒损伤，瘀滞肠络的病机根本，陈老师将清热解毒和止血化瘀之法有机结合起来，通过清热解毒凉血，清解火热，使血凉则热自清，无法煎熬津液而生瘀；通过消散血中之瘀，可使热毒失于依附，不致与瘀血胶结而难清难解；血得热则行，血凉自可循经，脉络通畅，可止妄行之血。两法合用，共奏清热解毒理肠、凉血化瘀止血之功。本方应用着眼点在于热毒损伤，瘀滞肠络之急性发作期病证。陈老师特别指出，地锦乌白煎中地锦草一味，显得颇为重要，肠道疾病多伴气机失调之弊，而地锦草不仅可以清热解毒，凉血止血，对于治气滞湿阻亦有益处，止泻作用突出，故能起理肠化瘀之效，乌梅炭、藕节炭两味不仅增强了止血功效，更有兼顾阴津滋生之功。

地锦乌白煎针对热毒损伤、瘀滞肠络的病变机制，以清热解毒、化瘀止血为组方依据，药证相符。证之临床,以本方为基础随证灵活化裁,不仅可用于治疗胃肠病证的急性发作期,还可用于内科各个系统以及妇科、男科、外科、皮肤科、五官科等病证的治疗,确实能取得较为满意的效果。如陈老师曾治张某,男,35岁,信息行业。主诉:大便带血及黏冻3周余。患者3周前饮酒吃烧烤后出现大便稀,日行5~6次,腹痛即泻,无明显里急后重,无肛门坠胀,大便中夹血及黏冻,血色暗红,量中等。曾有"溃疡性结肠炎"病史2年余,胃纳尚可,夜寐略晚尚安,小便正常,余无明显不适。舌质黯红,苔薄黄,脉弦滑。既往辅助检查:肠镜示:溃疡性结肠炎。大便常规:红细胞10~15个/高倍镜视野,白细胞3~5个/高倍镜视野。诊断:溃疡性结肠炎(急性期);辨证:湿热蕴肠,热瘀互结,损伤肠络。治法:清热解毒理肠,化瘀凉血止血。地锦乌白煎加味,处方:地锦草30克,蒲公英30克,乌梅炭10克,白及10克,仙鹤草15克,藕节炭30克,槐花炭15克,炒白芍15克,炒防风10克,炒白术15克,炒黄连6克,地榆炭15克,炒木香10克。7剂。每日1剂,水煎,分两次温服。复诊时诉服药后诸症好转,近日大便日行3~4次,欠成形,或夹少许暗红色血液及黏冻,稍有盗汗。舌质淡红,苔薄,脉弦。处方:地锦草30克,蒲公英30克,乌梅炭10克,白及10克,仙鹤草15克,藕节炭30克,炒防风10克,炒白术15克,百合20克,乌药10克,炒白芍15克,瘪桃干15克。7剂。每日1剂,水煎,分两次温服。三诊时:诉大便成形,日行1~2次,盗汗亦除。处方:原方14剂,以资巩固。

  陈老师指出,本方可针对中、下焦出血诸证,只要辨证精当,证属热毒损伤,血热夹有瘀血等,均可应用。同时临床使用,应有所兼顾,如兼夹湿热内蕴,可加炒黄连、炒芍药、白头翁等;兼夹肝郁脾虚,可加炒防风、陈皮、炒白术等;兼夹营阴亏虚,可合增液汤(生地、玄参、麦冬)等。陈老师在临床治疗出血性胃炎、十二指肠溃疡、溃疡性结肠炎、痔疮等出血性消化系统疾病急性发作期时,常以本方增减治之而获效。笔者亦常在陈老师耳濡目染下,运用本方治疗崩漏、功能性子宫出血、急性盆腔炎、慢性盆腔炎急性发作等妇科疾病,亦获得了较好疗效。

(杨益萍 白 钰)

丹桃肝复春

丹桃肝复春是陈老师自订验方。

用药：丹参12克，桃仁9克，茜草9克，泽兰15克，虎杖15克，山茱萸12克，五味子6克，垂盆草30克，白术30克，泽泻12克。

服法：每日1剂，加入适量清水煎，分上午及下午各1次服用。

功能：活血解毒，运脾利水，养阴柔肝。

适应证：慢性肝病，如慢性乙型病毒性肝炎、脂肪肝性肝炎、酒精性肝病、药物性肝炎、自身免疫性肝病、早期肝硬化等，而证属血瘀络阻，毒结湿滞，脾运失健，肝阴不足者。诊见两胁胀痛，脘腹不适，头晕，神疲，力乏，口苦，目糊，善太息或心情烦躁，夜寐欠安，四肢困重或下肢轻度水肿，大便欠畅，肝功能不全，女性则常有月经不调，经色黯、有血块，舌质偏紫黯或有瘀斑，苔薄腻，脉弦细或弦涩。

丹桃肝复春方中，丹参活血养血，化瘀通络，桃仁祛瘀通络，散结柔肝，两药共为君药。茜草凉血止血，祛瘀宽胁，泽兰活血祛瘀，利水消肿；虎杖利湿清热，解毒散瘀，垂盆草利湿退黄，清热解毒。四药合用，辅助君药达到利湿泄浊、祛瘀解毒的功效，共为臣药。山茱萸补益肝肾，五味子生津宁神，二药均有收敛固涩作用，防君臣之品通利太过，且有补益肝肾、养阴补血的作用，有利于柔肝固本。白术健脾益气，泽泻渗湿利水，具有运脾调和作用，也灵活体现了先贤"见肝之病，知肝传脾，当先实脾"的理念。全方共奏活血解毒、运脾利水、养阴柔肝之效。

在陈老师门诊中，不乏慢性肝病患者，比如慢性非酒精性或者酒精性脂肪肝，慢性乙型病毒性肝炎或其他肝炎病毒携带者，免疫性肝病，或者不明原因肝功能异常等。此类患者的病理基础多为浊毒内蕴日久，引起血瘀不畅，湿浊停滞，从而使肝脏疏泄的功能发生异常。陈老师认为，"久病入络"，若患者体内的瘀浊不化，不仅临床症状不易改善，而且实验室指标如肝功能转氨酶等，很难恢复到正常，或者经常在临界值之间反复徘徊。故在治疗时，以活血祛瘀、化浊利湿为主，祛除蕴积体内的瘀浊湿毒，再配合敛阴柔肝、健脾益气以固本。

丹桃肝复春针对慢性肝病患者瘀浊内蕴、肝阴不足的病变机制，以活血祛瘀、养阴柔肝为组方依据，药证相符。临证运用，以本方为基础，随证灵活化裁治疗慢性肝病，确能取得较为满意的疗效。如陈老师治杨某，男，49岁。主诉：时有神疲1月余。神疲力乏，纳食欠佳，肢体困重而运动出汗后缓解，目糊，夜寐欠安，大便欠畅，腰酸。既往有肝多发结节、乙肝病毒感染、甲状腺结节病史。诊查：神倦，形体偏胖，心肺无殊，体温正常，舌黯红,苔薄腻,脉弦细。辨证:瘀浊内结,气阴两亏。治法:活血化瘀,软坚散结,益气养阴。以丹桃肝复春加减治之。处方:丹参12克,桃仁9克,茜草9克,泽兰15克,山茱萸12克,五味子6克,生白术30克,泽泻12克,炒决明子30克,肉苁蓉30克,生黄芪30克,地鳖虫9克,炙鳖甲15克,炙龟甲15克,甘草6克,大枣30克。14剂。药后患者诉,神疲力乏明显改善,纳食转馨,大便偏软。上方去桃仁、大枣、决明子、生白术,加炒白术30克、玫瑰花10克、盐杜仲30克、蛇床子10克。再进14剂。三诊:精神转振,纳便渐调。以上方调治3个月,患者诸症消失。

在临证应用丹桃肝复春时,陈老师提醒,由于此类患者病程日久,长期消耗也比较严重,用药不适合过于峻猛之剂,即使患者瘀象明显,或伴有结节、囊肿之类,采用破血逐瘀之品时要谨慎,如大黄、水蛭、蜈蚣、全蝎等。因患者较多虚瘀夹杂情况,一味攻邪,恐耗伤正气,反而加速疾病进展,确需要攻邪,应密切观察患者情况,以随时调整药物和剂量。由于患者的体质情况和疾病的差异,临证应灵活加味,若兼肝气郁结明显者,可酌加柴胡、郁金、香附等;若胸胁疼痛者,可加赤芍、白芍、徐长卿等;若脘腹胀满者,可加枳壳、八月札、苏木等;若纳呆少食者,可加鸡内金、神曲、麦芽等;若焦虑失眠者,可加焦栀子、柏子仁、酸枣仁等;若平素嗜酒者,可加葛花、枳椇子、薏苡仁等;若血脂偏高者,可加绞股蓝、片姜黄、荷叶等;如表现为阴虚较明显者,可加龟甲、地黄、阿胶等;若表现为肾阳不足者,可酌加淫羊藿、杜仲、益智仁等;脾胃虚弱者,可加党参、山药、茯苓等。陈老师体会,对湿热毒邪留滞的肝功能不全患者,垂盆草既能解毒,又能降酶,其他如田基黄、虎杖、鬼针草、叶下珠、鸡骨柴等可酌情使用。

(白 钰)

金瓜舒胆通

金瓜舒胆通是陈老师自订验方。

用药：郁金9克，瓜蒌皮15克，青皮6克，枳壳9克，生鸡内金15克，金钱草30克，炒白芍24克，甘草6克。

服法：每日1剂，加入适量清水煎，分上午及下午各1次服用。

功能：疏肝理气，利胆导滞，缓急止痛。

适应证：胆囊胆管病，如急慢性胆囊炎、胆囊结石、胆囊息肉、胆囊息肉样病变、胆囊胆固醇结晶、胆囊腺肌病、胆管炎、总胆管结石、肝内胆管结石、胆囊肿瘤、胆结石术后、胰腺炎、胰腺肿瘤等，而证属肝胆气滞，郁结浊滞者。诊见胁肋隐痛或胀满，每因食用油腻食物或情志不畅或劳累时胀痛加重，或痛引肩背，恶心欲呕，胃纳欠佳，或伴有反酸，口苦，胆红素升高，舌质红，苔薄腻，脉弦滑或数。

金瓜舒胆通方中，郁金行气解郁，利胆止痛；青皮疏肝理气，散结导滞；枳壳理气宽中，消胀除满。三药专注疏通肝胆之气机，为君药。生鸡内金消积化坚，行滞护胃；金钱草除湿退黄，利胆排石。二药侧重清化导滞，为臣药。白芍、甘草即芍药甘草汤，陈老师对芍药甘草汤颇为推崇，认为白芍能泻肝，敛阴和营，缓中止痛；甘草除邪热，养阴血，和中焦，能缓肝和脾。两药合之有柔肝和脾、缓急止痛之功，为佐药。陈老师通过长期临床实践体会，瓜蒌皮可疏肝利胆，宽胸降气，能引诸药入胸胁，故为使药。诸药相伍，共奏疏肝导滞、利胆排石、缓急止痛之效。

陈老师通过对胆囊胆管病的病机分析，认为肝胆气滞、气机不畅是本病的病理基础，湿热郁结、邪伏浊滞是本病的病变关键。肝气郁滞，胆失疏泄，胆汁排泄受阻，淤积日久，结聚成石；肝郁日久，郁而化火，火热熏蒸肝胆，煎熬胆汁，亦可浓缩成浊。胆为中精之腑，以通为用，《类证治裁·内景综要》指出"六腑传化不藏，实而不能满，故以通为补焉"。基于对本病病机和辨证的认识，陈老师在考虑其治则思路时，认为应该包括以下四方面：一是以"通""降"为旨，注重于调畅气机；二是肝胆同治，正本清源，重在调肝，以巩固根本；三是利胆排石，以留滞之浊邪得以外出；四是清热除湿，行气止痛。概括之，疏肝理气求根本，利胆排石为先务，缓急止痛求效果。

金瓜舒胆通针对胆囊胆管病患者肝胆气滞、郁结浊滞的病变机制，以疏肝理气、利胆导滞、缓急止痛为组方依据，药证相符。证之临床，以本方为基础方随证灵活化裁治疗多种胆囊、胰腺疾病，确能收获较为满意效果。如陈老师治疗俞某，男，49岁。主诉：恶心欲吐3月余。自诉3月余前出现恶心欲吐，晨起为甚，时有右胁部胀闷不适，劳累时明显，偶有反酸,喉间无痰阻,胃纳一般,夜寐尚安,大便偏软。既往有胆囊结石、肺结节、结肠息肉、慢性胃炎、贲门炎病史。诊查:精神欠振,形体适中,心肺听诊无殊,右胁部无明显叩击痛,舌质偏胖边有齿痕,苔薄黄腻,脉弦。近日于当地医院行腹部B超检查,显示:胆囊壁毛糙,腔内见数枚强光团伴声影,较大1.8厘米,结果提示:胆囊多发结石。辨证:肝郁气滞,湿热内蕴。治法:疏肝利胆,行气止痛。以金瓜舒胆通加减治之。处方:郁金9克,炒鸡内金24克,地耳草30克,青皮6克,瓜蒌皮15克,麸枳壳9克,炒柴胡9克,炒麦冬15克,炒赤芍15克,炒白芍15克,炒白术30克,蒲公英30克,大枣30克,甘草6克。14剂。复诊:右胁胀闷消失,恶心程度较前有所缓解,喉间稍有痰,舌苔转薄。上方去地耳草、炒柴胡、蒲公英,加醋香附9克、白花舌蛇草30克、梅花10克。再进14剂。之后随访,患者上述诸症均明显缓解。

陈老师提醒,采用金瓜舒胆通治疗的相关胆囊疾病,在具体投方用药时,要注意仔细辨证,灵活处方施药。对于胆囊、胆管结石,本方以结石较小的为宜,且排石效果好。对于胆囊结石超于1厘米的患者,则须将金钱草改为炒柴胡,生鸡内金改为炒鸡内金,功能以疏肝利胆为主,不主张强力排石,以防止结石发生嵌顿。上述验案即属此例。另外,青皮可用陈皮代之,或青皮、陈皮同用。若气滞,脘腹胀满明显者,加佛手、制香附、香橼皮等;若瘀血,舌边瘀斑、舌下静脉瘀滞者,加赤芍、莪术、平地木等;若湿热,舌苔黄腻者,加地耳草、茵陈、虎杖等。

(吴黎艳　白　钰)

黄芪五参饮

黄芪五参饮是陈老师自订验方。

用药：黄芪30克，太子参30克，制黄精15克，玄参15克，五味子6克，丹参12克，三七参6克，瓜蒌皮15克，柏子仁15克，降香6克，苦参15克，炙甘草9克。

服法：每日1剂，加入适量清水煎，分上午及下午各1次服用。

功能：益气养阴，化瘀通脉。

适应证：胸痹，如高血压性心脏病、冠脉综合征、冠状动脉粥样硬化性心脏病、心律失常、心脏神经症等，辨证为气阴不足，心脉瘀阻。诊见胸闷胸痛、时作时休、心悸气短、动则益甚，伴神疲力乏，面色黯滞，少气懒言，自汗盗汗，潮热烦躁，失眠多梦，口干咽燥，腰膝酸软，口唇紫黯，舌黯红，或绛红，或淡胖有齿痕，或有瘀斑，或舌下瘀滞，苔薄净，或薄腻，或微糙，脉沉细、涩或结代等。

黄芪五参饮中，黄芪大补元气，太子参益气养阴，两药合用益气固元，同为君药。制黄精滋肾润肺、补脾益气，玄参凉血滋阴、清热降火，五味子宁心安神、益气生津，三者以养阴为主，兼顾益气、清热、敛汗；丹参活血祛瘀、通经止痛、清心除烦，三七活血散瘀通络，降香化瘀宽胸止痛，三者以活血为主，兼顾散瘀、止痛、除烦。以上六味药养阴清热，活血散瘀，共为臣药。瓜蒌皮清热化痰宽胸，苦参清热解郁定悸，柏子仁交通心肾安神，则为佐药。炙甘草益气调中，宁心定悸，为使药。全方共奏益气养阴、化瘀通脉、清心安神之功。较之单纯的清热活血或补气活血治疗胸痹，本方中的黄精、玄参、苦参、五味子、柏子仁等，进一步注重养阴清心的功效。

陈老师通过对胸痹的病机分析，认为胸痹的基本病理变化为本虚标实，本虚为心脾肾气阴两虚，标实为心脉瘀血阻滞，不通则痛。病位以心为主，发病与脾、肾功能失调有关。气虚则血无以生化，血液因之虚少；气虚则推动血液功能减弱，血液因之运行不畅而滞涩；阴虚则心脏失于濡养，不荣则痛；阴虚则生内热，《素问·阴阳应象大论》曰："年四十，而阴气自半也。"随着年纪增长，或热病之后，或房事过劳等，均易耗损真阴。基于对胸痹病机和辨证的认识，陈老师在考虑其治则思路时，认为应包括三个方面，一是益气固元，使得气能生血，气能行血；二是养阴清热，营阴得长，则心脉得以濡润，内热得以平制；三是活血散瘀，以通利血脉，瘀血得疏，通以治痛。所以益气养阴为治本，化瘀通脉为治标，标本同治是陈老师治疗胸痹气阴不足、心脉瘀阻的经验之法。

黄芪五参饮针对胸痹患者气阴不足、心脉瘀阻的病变机制，以益气养阴、化瘀通脉为组方依据，证之临床，以本方为基础随证灵活化裁治疗胸痹，疗效满意。如治张某，男，65

岁。主诉：反复胸闷不适3月，多在活动或劳累后发生，持续数十分钟缓解，时作时休，伴有心悸心慌，乏力明显，夜间盗汗，自觉身热，耳鸣，素体肥胖，长期嗜好烟酒近40年，胃纳可，大便偏干，小便色黄，腰酸，睡眠多梦易醒，舌黯红，苔根白腻，脉沉细结代。心电图可见ST-T改变。行冠脉造影检查提示：右冠状动脉管状病变，最狭窄处60%；前降支近段轻度狭窄30%，中段心肌桥，收缩时压缩80%；回旋支未见明显狭窄。西医诊断：冠状动脉粥样硬化性心脏病，冠状动脉心肌桥。中医诊断：胸痹，辨证：气阴两虚，痰阻内热，心脉瘀阻。治宜益气养阴，化痰清热，活血通脉。以黄芪五参饮加味治之。处方：炙黄芪30克，太子参30克，制黄精15克，玄参15克，五味子6克，柏子仁15克，丹参12克，三七参6克，瓜蒌皮15克，降香6克，苦参15克，炙甘草12克，陈皮10克，生白术30克，茯苓皮12克。7剂。每日1剂，水煎温服。复诊：胸闷好转、乏力、心悸、失眠犹存，上方去制黄精、降香，加酸枣仁15克、炒麦冬12克。14剂。三诊：患者乏力、心悸好转，基本无身热汗出，夜间睡眠有所改善，大便仍偏干，继续前方，去五味子，加火麻仁15克，滋阴补血，润肠通便。患者在西药抗血小板和抗动脉粥样硬化治疗的基础上前后服中药2个月，并嘱患者减少烟酒，随访2个月，自诉症状基本消失。

  本患者乏力明显，劳则伤气，胸闷诱发，故可见气虚；又夜间盗汗，自觉身热、腰酸，腰为肾腑，可见肾阴亏虚，阴虚内热；因又长期嗜酒，体胖，苔根腻，可见早已聚湿成痰，为痰湿体质，痰湿上泛心胸，痰瘀交阻，心脉欠畅。故在气阴两虚的基础上兼见痰湿内阻，所以在黄芪五参饮的基础上加用生白术、茯苓皮、陈皮等化湿祛痰之品。所以在具体处方投药时，要仔细辨证、辨体质、辨证和辨病互相结合，灵活参用。陈老师提醒，本方可根据具体病情适当加味，如兼见眩晕头痛者，加天麻、蔓荆子等；如夜晚盗汗明显者，加稽豆衣、浮小麦等；如入睡困难者，加珍珠母、煅龙骨等；如大便偏干者，加决明子、火麻仁等；如纳食欠香者，加炒鸡内金、神曲等；如手指麻木者，加葛根、豨莶草等；如背冷畏寒者，加薤白、甘松等；如力乏肢软明显者，加红景天、五加皮等；如腰脊酸痛者，加炒杜仲、制狗脊等；如夜尿频多者，加覆盆子、桑螵蛸等。

（许　琳　白　钰）

调中化浊煎

调中化浊煎是陈老师自订验方。

用药：党参 30 克，白术 30 克，茯苓 15 克，决明子 30 克，片姜黄 9 克，炒槐米 9 克，荷叶 9 克，泽泻 9 克，薏苡仁 30 克，绞股蓝 30 克，路路通 15 克。

服法：每日 1 剂，加入适量清水煎，分上午及下午各 1 次服用。

功能：健脾助运，渗湿利水，化浊通络。

适应证：代谢性疾病。主要症状有头脑昏重，面色偏晦黯，神疲力乏，纳食不香，口泛清水，脘腹胀满，形体偏胖，肢体困重，肩酸指麻，大便溏稀或排便不畅，舌淡胖，苔薄腻，脉濡滑等。

调中化浊煎中，党参、白术健脾益气，助运脾湿，共为君药；茯苓利水渗湿健脾，荷叶利湿降浊升阳，绞股蓝清热利湿降浊，泽泻利水泄热化浊，薏苡仁健脾化浊利湿，五药担当渗利化浊重任，为臣药；决明子味苦性微寒，轻泻凉润，能润肠通便，炒槐米清肝泻热，二药能使体内湿浊之邪有出路，共为佐药；片姜黄行气通经，路路通活络利水，此两味偏于辛散，具有良好的推动湿浊运行作用，共为使药。诸药配伍，共奏健脾益气、化湿排浊、清利通便的功效。

陈老师在临证中，经常能遇到此类代谢功能障碍的患者，包括某些脂代谢失调、糖代谢失调的慢性病，比如代谢综合征、脂肪肝、高脂血症、肥胖症、糖尿病、甲状腺疾病等。陈老师指出，此类患者疾病发生、发展的过程中，一直伴随着脾失健运、湿浊内生的病理情况。《素问·至真要大论》曰"诸湿肿满，皆属于脾"。脾主升清，主运化，脾胃功能正常的情况下，体内津液代谢正常，不容易产生湿浊之邪。但由于思虑过重、饮食不节、作息不规律、劳倦、年老体衰等原因，影响到脾的生理功能，就容易引起津液的输布代谢不畅，从而产生湿浊等病理产物。一旦进入这种不良的循环，脾虚和湿盛就可能不断加重，湿浊会影响脾的运化，脾气动力不足也会加剧湿浊的产生，进而发生上述种种病症。在治疗方面，陈老师认为，一方面要健脾益气助运，相当于恢复"发动机"的动力；另一方面，要"清除路障，畅通道路"，就是利湿化浊，这样才能重新恢复整个新陈代谢功能的正常运行，改善临床症状，使各项指标回归正常。

调中化浊煎针对脾气虚弱、湿浊内蕴的代谢性疾病，以健脾益气、化浊利湿为组方依据，药证相符。临证用之，以本方为基础随证灵活化裁治疗代谢性疾病，能降低血脂、血糖，确能取得较为满意的疗效。如陈老师治疗黄某，男，70 岁。主诉：胃脘不适兼力乏 1 月余。患者近来神疲力乏，时有胃脘不适，偶有头晕，夜寐欠安，纳食尚可，二便正常。诊查：疲倦貌，形体偏胖，血脂偏高，体温正常，舌胖大，舌色偏黯，苔薄腻，脉弦细。既往有高脂血症、动脉粥样硬化、慢性萎缩性胃炎病史。诊断为脘痞，辨证：脾胃虚弱，清阳不升，浊阴不降，瘀浊内盛。治法：健脾化湿，升清降浊，活血通络，以调中化浊煎为主。处方：党参 30 克、炒白术 30 克、茯神 15 克、炒决明子 30 克、片姜黄 9 克、荷叶 9 克、炒槐花 9 克、泽泻 9 克、天麻 9 克、姜半夏 9 克、绞股蓝 30 克、丹参 9 克、北秫米（包）30 克、甘草 6 克、三七片 6 克、炒酸枣仁 30 克。7 剂。每日 1 剂，水煎温服。患者服药后，头晕力乏有所好转，胃脘转舒，夜寐转安，大便偏软，舌脉同前。上方去片姜黄、炒槐米、半夏、秫米，加川芎 9 克、葛根 30 克、麸炒白芍 15 克、炒赤芍 15 克，增强升清养血之效。14 剂。患者服药后，症状进一步改善，依前方法继续调治 2 月余，巩固疗效。本案患者寐差，故北秫米代薏苡仁，合姜半夏成半夏秫米汤，既化痰湿，又安心神。

　　陈老师指出，采用调中化浊煎治疗代谢性疾病时，在具体处方用药时，要根据患者情况随证变化，不能生搬硬套。此类患者的临床表现比较多样化，加上患者体质的不同，脾虚和湿浊的情况要通过四诊合参，参考西医学检查指标进行考量，确定辨证主次和治疗的偏重。在具体用药时，如表现为脾虚明显者，可加黄芪、黄精、红景天等；兼有肾阳虚衰者，可加用肉苁蓉、巴戟天、淫羊藿等；若有瘀血与湿浊互结者，可加丹参、三七、赤芍等；若兼痰湿者，可加竹沥半夏、竹茹、蝉蜕等；若兼有肝郁气滞者，可加柴胡、陈皮、枳壳等；若合并高血压病肝阳上亢者，加天麻、钩藤、石决明等；若合并冠心病痰瘀交阻者，加瓜蒌皮、降香、檀香等；若合并腔隙性脑梗死瘀阻脑络者，加川芎、鸡血藤、蜈蚣等；若合并焦虑症心肝火旺者，加栀子、牡丹皮、灯心草等。

（白　钰）

育阴开郁汤

育阴开郁汤是陈老师自订验方。

用药：百合 30 克，炒酸枣仁 30 克，生地黄 15 克，炙龟甲 15 克，青皮 6 克，郁金 9 克，浙贝母 9 克，青龙齿（先煎）30 克，琥珀粉（冲服）6 克，茯苓神 15 克。

服法：每日 1 剂，加入适量清水煎，分上午及临睡前各 1 次服用。

功能：育阴养血，开郁导滞，静摄心神。

适应证：不寐、烦闷、郁证等情志病。诊见心烦易怒，心悸不安，头重头胀，眩晕健忘，口干津少，口苦目涩，面色不华，纳食不香，嗳气，恶心，胸闷胁胀，脘腹痞塞不舒，大便干结，手足心热，舌质红，苔少中裂或薄腻，脉弦细等。

育阴开郁汤中，百合滋阴养液，清心宁神，炒酸枣仁培育营血，养心安神，同为君药。生地养阴生津，兼清郁热，龟甲滋补肝肾，兼潜浮阳，两药助君药增强育阴之力，为臣药；青皮疏肝理气，消积化滞，郁金行气解郁，祛瘀化浊，浙贝母辛散苦泄，开郁散结，化痰解毒，三药起到开郁导滞的作用，亦为臣药。青龙齿益肾精，平肝阳，镇静安神，琥珀粉散瘀结，通脉络，镇惊安神，同为佐药。茯苓神健脾和胃，宁心安神，则是使药。诸药相伍，共奏滋养阴液、培育营血、开通郁结、疏导浊滞、宁心安神之功。

陈老师通过对不寐等情志病的病机分析，认为营阴不足是不寐的病理基础，郁结浊滞是失眠的病变关键，而两者的交会点就是神。神居心宫，神安则入睡，神不安则不能入睡。缺少阴血的濡养，则神不守舍，同样，受到浊滞的扰乱，则神不安宁，不寐遂作。治疗阴虚不寐，《灵枢·邪客》指示要"补其不足，泻其有余，调其虚实，以通其道而去其邪"。对于痰瘀浊邪，"凝滞阻塞道路"之不得眠，清代医家吴澄主张"宜养血以流动乎气，降火疏肝以清痰"（《不居集》）。基于对不寐等情志病病机和辨证的认识，陈老师在考虑其治则思路时，认为应包括四个方面，一是培育阴血，改善营气之不足，以巩固根本；二是清化内生浊邪，祛除扰乱心神之因素；三是宣解郁结，疏通脉道，使留滞之浊畅流外出；四是安心宫，宁心神。概括之，育阴养血，开郁导滞，静摄心神。育阴求根本，开郁为先务，育阴开郁应是治疗不寐等情志病的大法。

育阴开郁汤针对不寐等情志病患者营阴不足、郁结浊滞的病变机制，以育阴开郁法为组方依据，药证相符。证之临床，以本方为基础随证灵活化裁治疗不寐，确能取得较为满意的疗效。如陈老师治沈某，女，23 岁。2000 年 6 月 22 日就诊。主诉：失眠 2 月余，加重 1 周。1 年前因彻夜难寐而不能正常工作，经精神科医生诊断为精神分裂症，曾在某专科医院住院治疗。近来入睡困难，心情焦虑，常辗转反侧，即使勉强入睡，亦梦多易惊醒，每晚服用地西泮后仅睡五六小时,常服安神类中成药,疗效并不显著。自言妇科检查是幼稚子宫,不能生育,自责叹气。兼有心烦易怒,手足心热,神疲乏力,腰背酸痛,记忆力不佳,口干,食欲不振,大便不实,经前两乳略胀不适。诊查:倦容貌,形体稍胖,心肺无殊,体温正常,舌质嫩红,苔微糙根薄腻,脉象弦细略数。辨证:肝肾不足,阴虚火旺,胃气失和,郁火上扰,心神不宁。治法:育阴柔肝,开郁和中,宁心安神。以育阴开郁汤加味治之。处方:百合30克,炒酸枣仁30克,生地15克,龟甲15克,辰麦冬15克,当归9克,青皮6克,苏梗9克,郁金9克,浙贝母9克,青龙齿(先煎)30克,琥珀粉(冲服)6克,茯苓神15克。7剂。复诊:睡眠时间延长,精神振作,仍有手足心热,苔转薄腻。上方去辰麦冬、当归、浙贝母、苏梗,加柴胡9克、青蒿9克、淮小麦30克、炙甘草9克。7剂。三诊:失眠大有改善,手足心热已不明显,再进7剂,并尝试停用地西泮。以基本方为主,前后服药42剂,诸症若失。1年后随访,睡眠基本正常。

陈老师提醒,采用育阴开郁汤治疗失眠症或以失眠为主的相关情志病,在具体处方投药时,要注意仔细辨证,灵活施治。由于患者体质有一定差异,加上引起失眠的因素多样化,营阴不足、郁结浊滞虽是情志病的主要病理变化,但阴分亏损较多,抑或浊滞更为明显,需通过临床辨证,确定偏盛偏衰。即使是营阴不足,也有五脏阴亏侧重的不同,如表现为心血虚者,宜加淮小麦、大枣、柏子仁、甘草等;肺阴虚者,宜加北沙参、麦冬、玉竹、五味子等;脾血虚者,宜加怀山药、龙眼、白扁豆、黄精等;肝阴虚者,宜加阿胶、当归、白芍、夜交藤等;肾阴虚者,宜加枸杞子、山茱萸、墨旱莲、远志等。陈老师强调,失眠等情志病,所愿不遂,情志过极是重要诱因,所以在服药的同时,注意患者的心理疏导也很重要。

(白　钰)

开心益智饮

开心益智饮是陈老师自订验方。

用药：太子参 30 克，柏子仁 30 克，菟丝子 30 克，远志 6 克，茯苓 15 克，石菖蒲 15 克，巴戟天 15 克，甘草 6 克。

服法：每日 1 剂，加入适量清水煎。分上午及下午各 1 次服用。

功能：养心开窍，健脾化痰，补肾益智。

适应证：健忘，痴呆。临床表现为遇事好忘，记忆力下降，思维迟钝，性情改变，情绪波动，伴失眠，头晕，耳鸣，懈惰思卧，齿枯发焦，腰酸骨软，神疲乏力，舌质淡胖，苔薄腻，脉沉细弱。

开心益智饮整合了古方开心散与天丝饮，加柏子仁、甘草组方。"开心散"出自唐代孙思邈《备急千金要方》，药用远志、人参、茯苓和石菖蒲，为"主好忘方"，具有养心安神、健脾化痰、开窍强记的功效。其中石菖蒲的益智强记之效，陈老师颇为推崇。《神农本草经》谓石菖蒲"久服轻身，不忘，不迷惑，延年"，《名医别录》谓其"益心智，高志不老"，《日华子诸家本草》谓其可治"多忘"，《本草纲目》谓其"开心孔，通九窍，久服不忘不惑"，《遵生八笺》谓其"能开智慧，添神明"等，历代本草文献记载也颇为一致。陈老师指出："石菖蒲配人参，可开心孔，益心气；石菖蒲配远志，可化痰浊，宁心神；石菖蒲配茯苓，可通神窍，健中州。"(《中医治疗健忘理法方药精要》)"天丝饮"则出自清代陈士铎《辨证录》，药用巴戟天和菟丝子，功能补肾精，益智慧，原书载有服"十剂即不忘"之效。开心益智饮用太子参代替人参，补脾益气生津，药性平和，可以久服。柏子仁不仅养心补肾，尚有交通心肾的作用，亦能治忘；甘草既益气强记，又调和诸药。诸药相伍，共奏交通心肾、健脾化痰、开窍强记之功。

陈老师认为记忆与人的心肾两脏密切相关，同样心肾失调，则可引发健忘，正如《素问·灵兰秘典论》所云"心者，君主之官也，神明出焉"。《灵枢·本神》谓"肾藏精，精舍志""两精相搏谓之神"。陈老师根据文献记载，结合临床实践，总结出健忘、痴呆的基本病机是以心脾肾为主轴的脏腑功能不足，表现为心脾不足和心肾不交，加上痰浊上扰，心窍不利。治疗大法以补益心肾、化痰开窍为主。又因人的情志活动由五脏所摄，忧、思、怒、恐、惊五志与肺、脾、肝、肾、心五脏相通，其中心又是主宰，"五志惟心所使"，所以健忘、痴呆又与情志失调相伴相随。故陈老师所拟开心益智饮汲取了古代先贤治疗健忘、痴呆经典名方的精华，加上经验用药而成。全方以补为主，补中兼泻，同时兼顾标本，化痰开窍，配伍严谨，也是治疗心气不足，肾精偏亏，脾虚痰滞，神志不宁引发的焦虑、失眠、抑郁等情志性疾病的有效方剂。

陈老师提醒,采用开心益智饮治疗健忘为主的相关神志病,需灵活变通,重在辨证。如健忘偏重于心脾不足,见神疲力乏,倦怠嗜卧,自汗,大便偏溏,面唇不华,舌淡或淡胖,脉沉细等症状,加酌黄芪、白术、山药、龙眼、黄精等;若偏重于肾精亏虚,见腰酸腿软,耳鸣,耳聋,小便清长,夜尿频多,舌嫩红或舌淡,苔薄白,脉弱或无力等症状,可酌加龟甲、天冬、熟地黄、淫羊藿、枸杞子等;若偏重于痰浊扰心,见表情淡漠,神情呆滞,口多黏涎,头昏且重,面色浊滞,舌苔厚腻,脉滑等症状,可酌加半夏、竹茹、白芥子、陈皮、苍术等;若偏重于瘀阻脑络,见头痛,口唇紫黯,舌下脉络瘀涨青紫,脉沉弦细等症状,可酌加桃仁、地鳖虫、川芎、水蛭、豨莶草等;若偏重于阴虚阳亢,见烦躁不安或急躁易怒,面红,头晕目眩,口苦,咽干,肢体振颤,舌质绛少津,苔黄,脉弦或细数等症状,可酌加白芍、决明子、石斛、天麻、玄参等;若偏重于肝郁气滞,见焦虑不安,善太息,夜寐易醒,胸胁胀痛,乳房胀痛,全身隐痛走窜不定,舌苔薄白或薄黄,脉弦等症状,可酌加炒柴胡、炒枳壳、延胡索、佛手、灵芝等。如曾治王某,男,82岁。就诊时家属代述其近年来记忆力逐年下降明显,"转身即忘",情绪波动,性格改变,行为异常,疑心较重,经常担心家中失窃,甚则打报警电话,家人尴尬无奈。患者有一定智力障碍,反应迟钝,言语表达欠清,词不达意。核磁共振检查示脑萎缩。西医诊断:老年痴呆阿尔茨海默型,脑萎缩。多方求治效果甚微,经人介绍来诊。家属代述其时常头晕头痛,失眠健忘,有时幻觉错语,脱发明显,须发皆白,颜面及手部可见较多老年斑,面色欠华,夜寐欠安,排便欠畅,舌质紫黯,苔白微腻,脉沉。中医诊断:痴呆,辨证痰瘀阻窍,肾精亏虚,心神失养。治以补肾养心,填精益髓,佐以化痰祛瘀通络。方以开心益智饮加味。药用:太子参30克,柏子仁30克,菟丝子30克,远志6克,茯苓15克,石菖蒲15克,巴戟天15克,姜竹茹10克,陈皮10克,苍术15克,桃仁10克,地鳖虫10克,川芎10克,甘草6克。14剂。水煎,每日1剂,早晚温服。复诊时语言表达较前清楚,夜寐转安,情绪渐趋稳定。舌质黯,苔薄腻,脉沉细。前方加龟甲12克。14剂。疑心明显减轻,面色转华,精神可,纳寐便如常。适逢冬令时节,以前方为基础,开具补益心肾、化痰开窍的膏方1料。后见精神状态尚可。陈老师认为,本病其病位在脑,根在心肾,病机关键为心肾不足,脑髓亏虚,瘀血阻滞,痰浊壅塞,清窍不利,心神失养。治宜扶正为主,兼以祛邪,故以补益心肾为主,辅以化痰开窍。

(白　钰　王恒苍)

滋精颐和康

滋精颐和康是陈老师自订验方。

用药：制玉竹 15 克，制黄精 15 克，天冬 15 克，麦冬 15 克，川芎 9 克，三七片 6 克，牛膝 9 克，全蝎 6 克。

服法：每日 1 剂，加入适量清水煎，分上午及下午各 1 次服用。

功能：滋精养阴，化瘀通络。

适应证：慢性头脑病，如腔隙性脑梗死、中风后遗症、神经性头痛、后循环缺血性眩晕、椎动脉供血不足、梅尼埃病、帕金森病、小脑共济失调、老年认知功能障碍、老年抑郁症、阿尔茨海默病等，而证属阴精亏虚，肝肾不足，血瘀络阻者。诊见头晕目眩，目胀耳鸣，头部隐痛，记忆减退，言语含糊，或肢体不利，口角歪斜，时有胸闷气短，神疲力乏，舌质黯红，苔薄或微糙，脉沉涩。

滋精颐和康方中，玉竹和黄精性味甘平，质地柔润，两者性质平和，久服无妨。玉竹滋养气血，平补肺胃，黄精补脾益气，润心滋精，前贤有"玉竹可代参地，黄精可代参芪"之说。天冬和麦冬味甘微寒，均补肺阴，细分有所侧重，天冬兼补肾，麦冬兼清心，《本草蒙筌》载"天门冬复走足少阴肾，屡屡滋肾助元""麦门冬兼行手少阴心，每每清心降火"。陈老师认为，天冬重滋肝肾，麦冬主养心肺。四药叠加，能滋养五脏阴精，补益脾胃气血，上润心肺，中养脾胃，下滋肝肾，具有良好的滋养阴精之效。川芎、三七和牛膝三味，功擅活血化瘀。川芎趋上，活血养血，祛风止痛；三七走中，化瘀止血，活血通窍；牛膝引下，活血散瘀，补肾壮筋。全蝎则祛风止痉，善于通络。诸药相伍，共奏补肾滋肝、育阴潜阳、活血化瘀、祛风通络之功。

陈老师通过长期的临床观察发现，慢性头脑疾病可归属中医眩晕、头痛、健忘、震颤等病证，总体病机是虚实夹杂，虚以阴精亏虚为主，间或气血不足，阳气偏衰等，实以瘀血阻络为主，或兼痰浊、火毒、风湿等。病位虽在头脑，病理牵涉五脏，尤以心、肝、肾与头脑关系密切，心主神明，心失所养，则神明失用；肝为风木之脏，肝失所养，则肝风内动；肾主精生髓通脑，肾失所养，则脑髓受损。治疗脑病眩晕，《临证指南医案》就提到与肝脏精血不足有关，强调滋阴涵木："肝为风脏，因精血衰耗，水不涵木，木少滋荣，故肝阳偏亢，内风时起。治以滋阴息风，濡养营络，补阴潜阳。"基于对慢性头脑病虚瘀夹杂的病机认识，陈老师在考虑其治则思路时，认为一是要补虚，滋养肝肾，填精益髓，以固机体之根本；二是要祛瘀，化瘀通络，祛风开窍，以消内生之浊邪。

滋精颐和康针对慢性头脑病患者阴精不足，肝肾亏虚，虚风内动，瘀血阻络之病变机制,以补肾滋肝、育阴潜阳、祛风通络、活血化瘀法为组方依据,药证相符。证之临床,以本方为基础随证灵活化裁治疗脑病,确能取得较为满意之疗效。如陈老师治张某,女,68岁。2023年2月28日初诊。主诉:头晕伴四肢不利3月余。自诉3月前因头晕不适,伴有四肢不利,经神经内科医生诊断为短暂性脑缺血发作,曾在当地医院住院治疗。自言3月来常有头晕不适,口咽干燥,易发呛咳,咳吐白痰,偶有胸闷气短,胃纳一般,夜寐尚安,夜尿尚可。既往有高血压病史。诊查:倦容貌,形体适中,右侧面肌痉挛,口腔鼓气稍漏气,右侧眼裂稍增宽,四肢肌张力Ⅴ级,舌质偏黯、舌体胖大中裂,苔薄微糙,脉沉缓。曾于当地医院行头颅CT检查,显示:脑部多发腔隙性脑梗死;颈部CTA检查显示:颈动脉斑块形成。辨证:肝肾阴虚,髓海不足,瘀血阻络。治法:补肾滋肝,祛风通络,活血化瘀。以滋精颐和康加味治之。处方:制玉竹15克,制黄精15克,天麦15克,麦冬15克,川芎9克,三七片6克,川牛膝10克,全蝎6克,丹参9克,僵蚕9克,白附子6克,柏子仁30克,地鳖虫9克,天麻9克,红景天15克。14剂。水煎温服。复诊:患者头晕不适较前有所减轻,胸闷气促明显改善,力气较前好转。上方去全蝎、白附子、柏子仁、地鳖虫、天麻,加蜈蚣1条,女贞子30克,墨旱莲30克,再进14剂。之后门诊一直随访,头晕、胸闷症状基本消失。

陈老师提醒,采用滋精颐和康治疗眩晕等相关头脑疾病时,在具体处方施药时,需要详细辨证。由于患者体质因素,以及合并其他疾病的多样化,髓海不足,肝肾亏虚,虚风内动,瘀血阻络是其主要病机,但虚瘀夹杂又有所不同,需通过临床仔细辨证,以定偏盛或偏衰。如心阴亏较甚时,宜加用百合、五味子、柏子仁等;肝血亏较甚时,宜加用熟地黄、当归、阿胶等;肾精亏较甚时,宜加用山茱萸、菟丝子、沙苑子等;脑络瘀阻较甚时,宜加用蜈蚣、地鳖虫、豨莶草等;痰浊留滞较甚时,宜加用竹沥半夏、地龙、胆南星等;肝阳上亢明显时,宜加天麻、钩藤、川楝子等。

(吴黎艳　白　钰)

归肾理血汤

归肾理血汤是陈老师自订验方。

用药：生地黄 15 克，熟地黄 15 克，当归 12 克，甘草 6 克，杜仲 30 克，鳖甲 15 克，薜荔果 15 克，菝葜 9 克，地鳖虫 9 克，肉桂 3 克。

服法：每日 1 剂，加入适量清水煎，分上午及下午各 1 次服用。

功能：补肾填精，养血活血，解毒通络。

适应证：老年下焦病，如前列腺增生、盆底疾病、肾结石、尿路结石、肾肿瘤、膀胱肿瘤、慢性尿路感染、妇科肿瘤、结肠息肉、直肠黏膜脱垂症、腰椎间盘突出症、膝骨性关节炎、足跟痛等，而证属肾精不足，下焦气化乏力，瘀滞浊结者。常见症状如夜尿频多，或尿频尿急，腹胀不适，大便溏软或排便不畅，兼见有头晕耳鸣，神疲力乏，睡眠不佳，腰膝酸软，手足怕冷，舌黯红或有裂纹，苔薄白，脉细涩等。

归肾理血汤中，生地黄、熟地黄、当归为君药，补肾填精，养血补血。杜仲、薜荔果、鳖甲为臣药，杜仲补肝肾，强筋骨，壮腰膝；薜荔果补肾精，固肾气，化瘀血；鳖甲滋肾阴，潜浮阳，软坚积。此三药起到补益肝肾、填精固本、化瘀散结的作用。菝葜利湿化浊，祛风除痹，解毒散瘀；地鳖虫破血逐瘀，祛浊导滞，搜邪通络，共为佐药。肉桂温经助阳，引火归元；甘草甘缓护胃，调和诸药，二者为使药。全方共奏养血滋阴、填精益肾、祛浊散结、活血通络、引火归元的功效。

陈老师在临床治疗老年病时发现，不少患者由于下焦亏虚而致病。根据中医学对老年人的生理规律认识，结合临证经验，陈老师总结出此类老年患者的病理基础，为肾精亏虚，阴阳渐衰，由于"本虚"，气血津液运行发生障碍，从而导致瘀结浊滞丛生。正如朱丹溪在《养老论》中指出："人生至六十、七十以后，精血俱耗。"此类患者有两个特点，一方面年事较高，身体整体状况欠佳，正气不足明显。第二方面，患病日久，病程较长，多方求治，中西药迭进，虚实夹杂，辨证较为复杂。根据上述两方面，陈老师在治疗时考虑，若一味补虚，恐虚不受补，或助邪留恋；若只顾攻邪，则容易累伤正气，陷入正更虚而邪未除的不利境地。因此，在注重补益精血，益肾固本的同时，适当活血通络，解毒祛浊，助益正气主导排邪，去除瘀浊而能生新，使祛邪和扶正之间形成正向反馈的作用，从而使病机复杂的老年患者在治疗期间走向良性循环的道路。笔者体会，归肾理血汤中，除甘温补精血、凉苦散瘀浊药物外，用少量肉桂是一招妙棋，因肉桂能温补肾阳，温通经脉，"少火生气"，增强下焦气化力量，帮助输布水液，排泄浊邪，并有助肾中阴阳协调，下焦水火既济，引导"壮火"、浮阳回归本原。

归肾理血汤在治疗老年下焦疾病时,把握精血亏虚、瘀浊阻络这一虚实夹杂的基本病机,以益肾理血通络为组方依据,根据患者病情多变的临床表现,灵活化裁,确实能收到较为满意的疗效。如陈老师曾治李某,男,80岁。主诉夜尿频多,近1月来夜尿多达10次,影响睡眠,神疲力乏,腰脊酸楚。原有前列腺增生病史,泌尿外科医师建议其手术治疗。患者惧怕手术,现口服保列治片。曾因外伤致右侧髋关节损伤,近臀腿部隐痛不适,走路跛行。外院检查胃肠镜示:慢性浅表性胃炎,直肠、结肠未见明显异常。胃纳可,大便偶不畅,易腹胀,舌质胖大黯红,苔薄白腻,脉弦。西医诊断:前列腺增生。中医诊断:尿频。辨证肝肾不足,瘀浊留滞,治以补益肝肾,化瘀祛浊。以归肾理血汤加味治之。处方:熟地黄15克,生地黄15克,炒当归12克,山茱萸12克,炒杜仲30克,炙鳖甲(先煎)15克,薜荔果15克,菝葜9克,地鳖虫9克,桑螵蛸9克,覆盆子30克,五味子6克,怀牛膝15克,生甘草6克,肉桂3克。14剂。每日1剂,清水煎煮,分2次服用。复诊:患者服药后,夜尿次数减少,睡眠较前安稳,腰臀酸痛缓解。依上方为主调治2月余,患者夜尿3次左右,诸症明显好转。

陈老师指出,在采用归肾理血汤治疗老年下焦病时,要注意仔细辨证。老年患者由于病程长、症状多,在纷繁复杂的临床表现中,要能抓住主要症状,并仔细辨证,处方用药时要灵活变通。由于老年病患者的情况比较复杂,基础疾病也比较多,虚实夹杂的情况也有不同,或者虚多邪少,或者邪盛正亦虚。扶正全面考虑脏腑阴阳,祛邪不忘痰浊瘀滞,在具体选择用药方面,宜用温和之品,不宜过多峻补或猛攻之类。如兼有脾胃虚弱者,宜加太子参、黄芪、山药等;肝肾阳虚明显者,宜加巴戟天、锁阳、肉苁蓉等;阴虚内热者,宜加炒知母、地骨皮、旱莲草等;若有气滞食积者,可配木香、鸡内金、沉香曲等;兼有痰浊阻隔者,可配瓜蒌、陈皮、杏仁等。

(白　钰)

仙母更年安

仙母更年安是陈老师自订验方。

用药：淫羊藿18克，仙茅9克，炒知母9克，炒黄柏9克，生葛根30克，潼蒺藜15克，白蒺藜9克，菊花9克，枸杞子15克。

服法：每日1剂，加入适量清水煎，分上午及下午各1次服用。

功能：温肾助阳，滋阴益精，疏肝解郁。

适应证：围绝经期综合征，卵巢早衰。诊见烘热汗出，潮热面红，烦躁易怒，头晕目糊，心悸心慌，夜寐不安，神疲力乏，腰背冷痛，月经紊乱，情绪不宁，乍寒乍热。舌淡胖，苔薄，脉弦细。

仙母更年安方中，可分为几组药对，第一组是"两仙"即淫羊藿（仙灵脾）和仙茅，均能补肾壮阳，淫羊藿尚能强筋骨，仙茅兼有暖脾胃；第二组是"柏母"，即知母和黄柏，均能滋阴清热，知母尚能降火，黄柏兼具燥湿。"两仙"壮肾之阳，"柏母"主肾之阴，两者一阴一阳，共为君药。第三组"潼白"，即潼蒺藜和白蒺藜，潼蒺藜温肾益精，白蒺藜疏肝散郁；第四组是"杞菊"，即枸杞子和菊花，枸杞子滋补肝肾，菊花清热平肝。"潼白"一收一散，"杞菊"一补一清，两者同为臣药。葛根具有清热生津、升阳舒筋等综合功效，现代药理学研究发现其具有类似雌激素的作用，为佐使药。方中温阳和滋阴同用，再配合清通之品，共奏双补、调节阴阳之效。

陈老师通过长期临床观察，对女性围绝经期综合征患者的基本病机认为是以肾虚为主。《素问·上古天真论》曰："女子七岁肾气盛，齿更发长；二七而天癸至，任脉通，太冲脉盛，月事以时下，故有子……七七任脉虚，太冲脉衰少，天癸竭，地道不通，故形坏而无子也。"女性在绝经前后，肾气渐衰，天癸渐竭，冲任二脉虚衰，月经将断而绝经。肾藏元阴而寓元阳，阴损及阳或阳损及阴，真阴真阳不足，不能濡养、温煦脏腑或激发、推动机体的正常生理活动而导致诸症丛生。陈老师认为，女子从六七到七七，是卵巢早衰期走向更年期，随着年岁的增长，天癸的减少，人体衰老在所难免，肾之阴精和阳气自然亏损。在肾之阴阳亏损的过程中，我们更要关注其肾之阴阳的失衡，阴虚而成内热，阳亏而生浮火，阴阳失调，水火不济，气血不畅，营卫失和，而现潮热汗出等症。因此，治疗时除补肾阳、滋肾阴以外，要特别重视肾之阴阳的协调平衡，燮理阴阳，调和致平。同时考虑虚热、肝郁等情况，注意疏肝清热，以顾周全。

仙母更年安针对肾阴阳虚而失调的围绝经期综合征患者，以补阳滋阴法为组方依据，药证合拍。临床应用，确能取得满意疗效。如陈老师治周某，女，52岁。主诉：神疲乏力

3月余。患者停经6月余,近3月来,神疲乏力,烘热汗出,大便偏软不净感,纳食一般,夜寐不安,时有心烦,情绪波动,目糊干涩,上肢发麻。既往有甲状腺结节、乳腺结节病史。诊查:倦容貌,形体中等,腹部平软,心肺无殊,舌胖大嫩红,苔薄腻,脉细。辨证:肝肾不足,阴阳失调,气郁扰神。治法:补肾疏肝,调补阴阳,解郁宁神。仙母更年安加味,处方:淫羊藿18克,仙茅9克,炒知母9克,炒黄柏9克,生葛根30克,杭菊花9克,枸杞子15克,潼蒺藜15克,白蒺藜9克,桑枝15克,炒山药30克,五味子6克,菟丝子30克,巴戟天15克,炒酸枣仁30克。7剂。每日1剂,清水煎煮,分上午及晚上2次温服。患者服药后精神转振,潮热汗出缓解。上方再进7剂。患者药后症状进一步改善,后以仙母更年安为主增损调治1月余,诸症悉平。

  陈老师指出,采用仙母更年安治疗围绝经期综合征或类似病证时,要注意仔细辨证,灵活施治。由于患者的个体差异性比较大,更年期的症状也比较纷繁复杂,绝经前后阴阳虚衰的偏颇程度不一样,且常常兼夹气郁、血虚、痰湿等复杂病机,需要通过四诊合参的推敲,来确定方药的主攻方向。若肾阳虚衰明显,可加巴戟天、菟丝子、胡芦巴、鹿角片等;若肾阴不足明显,可加龟甲、山茱萸、墨旱莲、女贞子等;若形体肥胖,痰湿体质者,可加茯苓、泽泻、苍术、石菖蒲等;若兼血虚血瘀者,可加当归、熟地黄、红花、益母草等;若兼脾胃虚弱者,可加党参、茯苓、炒白术、山药等;若兼心神不宁失眠,可加五味子、酸枣仁、合欢皮、柏子仁等;若兼腰脊膝腿酸软,可加杜仲、制狗脊、续断、怀牛膝等;若兼咽喉痰滞不适者,可加苏叶、竹沥半夏、蝉蜕、木蝴蝶等。

(白 钰)

平顺资生宝

平顺资生宝是陈老师自订验方。

用药：桑叶 6 克，蝉蜕 3 克，天麻 6 克，钩藤（后下）6 克，太子参 15 克，炒白术 15 克，炒谷芽 15 克，炒麦芽 15 克，炙甘草 3 克，大枣 15 克。

服法：每日 1 剂，加入适量清水煎，分上午及下午各 1 次服用。

功能：平肝定惊，健脾益气，消积和胃。

适应证：儿童多动症、小儿惊厥、易感儿、儿童消化不良、小儿厌食症而证属肝阳偏亢，脾胃虚弱，食积痰滞者。诊见小儿长期厌食，脘腹胀满，恶心呕吐，易发泄泻，形体消瘦或虚胖，或见四肢消瘦，腹部膨隆，面色少华，或容易感冒，感冒后反复咳嗽，或容易发热，惊厥，常伴有多动不安，注意力涣散，夜寐惊醒，烦躁不安，舌质淡红，苔薄白，指纹淡紫，或脉细数。

平顺资生宝方中，桑叶疏风清热，清肝明目，蝉蜕凉肝息风，定惊止痉，两药清宣凉润，同为君药；天麻、钩藤息风止痉，平肝潜阳，助君药增强平肝定惊之力，共为臣药；太子参补气健脾生津，炒白术健脾燥湿助运，炒谷芽、炒麦芽消食和中，健脾开胃，四药共起健脾和胃、消食导滞之效，均为佐药；炙甘草、大枣甘味护中，调和诸药，则为使药。诸药相伍，共奏平肝定惊、健脾益气、消积和胃之功。

陈老师通过对儿童多动症、小儿厌食症等儿科疾病的病机分析，认为肝常有余、脾常不足是其基本病理。小儿"肝常有余"，肝阳偏亢，肝火上炎，肝风内动，易使患儿多动不安，注意力不易集中，出现惊厥，夜寐不安，说梦话，咬牙齿等。"脾常不足"，乳食不当，过饥过饱，内伤脾胃，脾胃虚弱，脾失健运，运化失调，水谷留滞，聚湿成痰，则消化不良，纳食不香，容易挑食，面色不华，容易感冒、咳嗽，盗汗等。《血证论》提出"木之性主于疏泄，食气入胃，必赖肝木之气以疏泄之，而水谷乃化"。对于小儿肝常有余，首先得平顺肝阳，调达肝气。《素问·太阴阳明论》云："脾者土也，治中央，常以四时长四脏。"脾属土，居四方之中，一年四时之气的生、长、收、藏皆得到"土"的滋养。对人体而言，其他四脏心肝脾肾之火、木、金、水也都得到脾土的助益。五行之中脾土最为重要，故中医称脾胃为"后天之本"，是生化气血的源泉。明代医家张景岳在《景岳全书》中指出："能治脾胃，而使食进胃强，即所以安五脏。"《幼科发挥》强调对小儿疾患应"以治病为主，慎勿犯其胃气"。所以脾胃在儿童生长发育过程中地位独特，保护脾胃，强壮脾胃非常重要。对于小儿脾常不足，用药上不可过于峻猛，要避免滋补碍胃，时时注意顾护脾胃之气。基于对儿童多动症、小儿厌食症等的病机和辨证认识，陈老师在考虑其治则思路时，认为应包括以下三方面，一是平顺肝阳,调达肝气,以合乎小儿病理之特性;二是健脾益气,助其运化,以发挥小儿脾胃之潜力;三是消食开胃,调和致平,以顾护小儿脏腑之娇嫩。概括之,平肝定惊,健脾益气,消积和胃。

平顺资生宝针对小儿疾病患者肝常有余,脾常不足的病变机制,以平肝定惊、健脾益气、消积和胃为组方依据,药证相符。证之临床,以本方为基础方随证灵活化裁治疗相关儿科病,确能收得较满意之疗效。如陈老师治疗孙某,男,9岁。主诉:厌食半年余。患者家属诉半年前患者出现不思饮食,胃纳不香,动则汗出,矢气频繁,夜寐不宁,寐时易惊醒,大便尚成形。诊查:形体消瘦,身高142厘米,体重29千克,面色欠华,心肺无殊,舌质淡红,苔薄白,脉细数。辨证:脾胃虚弱,肝阳偏亢。治法:平肝潜阳,健脾益气,消积开胃。以平顺资生宝加味治之。处方:桑叶6克,蝉蜕3克,天麻6克,钩藤(后下)6克,太子参15克,茯苓15克,炒白术15克,炒谷芽15克,炒麦芽15克,神曲15克,防风6克,炙甘草3克,红枣15克。7剂。每日1剂,水煎温服。复诊:患者胃纳较前好转,出汗程度缓解,面色仍欠华,舌嫩红,苔薄,脉弦细。上方去桑叶、蝉蜕、钩藤、防风,加陈皮6克、炒鸡内金15克、炒白芍12克、生姜2克、蜜桂枝3克。再进14剂。之后随访,患儿厌食症状明显改善,夜寐转安。

陈老师提醒,采用平顺资生宝治疗小儿肝常有余、脾常不足为主的儿科疾病,在具体临证施药时,仍需仔细辨证,灵活施治。小儿为"稚阴稚阳"之体,既要重视维护胃阴,也要注意温运脾阳,使脾升胃降相得益彰,则更易恢复胃气。陈老师强调,儿科用药必须温和平妥轻灵,药味口感要好,一般小儿不愿服药,良好的中药口感可提高患儿服用中药的依从性。即使是益气健脾,也要避免滥补。若过用峻补滋腻之品,可使胃气呆滞,甚至胃纳不开,反见腹胀欲呕。另外,平肝潜阳之品,一般不用矿石类重镇之物,而取桑叶、蝉衣清降肝火,天麻、钩藤平潜肝阳,药性凉而不寒,清中有润,既平肝又柔肝,药力和缓。肝木和顺,脾土健运,肝脾调和,则气血流畅,生化无穷。

(吴黎艳　白　钰)

八味过敏煎

八味过敏煎是陈老师自订验方。

用药：荆芥9克,防风9克,蝉蜕6克,地肤子15克,五味子6克,乌梅18克,杠板归15克,徐长卿15克。

服法：每日1剂,加入适量清水煎,分上午及下午各1次服用。

功能：辛散疏风,祛湿解毒。

适应证：各类过敏性疾病,如过敏性鼻炎、过敏性哮喘、荨麻疹、过敏性皮炎等,而证属风湿留滞,毒邪蕴结者。临床表现主要有鼻痒喷嚏、咽痒咳嗽甚则哮喘,皮肤红疹瘙痒或兼有湿疹,时发时止,反复不愈,心烦不宁,夜寐不安,舌质淡红或黯红,苔薄或略腻,脉细或兼数。

八味过敏煎中,荆芥解表散风透疹,防风祛风解表胜湿,二药辛散疏风,风从表出,共为君药;蝉蜕疏散风热,又能透疹,地肤子清热祛风,功善止痒,二药合用为臣药;五味子酸甘性温,宁心敛肺,乌梅酸涩收敛,养阴生津,二药共为佐药,既能避免辛散之品伤阴之虞,又能起到宁心安神而止瘙痒的作用;杠板归清热解毒,利水消肿,徐长卿祛风化湿,通络止痒,二药合用能清解蕴结体内之毒邪,共为使药。诸药合用,共奏疏散风湿、清解毒邪之功,而达止痒除烦之效。

陈老师临床诊治过敏性疾病的患者,认为此类患者有共同的病理基础,即风邪作祟。《素问·风论》曰:"风者,百病之长也,至其变化乃为他病也。"王冰注曰:"长,先也,先百病而有也。"风邪容易随着腠理开合,或者人体气血阴阳失衡导致卫气不固而侵入人体,从而致病。陈老师指出,现代有很多自然环境的变换和生活方式的改变,容易引起风邪入体,比如空调冷气直吹,或生冷不洁饮食,或者熬夜刷手机等,当人体卫气卫外不力,防御出现漏洞的时候,也就是风邪乘虚而入的时候。另一方面,风邪入侵之后,开始尚在表浅,临床反应不显,未及时干预,造成邪气深入,或者由于失治、误治而成伏邪。虽然暂时潜伏,但遇到合适时机,比如遇到特定的致敏物质刺激,以及季节冷暖变换,入夜阴阳交替,或者时病感冒,潜伏的风邪就会重新发作。风为六淫之首,"百病之长"的另一特点是容易夹杂其他邪气而作祟,如风与湿合成风湿,风与寒合成风寒,风与热合成风热,且郁结日久成风毒。在风邪反复发作潜伏过程中,也会伴随风毒久留,影响气血的正常运行,导致风湿热毒夹杂,或阴血耗伤。基于上述分析,陈老师治疗风邪内蕴反复发作的过敏类疾病,主要从三个方面入手,第一是祛风,《金匮要略·水气病脉证并治第十四》云:"风气相搏,风强为隐疹,身体为痒。"所以疏散身体内伏风邪十分重要。第二是宁神,《素问·至真要大论》

指出：“诸痛痒疮，皆属于心。”此类患者多有皮肤、咽喉、眼、耳、鼻等痒感，导致心烦不宁，而收敛养阴，既可止痒又能宁心，有利于提高疗效。第三是解毒，风邪入里，引动湿浊热毒相裹，从而使病程缠绵反复，解毒利湿也是治疗的重要方面。

八味过敏煎以祛风解毒利湿立法，对于临床上西医学治疗手段比较单一或者局限的过敏性疾病，如风疹、湿疹、咳嗽变异性哮喘等疾病的治疗，灵活化裁，确实能收到较为满意的疗效。如陈老师治周某，男，7岁。就诊日期：2023年2月14日。主诉：时发皮疹3月余。患儿近3月来，反复发作皮疹，以耳后、背部、腰部、大腿后侧、脚踝处明显，发作时瘙痒难忍。家长诉3月前新型冠状病毒感染后发作，家人甚为忧虑，中西药物均已尝试，疗效不明显。诊查：皮肤皮疹，时有瘙痒，舌黯红，苔薄，脉细。饮食、二便均正常。辨证：风毒浸淫，热入血分。治法：疏风解毒，凉血透疹。处方：荆芥6克，防风6克，蝉蜕3克，地肤子10克，蒸五味子3克，乌梅10克，徐长卿6克，水牛角片（先煎）15克，炒赤芍6克，牡丹皮6克，紫草3克，桑叶6克，煅珍珠母15克，甘草3克，大枣15克。7剂。每日1剂，清水煎煮，分早晚2次温服。二诊：患儿服药后，皮疹几乎完全消退，家长甚为欣喜。诊查：舌色转亮，苔薄白。上方略作增减，继进7剂，以巩固疗效。上方即以八味过敏煎为主，因杠板归有小毒，缺适合儿童剂量的小包装规格，故用桑叶代之。又本病因疫毒侵袭诱发，按瘟疫之邪侵入营血分致斑疹而清营凉血、透热转气治法，合犀角地黄汤意，清营血热毒，散瘀滞，透斑疹。

陈老师指出，由于风邪有善行数变的特性，过敏性疾病的临床表现也多种多样，在临证治疗时，要注意仔细辨证，灵活施治。由于此类患者来求助中医治疗，多是病程较长或者西药治疗效果不理想者，虚实夹杂的情况多见，加上患者个人体质的差别，祛风利湿解毒的同时，要辨别是否有正气的虚衰，或者是湿毒的盛与否。遵循急则治其标、缓则治其本的原则，若表现为久病气虚，乏力气短为主，或者是疾病的缓解期，那就需要固本，肺脾气虚者，宜加用太子参、白术、山药等。如果表现为湿毒较重，苔腻、口臭、溲黄等，则要加用白鲜皮、土茯苓、薏苡仁等解毒利湿之品。

（白 钰）

附　方剂索引

B

八味过敏煎　205,206
八正散　91,92
白虎加人参汤　5,6
百合固金汤　123,124
斑龙丸　115,116
半夏厚朴汤　30,77,78,120,168
半夏泻心汤　27,28
保和丸　12,113,114
奔豚汤　61,62
补阳还五汤　161,162
补中益气汤　66,99,100,155

C

柴胡桂枝干姜汤　25,26
柴胡桂枝汤　23,24
柴胡加龙骨牡蛎汤　21,22
柴胡疏肝散　119,120

D

达原饮　135,136
大柴胡汤　17,18
大黄牡丹汤　69,70
大青龙汤　9-11
丹桃肝复春　185,186
丹栀逍遥散　117,118
当归六黄汤　103,104
当归拈痛汤　97,98
当归芍药散　75,76
当归四逆汤　45,46
地黄饮子　93,94
地锦乌白煎　183,184
独活寄生汤　85,86,143

F

防己黄芪汤　49,50
茯苓四逆汤　13,14

G

葛花解醒汤　101,102
栝蒌瞿麦丸　63,64
归脾汤　55,58,103,107,108
归肾理血汤　199,200
桂枝茯苓丸　34,71,72
桂枝芍药知母汤　53,54
桂枝汤　3-5,11,23,26,45,53,64,155

H

海藻玉壶汤　125,126
蒿芩清胆汤　157,158
黄连阿胶汤　39,40
黄芪理中汤　175,176
黄芪五参饮　189,190
黄土汤　65,66
藿香正气散　87,88

J

济川煎　127,128
胶艾汤　73,74
金瓜舒胆通　187,188
金竹利焦汤　167,168
荆防败毒散　121,122
橘皮竹茹汤　67,68
蠲痹汤　95,96

K

开心益智饮　195,196

L

六合舒困煎　177,178
六君香佛饮　173,174
龙胆泻肝汤　92,137,138

M

麻黄连翘赤小豆汤　37,38
麻子仁丸　35,36
麦门冬汤　59,60
麦味地黄丸　139,140

N

暖肝煎　131,132

P

平顺资生宝　203,204

Q

青蒿鳖甲汤　52,155,156
清营汤　151,152

S

三梗调肠汤　179,180
三花百草饮　171,172
三仁汤　153,154
射干麻黄汤　57,58
参苓白术散　89,90
肾气丸　33,81,82
升麻鳖甲汤　51,52
双英乳果煎　169,170
酸枣仁汤　55,56

T

桃核承气汤　19,20
调中化浊煎　191,192
天台乌药散　105,106

W

温经汤　79,80
乌梅丸　11,43,44
五苓散　14-16,34,42

X

下气汤　147,148
仙母更年安　201,202
小柴胡汤　7,8,20,22,23,132,157,158
小青龙汤　11,12,57
玄参升麻汤　109,110
旋覆代赭汤　29,30
血府逐瘀汤　159,160

Y

阳和汤　143,144
一贯煎　145,146
银翘散　52,149,150
玉女煎　127,129,130
育阴开郁汤　193,194
毓麟珠　133,134

越鞠丸 111,112,134

Z

真武汤 29,41,42
镇肝熄风汤 163,164
止嗽散 141,142

炙甘草汤 31,32
猪苓汤 33,34
竹叶石膏汤 47,48
滋精颐和康 197,198
滋脾润肠饮 181,182